国家病原微生物资源库目录

——第三类病原微生物目录（2019年版）

刘剑君　魏　强◎主编

清华大学出版社
北　京

本书封面贴有清华大学出版社防伪标签，无标签者不得销售。

版权所有，侵权必究。举报：010-62782989，beiqinquan@tup.tsinghua.edu.cn。

图书在版编目（CIP）数据

国家病原微生物资源库目录. 第三类病原微生物目录：2019 年版 / 刘剑君，魏强主编 . —北京：清华大学出版社，2021.4

ISBN 978-7-302-57817-8

Ⅰ. ①国…　Ⅱ . ①刘… ②魏…　Ⅲ . ①病原微生物 – 目录 – 中国　Ⅳ . ① R37

中国版本图书馆 CIP 数据核字（2021）第 060210 号

责任编辑：孙　宇
封面设计：吴　晋
责任校对：李建庄
责任印制：杨　艳

出版发行：清华大学出版社
　　　　　网　　址：http://www.tup.com.cn，http://www.wqbook.com
　　　　　地　　址：北京清华大学学研大厦 A 座　　　　邮　　编：100084
　　　　　社总机：010-62770175　　　　　　　　　　邮　　购：010-62786544
　　　　　投稿与读者服务：010-62776969，c-service@tup.tsinghua.edu.cn
　　　　　质量反馈：010-62772015，zhiliang@tup.tsinghua.edu.cn
印　刷　者：北京富博印刷有限公司
装　订　者：北京市密云县京文制本装订厂
经　　　销：全国新华书店
开　　　本：210mm×285mm　　　　印　　张：15.5　　　　字　　数：401 千字
版　　　次：2021 年 4 月第 1 版　　　　　　　　　　　印　　次：2021 年 4 月第 1 次印刷
定　　　价：128.00 元

产品编号：090153-01

编 者 名 单

主　　编　刘剑君　魏　强
副主编　王多春　韩　俊　刘维达　姜孟楠
编　　者　（按姓氏拼音排序）

曹旭东　中国疾病预防控制中心
代　航　中国疾病预防控制中心传染病预防控制所
董　飚　中国医学科学院医药生物技术研究所
董　婕　中国疾病预防控制中心病毒病预防控制所
高　晨　中国疾病预防控制中心病毒病预防控制所
郭　丽　中国医学科学院病原生物学研究所
韩元向　中国疾病预防控制中心性病艾滋病预防控制中心
侯雪新　中国疾病预防控制中心传染病预防控制所
贾晓娟　中国科学院微生物研究所
黎　薇　广东省疾病预防控制中心
李筱芳　中国医学科学院皮肤病医院
李振军　中国疾病预防控制中心传染病预防控制所
刘立国　中国医学科学院病原生物学研究所
刘梦莹　中国疾病预防控制中心
马春涛　中国疾病预防控制中心性病艾滋病预防控制中心
梅　嬛　中国医学科学院皮肤病医院
莫艳玲　广东省疾病预防控制中心
任丽丽　中国医学科学院病原生物学研究所
王衍海　中国疾病预防控制中心病毒病预防控制所
吴林寰　中国科学院微生物研究所
徐　潇　中国食品药品检定研究院
薛　颖　中国医学科学院病原生物学研究所
杨信怡　中国医学科学院医药生物技术研究所
赵　莉　中国疾病预防控制中心病毒病预防控制所
赵元元　中国疾病预防控制中心
仲松超　中科软科技股份有限公司

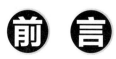

前　言

编制病原微生物目录是国家指定病原微生物菌（毒）种保藏机构的基本职责，也是开展国家科技资源共享服务的重要体现。

病原微生物资源作为国家重要战略资源之一，是进行传染病防治、科研、教学、药品和生物制品生产、出入境检验检疫等工作的重要基础支撑材料。按照《病原微生物实验室生物安全管理条例》（国务院第 424 号令）的相关规定，国家根据病原微生物的传染性和病原微生物感染后对个体或者群体的危害程度将病原微生物分为四类。其中，第三类病原微生物是指能够引起人类或动物疾病，但一般情况下对人、动物或者环境不构成严重危害，传播风险有限，实验室感染后很少引起严重疾病，具备有效治疗和预防措施的微生物。

2017 年 8 月，原国家卫生计生委指定中国疾病预防控制中心为首家国家级病原微生物菌（毒）种保藏中心。2019 年 6 月，经国家卫生健康委推荐，科技部和财政部批准，依托中国疾病预防控制中心组建国家病原微生物资源库，承担国家病原微生物资源保藏任务，履行国家病原微生物保藏职能。为此，中国疾病预防控制中心牵头组织相关保藏机构和国家病原微生物资源库参建单位，于 2019 年底启动了《国家病原微生物资源库目录》的编制工作。

《国家病原微生物资源库目录——第三类病原微生物目录（2019 年版）》收录了由国家指定的保藏机构保藏的危害程度为第三类的细菌、真菌和病毒的近 2000 条菌（毒）种信息。目录信息以《病原微生物菌（毒）种保藏数据描述通则》（T/CPMA 011-2020）为依据，主要包括国家资源库保藏编号、中文名称、外文名称、分类学地位、分离时间、分离地址、分离基物、致病名称和致病对象等内容。目录之外的其他信息及目录中某一株菌（毒）种的获取方式可登陆国家病原微生物资源库网站（www.nprc.org.cn）进一步查询。

本目录的出版得到"十三五""艾滋病和病毒性肝炎等重大传染病防治"《重要传染病病原标准化鉴定关键技术研究和参比库建立》（2018ZX10734404）课题和国家科技资源共享服务平台（项目号：国家病原微生物资源库-NPRC-32）资助。同时，本目录在编制过程中得到了国家卫生健康委科教司、科技部基础司、国家科技基础条件平台中心等单位领导以及国家病原微生物资源库、国家微生物科学数据中心有关专家的支持和指导，在此深表感谢！

由于经验有限，目录中难免有疏漏和不妥之处，敬请读者和相关专业人士批评指正，以便在今后版本修改完善，不断提升国家病原微生物资源库科技资源共享服务的水平和能力。

刘剑君　魏　强

2021 年 3 月

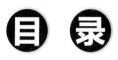

第一部分
细　菌

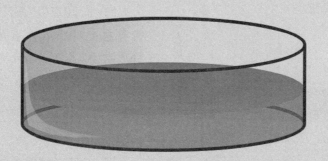

一、埃希菌属

1 埃希菌属

平台资源号：NPRC 1.1.1

保藏编号：CHPC 1.1

中文名称：大肠埃希菌

外文名称：*Escherichia coli*

分类学地位：*Bacteria; Proteobacteria; Gammaproteobacteria; Enterobacterales; Enterobacteriaceae; Escherichia*

生物危害程度：第三类

分离时间：2007

分离地址：中国北京市

分离基物：腹泻患者粪便

致病名称：食物中毒、腹泻

致病对象：人

2 埃希菌属

平台资源号：NPRC 1.1.2

保藏编号：CHPC 1.2

中文名称：大肠埃希菌

外文名称：*Escherichia coli*

分类学地位：*Bacteria; Proteobacteria; Gammaproteobacteria; Enterobacterales; Enterobacteriaceae; Escherichia*

生物危害程度：第三类

分离时间：2007

分离地址：中国山东省威海市

分离基物：腹泻患者粪便

致病名称：食物中毒、腹泻

致病对象：人

3 埃希菌属

平台资源号：NPRC 1.1.3

保藏编号：CHPC 1.3

中文名称：大肠埃希菌

外文名称：*Escherichia coli*

分类学地位：*Bacteria; Proteobacteria; Gammaproteobacteria; Enterobacterales; Enterobacteriaceae; Escherichia*

生物危害程度：第三类

分离时间：2007

分离地址：中国山东省乳山市

分离基物：食品

致病名称：腹泻

致病对象：人

4 埃希菌属

平台资源号：NPRC 1.1.4

保藏编号：CHPC 1.4

中文名称：大肠埃希菌

外文名称：*Escherichia coli*

分类学地位：*Bacteria; Proteobacteria; Gammaproteobacteria; Enterobacterales; Enterobacteriaceae; Escherichia*

生物危害程度：第三类

分离时间：2012

分离地址：中国山东省乳山市

分离基物：腹泻患者粪便

致病名称：食物中毒、腹泻

致病对象：人

5 埃希菌属

平台资源号：NPRC 1.1.5

保藏编号：CHPC 1.5

中文名称：大肠埃希菌

外文名称：*Escherichia coli*

分类学地位：*Bacteria; Proteobacteria; Gammaproteobacteria; Enterobacterales; Enterobacteriaceae; Escherichia*

生物危害程度：第三类

分离时间：2015

分离地址：中国河北省

分离基物：腹泻患者粪便

致病名称：食物中毒、腹泻

致病对象：人

6 埃希菌属

平台资源号：NPRC 1.1.6

保藏编号：CHPC 1.6

中文名称：大肠埃希菌 O157:H7

外文名称：*Escherichia coli* O157:H7

分类学地位：*Bacteria*; *Proteobacteria*; *Gammaproteobacteria*; *Enterobacterales*; *Enterobacteriaceae*; *Escherichia*

生物危害程度：第三类

分离时间：2001

分离地址：中国山东省

分离基物：腹泻患者粪便

致病名称：食物中毒、腹泻

致病对象：人

7 埃希菌属

平台资源号：NPRC 1.1.7

保藏编号：CHPC 1.7

中文名称：大肠埃希菌 O157:H7

外文名称：*Escherichia coli* O157:H7

分类学地位：*Bacteria*; *Proteobacteria*; *Gammaproteobacteria*; *Enterobacterales*; *Enterobacteriaceae*; *Escherichia*

生物危害程度：第三类

分离时间：2007

分离地址：中国天津市

分离基物：腹泻患者粪便

致病名称：腹泻

致病对象：人

8 埃希菌属

平台资源号：NPRC 1.1.8

保藏编号：CHPC 1.8

中文名称：大肠埃希菌 O157:H7

外文名称：*Escherichia coli* O157:H7

分类学地位：*Bacteria*; *Proteobacteria*; *Gammaproteobacteria*; *Enterobacterales*; *Enterobacteriaceae*; *Escherichia*

生物危害程度：第三类

分离时间：2009

分离地址：中国山东省

分离基物：食品

致病名称：食物中毒、腹泻

致病对象：人

9 埃希菌属

平台资源号：NPRC 1.1.9

保藏编号：CHPC 1.9

中文名称：大肠埃希菌 O157:H7

外文名称：*Escherichia coli* O157:H7

分类学地位：*Bacteria*; *Proteobacteria*; *Gammaproteobacteria*; *Enterobacterales*; *Enterobacteriaceae*; *Escherichia*

生物危害程度：第三类

分离时间：2003

分离地址：中国天津市

分离基物：食品

致病名称：食物中毒

致病对象：人

10 埃希菌属

平台资源号：NPRC 1.1.10

保藏编号：CHPC 1.10

中文名称：大肠埃希菌 O157:H7

外文名称：*Escherichia coli* O157:H7

分类学地位：*Bacteria*; *Proteobacteria*; *Gammaproteobacteria*; *Enterobacterales*; *Enterobacteriaceae*; *Escherichia*

生物危害程度：第三类

分离时间：2011

分离地址：中国辽宁省

分离基物：腹泻患者粪便

致病名称：食物中毒

致病对象：人

11 埃希菌属

平台资源号：NPRC 1.1.11

保藏编号：CHPC 1.11

中文名称：大肠埃希菌 O104:H4

外文名称：*Escherichia coli* O104:H4

分类学地位：*Bacteria*; *Proteobacteria*; *Gammapro-teobacteria*; *Enterobacterales*; *Enterobacteriaceae*; *Escherichia*

生物危害程度：第三类

分离时间：2002

分离地址：中国辽宁省

分离基物：食品

致病名称：食物中毒、腹泻

致病对象：人

12 埃希菌属

平台资源号：NPRC 1.1.12

保藏编号：CHPC 1.12

中文名称：大肠埃希菌 O104:H4

外文名称：*Escherichia coli* O104:H4

分类学地位：*Bacteria*; *Proteobacteria*; *Gammapro-teobacteria*; *Enterobacterales*; *Enterobacteriaceae*; *Escherichia*

生物危害程度：第三类

分离时间：2007

分离地址：中国江苏省连云港市

分离基物：腹泻患者粪便

致病名称：食物中毒、腹泻

致病对象：人

13 埃希菌属

平台资源号：NPRC 1.1.13

保藏编号：CHPC 1.13

中文名称：大肠埃希菌 O104:H4

外文名称：*Escherichia coli* O104:H4

分类学地位：*Bacteria*; *Proteobacteria*; *Gammapro-teobacteria*; *Enterobacterales*; *Enterobacteriaceae*; *Escherichia*

生物危害程度：第三类

分离时间：2008

分离地址：中国江苏省连云港市

分离基物：食品

致病名称：腹泻

致病对象：人

14 埃希菌属

平台资源号：NPRC 1.1.14

保藏编号：CHPC 1.14

中文名称：大肠埃希菌 O104:H4

外文名称：*Escherichia coli* O104:H4

分类学地位：*Bacteria*; *Proteobacteria*; *Gammapro-teobacteria*; *Enterobacterales*; *Enterobacteriaceae*; *Escherichia*

生物危害程度：第三类

分离时间：2009

分离地址：中国山东省青岛市

分离基物：腹泻患者粪便

致病名称：食物中毒、腹泻

致病对象：人

15 埃希菌属

平台资源号：NPRC 1.1.15

保藏编号：CHPC 1.15

中文名称：大肠埃希菌 O104:H4

外文名称：*Escherichia coli* O104:H4

分类学地位：*Bacteria*; *Proteobacteria*; *Gammapro-teobacteria*; *Enterobacterales*; *Enterobacteriaceae*; *Escherichia*

生物危害程度：第三类

分离时间：2005

分离地址：中国天津市

分离基物：腹泻患者粪便

致病名称：食物中毒、腹泻

致病对象：人

16 埃希菌属

平台资源号：NPRC 1.1.16

保藏编号：CHPC 1.16

中文名称：大肠埃希菌 O104:H4

外文名称：*Escherichia coli* O104:H4

分类学地位：*Bacteria; Proteobacteria; Gammaproteobacteria; Enterobacterales; Enterobacteriaceae; Escherichia*

生物危害程度：第三类

分离时间：2007

分离地址：中国福建省宁德市

分离基物：腹泻患者粪便

致病名称：食物中毒、腹泻

致病对象：人

17 埃希菌属

平台资源号：NPRC 1.1.17

保藏编号：CHPC 1.17

中文名称：大肠埃希菌 O104:H4

外文名称：*Escherichia coli* O104:H4

分类学地位：*Bacteria; Proteobacteria; Gammaproteobacteria; Enterobacterales; Enterobacteriaceae; Escherichia*

生物危害程度：第三类

分离时间：2010

分离地址：中国福建省福州市

分离基物：腹泻患者粪便

致病名称：食物中毒

致病对象：人

18 埃希菌属

平台资源号：NPRC 1.1.18

保藏编号：CHPC 1.18

中文名称：大肠埃希菌 O157:H7

外文名称：*Escherichia coli* O157:H7

分类学地位：*Bacteria; Proteobacteria; Gammaproteobacteria; Enterobacterales; Enterobacteriaceae; Escherichia*

生物危害程度：第三类

分离时间：2014

分离地址：中国福建省莆田市

分离基物：腹泻患者粪便

致病名称：腹泻

致病对象：人

19 埃希菌属

平台资源号：NPRC 1.1.19

保藏编号：CHPC 1.19

中文名称：大肠埃希菌 O157:H7

外文名称：*Escherichia coli* O157:H7

分类学地位：*Bacteria; Proteobacteria; Gammaproteobacteria; Enterobacterales; Enterobacteriaceae; Escherichia*

生物危害程度：第三类

分离时间：2016

分离地址：中国福建省泉州市

分离基物：腹泻患者粪便

致病名称：食物中毒、腹泻

致病对象：人

20 埃希菌属

平台资源号：NPRC 1.1.20

保藏编号：CHPC 1.20

中文名称：大肠埃希菌 O157:H7

外文名称：*Escherichia coli* O157:H7

分类学地位：*Bacteria; Proteobacteria; Gammaproteobacteria; Enterobacterales; Enterobacteriaceae; Escherichia*

生物危害程度：第三类

分离时间：2011

细菌

真菌

病毒

分离地址：中国福建省泉州市

分离基物：食品

致病名称：食物中毒、腹泻

致病对象：人

21 埃希菌属

平台资源号：NPRC 1.1.21

保藏编号：CHPC 1.21

中文名称：大肠埃希菌 O157:H7

外文名称：*Escherichia coli* O157:H7

分类学地位：*Bacteria; Proteobacteria; Gammaproteobacteria; Enterobacterales; Enterobacteriaceae; Escherichia*

生物危害程度：第三类

分离时间：2007

分离地址：中国福建省莆田市

分离基物：食品

致病名称：食物中毒、腹泻

致病对象：人

22 埃希菌属

平台资源号：NPRC 1.1.22

保藏编号：CHPC 1.22

中文名称：大肠埃希菌 O157:H7

外文名称：*Escherichia coli* O157:H7

分类学地位：*Bacteria; Proteobacteria; Gammaproteobacteria; Enterobacterales; Enterobacteriaceae; Escherichia*

生物危害程度：第三类

分离时间：2011

分离地址：中国天津市

分离基物：食品

致病名称：食物中毒、腹泻

致病对象：人

23 埃希菌属

平台资源号：NPRC 1.1.23

保藏编号：CHPC 1.23

中文名称：大肠埃希菌 O157:H7

外文名称：*Escherichia coli* O157:H7

分类学地位：*Bacteria; Proteobacteria; Gammaproteobacteria; Enterobacterales; Enterobacteriaceae; Escherichia*

生物危害程度：第三类

分离时间：2017

分离地址：中国河北省唐山市

分离基物：腹泻患者粪便

致病名称：食物中毒

致病对象：人

24 埃希菌属

平台资源号：NPRC 1.1.24

保藏编号：CHPC 1.24

中文名称：大肠埃希菌 O157:H7

外文名称：*Escherichia coli* O157:H7

分类学地位：*Bacteria; Proteobacteria; Gammaproteobacteria; Enterobacterales; Enterobacteriaceae; Escherichia*

生物危害程度：第三类

分离时间：2007

分离地址：中国广东省深圳市

分离基物：腹泻患者粪便

致病名称：食物中毒、腹泻

致病对象：人

25 埃希菌属

平台资源号：NPRC 1.1.25

保藏编号：CHPC 1.25

中文名称：大肠埃希菌 O157:H7

外文名称：*Escherichia coli* O157:H7

分类学地位：*Bacteria; Proteobacteria; Gammaproteobacteria; Enterobacterales; Enterobacteriaceae; Escherichia*

生物危害程度：第三类

分离时间：2006

分离地址：中国广东省深圳市

分离基物：食品

致病名称：腹泻

致病对象：人

26　埃希菌属

平台资源号：NPRC 1.1.26

保藏编号：CHPC 1.26

中文名称：大肠埃希菌

外文名称：*Escherichia coli*

分类学地位：*Bacteria; Proteobacteria; Gammaproteobacteria; Enterobacterales; Enterobacteriaceae; Escherichia*

生物危害程度：第三类

分离时间：2007

分离地址：中国北京市

分离基物：食品

致病名称：食物中毒、腹泻

致病对象：人

27　埃希菌属

平台资源号：NPRC 1.1.27

保藏编号：CHPC 1.27

中文名称：大肠埃希菌

外文名称：*Escherichia coli*

分类学地位：*Bacteria; Proteobacteria; Gammaproteobacteria; Enterobacterales; Enterobacteriaceae; Escherichia*

生物危害程度：第三类

分离时间：2008

分离地址：中国江苏省连云港市

分离基物：腹泻患者粪便

致病名称：食物中毒、腹泻

致病对象：人

28　埃希菌属

平台资源号：NPRC 1.1.28

保藏编号：CHPC 1.28

中文名称：大肠埃希菌

外文名称：*Escherichia coli*

分类学地位：*Bacteria; Proteobacteria; Gammaproteobacteria; Enterobacterales; Enterobacteriaceae; Escherichia*

生物危害程度：第三类

分离时间：2013

分离地址：中国福建省宁德市

分离基物：食品

致病名称：食物中毒、腹泻

致病对象：人

29　埃希菌属

平台资源号：NPRC 1.1.29

保藏编号：CHPC 1.29

中文名称：大肠埃希菌

外文名称：*Escherichia coli*

分类学地位：*Bacteria; Proteobacteria; Gammaproteobacteria; Enterobacterales; Enterobacteriaceae; Escherichia*

生物危害程度：第三类

分离时间：2006

分离地址：中国河北省唐山市

分离基物：食品

致病名称：食物中毒、腹泻

致病对象：人

30　埃希菌属

平台资源号：NPRC 1.1.30

保藏编号：CHPC 1.30

中文名称：大肠埃希菌

外文名称：*Escherichia coli*

分类学地位：*Bacteria; Proteobacteria; Gammaproteobacteria; Enterobacterales; Enterobacteriaceae; Escherichia*

生物危害程度：第三类

分离时间：2007

细菌

真菌

病毒

分离地址：中国福建省泉州市

分离基物：腹泻患者粪便

致病名称：食物中毒

致病对象：人

31 埃希菌属

平台资源号：NPRC 1.1.31

保藏编号：CHPC 1.31

中文名称：大肠埃希菌

外文名称：*Escherichia coli*

分类学地位：*Bacteria*; *Proteobacteria*; *Gammaproteobacteria*; *Enterobacterales*; *Enterobacteriaceae*; *Escherichia*

生物危害程度：第三类

分离时间：2014

分离地址：中国河北省秦皇岛市

分离基物：腹泻患者粪便

致病名称：食物中毒、腹泻

致病对象：人

32 埃希菌属

平台资源号：NPRC 1.1.32

保藏编号：CHPC 1.32

中文名称：大肠埃希菌

外文名称：*Escherichia coli*

分类学地位：*Bacteria*; *Proteobacteria*; *Gammaproteobacteria*; *Enterobacterales*; *Enterobacteriaceae*; *Escherichia*

生物危害程度：第三类

分离时间：2004

分离地址：中国河北省秦皇岛市

分离基物：食品

致病名称：食物中毒、腹泻

致病对象：人

33 埃希菌属

平台资源号：NPRC 1.1.33

保藏编号：CHPC 1.33

中文名称：大肠埃希菌

外文名称：*Escherichia coli*

分类学地位：*Bacteria*; *Proteobacteria*; *Gammaproteobacteria*; *Enterobacterales*; *Enterobacteriaceae*; *Escherichia*

生物危害程度：第三类

分离时间：2004

分离地址：中国福建省泉州市

分离基物：食品

致病名称：食物中毒、腹泻

致病对象：人

34 埃希菌属

平台资源号：NPRC 1.1.34

保藏编号：CHPC 1.34

中文名称：大肠埃希菌

外文名称：*Escherichia coli*

分类学地位：*Bacteria*; *Proteobacteria*; *Gammaproteobacteria*; *Enterobacterales*; *Enterobacteriaceae*; *Escherichia*

生物危害程度：第三类

分离时间：2004

分离地址：中国河北省沧州市

分离基物：腹泻患者粪便

致病名称：食物中毒、腹泻

致病对象：人

35 埃希菌属

平台资源号：NPRC 1.1.35

保藏编号：CHPC 1.35

中文名称：大肠埃希菌

外文名称：*Escherichia coli*

分类学地位：*Bacteria*; *Proteobacteria*; *Gammaproteobacteria*; *Enterobacterales*; *Enterobacteriaceae*; *Escherichia*

生物危害程度：第三类

分离时间：2009

分离地址：中国河北省沧州市

分离基物：食品

致病名称：食物中毒、腹泻

致病对象：人

36 埃希菌属

平台资源号：NPRC 1.1.36

保藏编号：CHPC 1.36

中文名称：大肠埃希菌

外文名称：*Escherichia coli*

分类学地位：*Bacteria; Proteobacteria; Gammaproteobacteria; Enterobacterales; Enterobacteriaceae; Escherichia*

生物危害程度：第三类

分离时间：2013

分离地址：中国福建省漳州市

分离基物：腹泻患者粪便

致病名称：食物中毒、腹泻

致病对象：人

37 埃希菌属

平台资源号：NPRC 1.1.37

保藏编号：CHPC 1.37

中文名称：大肠埃希菌

外文名称：*Escherichia coli*

分类学地位：*Bacteria; Proteobacteria; Gammaproteobacteria; Enterobacterales; Enterobacteriaceae; Escherichia*

生物危害程度：第三类

分离时间：2016

分离地址：中国福建省漳州市

分离基物：食品

致病名称：食物中毒、腹泻

致病对象：人

38 埃希菌属

平台资源号：NPRC 1.1.38

保藏编号：CHPC 1.38

中文名称：大肠埃希菌

外文名称：*Escherichia coli*

分类学地位：*Bacteria; Proteobacteria; Gammaproteobacteria; Enterobacterales; Enterobacteriaceae; Escherichia*

生物危害程度：第三类

分离时间：2016

分离地址：中国福建省厦门市

分离基物：腹泻患者粪便

致病名称：食物中毒、腹泻

致病对象：人

39 埃希菌属

平台资源号：NPRC 1.1.39

保藏编号：CHPC 1.39

中文名称：大肠埃希菌

外文名称：*Escherichia coli*

分类学地位：*Bacteria; Proteobacteria; Gammaproteobacteria; Enterobacterales; Enterobacteriaceae; Escherichia*

生物危害程度：第三类

分离时间：2011

分离地址：中国福建省厦门市

分离基物：腹泻患者粪便

致病名称：食物中毒、腹泻

致病对象：人

40 埃希菌属

平台资源号：NPRC 1.1.40

保藏编号：CHPC 1.40

中文名称：大肠埃希菌

外文名称：*Escherichia coli*

分类学地位：*Bacteria; Proteobacteria; Gammaproteobacteria; Enterobacterales; Enterobacteriaceae; Escherichia*

生物危害程度：第三类

分离时间：2011

细菌

真菌

病毒

分离地址：中国福建省厦门市

分离基物：食品

致病名称：食物中毒

致病对象：人

41 埃希菌属

平台资源号：NPRC 1.1.41

保藏编号：CHPC 1.41

中文名称：大肠埃希菌

外文名称：*Escherichia coli*

分类学地位：*Bacteria; Proteobacteria; Gammaproteobacteria; Enterobacterales; Enterobacteriaceae; Escherichia*

生物危害程度：第三类

分离时间：2007

分离地址：中国浙江省温州市

分离基物：腹泻患者粪便

致病名称：食物中毒、腹泻

致病对象：人

42 埃希菌属

平台资源号：NPRC 1.1.42

保藏编号：CHPC 1.42

中文名称：大肠埃希菌

外文名称：*Escherichia coli*

分类学地位：*Bacteria; Proteobacteria; Gammaproteobacteria; Enterobacterales; Enterobacteriaceae; Escherichia*

生物危害程度：第三类

分离时间：2007

分离地址：中国浙江省温州市

分离基物：食品

致病名称：食物中毒、腹泻

致病对象：人

43 埃希菌属

平台资源号：NPRC 1.1.43

保藏编号：CHPC 1.43

中文名称：大肠埃希菌

外文名称：*Escherichia coli*

分类学地位：*Bacteria; Proteobacteria; Gammaproteobacteria; Enterobacterales; Enterobacteriaceae; Escherichia*

生物危害程度：第三类

分离时间：2007

分离地址：中国浙江省台州市

分离基物：腹泻患者粪便

致病名称：腹泻

致病对象：人

44 埃希菌属

平台资源号：NPRC 1.1.44

保藏编号：CHPC 1.44

中文名称：大肠埃希菌

外文名称：*Escherichia coli*

分类学地位：*Bacteria; Proteobacteria; Gammaproteobacteria; Enterobacterales; Enterobacteriaceae; Escherichia*

生物危害程度：第三类

分离时间：2009

分离地址：中国浙江省台州市

分离基物：腹泻患者粪便

致病名称：食物中毒、腹泻

致病对象：人

45 埃希菌属

平台资源号：NPRC 1.1.45

保藏编号：CHPC 1.45

中文名称：大肠埃希菌

外文名称：*Escherichia coli*

分类学地位：*Bacteria; Proteobacteria; Gammaproteobacteria; Enterobacterales; Enterobacteriaceae; Escherichia*

生物危害程度：第三类

分离时间：2009

分离地址：中国浙江省台州市

分离基物：食品

致病名称：食物中毒、腹泻

致病对象：人

46 埃希菌属

平台资源号：NPRC 1.1.46

保藏编号：CHPC 1.46

中文名称：大肠埃希菌

外文名称：*Escherichia coli*

分类学地位：*Bacteria*; *Proteobacteria*; *Gammaproteobacteria*; *Enterobacterales*; *Enterobacteriaceae*; *Escherichia*

生物危害程度：第三类

分离时间：2009

分离地址：中国浙江省宁波市

分离基物：腹泻患者粪便

致病名称：食物中毒、腹泻

致病对象：人

47 埃希菌属

平台资源号：NPRC 1.1.47

保藏编号：CHPC 1.47

中文名称：大肠埃希菌

外文名称：*Escherichia coli*

分类学地位：*Bacteria*; *Proteobacteria*; *Gammaproteobacteria*; *Enterobacterales*; *Enterobacteriaceae*; *Escherichia*

生物危害程度：第三类

分离时间：2009

分离地址：中国浙江省宁波市

分离基物：食品

致病名称：食物中毒、腹泻

致病对象：人

48 埃希菌属

平台资源号：NPRC 1.1.48

保藏编号：CHPC 1.48

中文名称：大肠埃希菌

外文名称：*Escherichia coli*

分类学地位：*Bacteria*; *Proteobacteria*; *Gammaproteobacteria*; *Enterobacterales*; *Enterobacteriaceae*; *Escherichia*

生物危害程度：第三类

分离时间：2010

分离地址：中国山东省东营市

分离基物：腹泻患者粪便

致病名称：食物中毒、腹泻

致病对象：人

49 埃希菌属

平台资源号：NPRC 1.1.49

保藏编号：CHPC 1.49

中文名称：大肠埃希菌

外文名称：*Escherichia coli*

分类学地位：*Bacteria*; *Proteobacteria*; *Gammaproteobacteria*; *Enterobacterales*; *Enterobacteriaceae*; *Escherichia*

生物危害程度：第三类

分离时间：2010

分离地址：中国山东省东营市

分离基物：食品

致病名称：食物中毒、腹泻

致病对象：人

50 埃希菌属

平台资源号：NPRC 1.1.50

保藏编号：CHPC 1.50

中文名称：大肠埃希菌

外文名称：*Escherichia coli*

分类学地位：*Bacteria*; *Proteobacteria*; *Gammaproteobacteria*; *Enterobacterales*; *Enterobacteriaceae*; *Escherichia*

生物危害程度：第三类

分离时间：2010

分离地址：中国山东省滨州市

分离基物：腹泻患者粪便

致病名称：食物中毒、腹泻

致病对象：人

51 埃希菌属

平台资源号：NPRC 1.1.51

保藏编号：CHPC 1.51

中文名称：大肠埃希菌

外文名称：*Escherichia coli*

分类学地位：*Bacteria; Proteobacteria; Gammaproteobacteria; Enterobacterales; Enterobacteriaceae; Escherichia*

生物危害程度：第三类

分离时间：2010

分离地址：中国山东省滨州市

分离基物：食品

致病名称：食物中毒、腹泻

致病对象：人

52 埃希菌属

平台资源号：NPRC 1.1.52

保藏编号：CHPC 1.52

中文名称：大肠埃希菌

外文名称：*Escherichia coli*

分类学地位：*Bacteria; Proteobacteria; Gammaproteobacteria; Enterobacterales; Enterobacteriaceae; Escherichia*

生物危害程度：第三类

分离时间：2011

分离地址：中国山东省潍坊市

分离基物：腹泻患者粪便

致病名称：食物中毒、腹泻

致病对象：人

53 埃希菌属

平台资源号：NPRC 1.1.53

保藏编号：CHPC 1.53

中文名称：大肠埃希菌

外文名称：*Escherichia coli*

分类学地位：*Bacteria; Proteobacteria; Gammaproteobacteria; Enterobacterales; Enterobacteriaceae; Escherichia*

生物危害程度：第三类

分离时间：2011

分离地址：中国山东省潍坊市

分离基物：食品

致病名称：腹泻

致病对象：人

54 埃希菌属

平台资源号：NPRC 1.1.54

保藏编号：CHPC 1.54

中文名称：大肠埃希菌

外文名称：*Escherichia coli*

分类学地位：*Bacteria; Proteobacteria; Gammaproteobacteria; Enterobacterales; Enterobacteriaceae; Escherichia*

生物危害程度：第三类

分离时间：2011

分离地址：中国辽宁省葫芦岛市

分离基物：腹泻患者粪便

致病名称：腹泻

致病对象：人

55 埃希菌属

平台资源号：NPRC 1.1.55

保藏编号：CHPC 1.55

中文名称：大肠埃希菌

外文名称：*Escherichia coli*

分类学地位：*Bacteria; Proteobacteria; Gammaproteobacteria; Enterobacterales; Enterobacteriaceae; Escherichia*

生物危害程度：第三类

分离时间：2007

分离地址：中国辽宁省葫芦岛市

分离基物：腹泻患者粪便

致病名称：食物中毒

致病对象：人

56 埃希菌属

平台资源号：NPRC 1.1.56

保藏编号：CHPC 1.56

中文名称：大肠埃希菌

外文名称：*Escherichia coli*

分类学地位：*Bacteria*; *Proteobacteria*; *Gammaproteobacteria*; *Enterobacterales*; *Enterobacteriaceae*; *Escherichia*

生物危害程度：第三类

分离时间：2007

分离地址：中国辽宁省葫芦岛市

分离基物：食品

致病名称：食物中毒

致病对象：人

57 埃希菌属

平台资源号：NPRC 1.1.57

保藏编号：CHPC 1.57

中文名称：大肠埃希菌

外文名称：*Escherichia coli*

分类学地位：*Bacteria*; *Proteobacteria*; *Gammaproteobacteria*; *Enterobacterales*; *Enterobacteriaceae*; *Escherichia*

生物危害程度：第三类

分离时间：2007

分离地址：中国辽宁省营口市

分离基物：腹泻患者粪便

致病名称：食物中毒

致病对象：人

58 埃希菌属

平台资源号：NPRC 1.1.58

保藏编号：CHPC 1.58

中文名称：大肠埃希菌

外文名称：*Escherichia coli*

分类学地位：*Bacteria*; *Proteobacteria*; *Gammaproteobacteria*; *Enterobacterales*; *Enterobacteriaceae*; *Escherichia*

生物危害程度：第三类

分离时间：2007

分离地址：中国辽宁省营口市

分离基物：食品

致病名称：食物中毒

致病对象：人

59 埃希菌属

平台资源号：NPRC 1.1.59

保藏编号：CHPC 1.59

中文名称：大肠埃希菌

外文名称：*Escherichia coli*

分类学地位：*Bacteria*; *Proteobacteria*; *Gammaproteobacteria*; *Enterobacterales*; *Enterobacteriaceae*; *Escherichia*

生物危害程度：第三类

分离时间：2016

分离地址：中国福建省莆田市

分离基物：腹泻患者粪便

致病名称：食物中毒、腹泻

致病对象：人

60 埃希菌属

平台资源号：NPRC 1.1.60

保藏编号：CHPC 1.60

中文名称：大肠埃希菌

外文名称：*Escherichia coli*

分类学地位：*Bacteria*; *Proteobacteria*; *Gammaproteobacteria*; *Enterobacterales*; *Enterobacteriaceae*; *Escherichia*

生物危害程度：第三类

分离时间：2016

细菌

真菌

病毒

分离地址：中国福建省厦门市

分离基物：食品

致病名称：食物中毒、腹泻

致病对象：人

61 埃希菌属

平台资源号：NPRC 1.1.61

保藏编号：CHPC 1.61

中文名称：大肠埃希菌

外文名称：*Escherichia coli*

分类学地位：*Bacteria; Proteobacteria; Gammaproteobacteria; Enterobacterales; Enterobacteriaceae; Escherichia*

生物危害程度：第三类

分离时间：2016

分离地址：中国辽宁省锦州市

分离基物：腹泻患者粪便

致病名称：食物中毒、腹泻

致病对象：人

62 埃希菌属

平台资源号：NPRC 1.1.62

保藏编号：CHPC 1.62

中文名称：大肠埃希菌

外文名称：*Escherichia coli*

分类学地位：*Bacteria; Proteobacteria; Gammaproteobacteria; Enterobacterales; Enterobacteriaceae; Escherichia*

生物危害程度：第三类

分离时间：2017

分离地址：中国辽宁省锦州市

分离基物：腹泻患者粪便

致病名称：食物中毒、腹泻

致病对象：人

63 埃希菌属

平台资源号：NPRC 1.1.63

保藏编号：CHPC 1.63

中文名称：大肠埃希菌

外文名称：*Escherichia coli*

分类学地位：*Bacteria; Proteobacteria; Gammaproteobacteria; Enterobacterales; Enterobacteriaceae; Escherichia*

生物危害程度：第三类

分离时间：2017

分离地址：中国辽宁省锦州市

分离基物：食品

致病名称：食物中毒、腹泻

致病对象：人

64 埃希菌属

平台资源号：NPRC 1.1.64

保藏编号：CHPC 1.64

中文名称：大肠埃希菌

外文名称：*Escherichia coli*

分类学地位：*Bacteria; Proteobacteria; Gammaproteobacteria; Enterobacterales; Enterobacteriaceae; Escherichia*

生物危害程度：第三类

分离时间：2017

分离地址：中国辽宁省大连市

分离基物：腹泻患者粪便

致病名称：食物中毒、腹泻

致病对象：人

65 埃希菌属

平台资源号：NPRC 1.1.65

保藏编号：CHPC 1.65

中文名称：大肠埃希菌

外文名称：*Escherichia coli*

分类学地位：*Bacteria; Proteobacteria; Gammaproteobacteria; Enterobacterales; Enterobacteriaceae; Escherichia*

生物危害程度：第三类

分离时间：2011

分离地址：中国辽宁省大连市

分离基物：腹泻患者粪便

致病名称：食物中毒、腹泻

致病对象：人

66 埃希菌属

平台资源号：NPRC 1.1.66

保藏编号：CHPC 1.66

中文名称：大肠埃希菌

外文名称：*Escherichia coli*

分类学地位：*Bacteria; Proteobacteria; Gammaproteobacteria; Enterobacterales; Enterobacteriaceae; Escherichia*

生物危害程度：第三类

分离时间：2011

分离地址：中国辽宁省大连市

分离基物：食品

致病名称：食物中毒、腹泻

致病对象：人

67 埃希菌属

平台资源号：NPRC 1.1.67

保藏编号：CHPC 1.67

中文名称：大肠埃希菌

外文名称：*Escherichia coli*

分类学地位：*Bacteria; Proteobacteria; Gammaproteobacteria; Enterobacterales; Enterobacteriaceae; Escherichia*

生物危害程度：第三类

分离时间：2011

分离地址：中国浙江省台州市

分离基物：腹泻患者粪便

致病名称：食物中毒、腹泻

致病对象：人

68 埃希菌属

平台资源号：NPRC 1.1.68

保藏编号：CHPC 1.68

中文名称：大肠埃希菌

外文名称：*Escherichia coli*

分类学地位：*Bacteria; Proteobacteria; Gammaproteobacteria; Enterobacterales; Enterobacteriaceae; Escherichia*

生物危害程度：第三类

分离时间：2011

分离地址：中国浙江省台州市

分离基物：食品

致病名称：食物中毒、腹泻

致病对象：人

69 埃希菌属

平台资源号：NPRC 1.1.69

保藏编号：CHPC 1.69

中文名称：大肠埃希菌

外文名称：*Escherichia coli*

分类学地位：*Bacteria; Proteobacteria; Gammaproteobacteria; Enterobacterales; Enterobacteriaceae; Escherichia*

生物危害程度：第三类

分离时间：2015

分离地址：中国广西壮族自治区北海市

分离基物：腹泻患者粪便

致病名称：食物中毒

致病对象：人

70 埃希菌属

平台资源号：NPRC 1.1.70

保藏编号：CHPC 1.70

中文名称：大肠埃希菌

外文名称：*Escherichia coli*

分类学地位：*Bacteria; Proteobacteria; Gammaproteobacteria; Enterobacterales; Enterobacteriaceae; Escherichia*

生物危害程度：第三类

分离时间：2015

分离地址：中国广西壮族自治区防城港市

分离基物：腹泻患者粪便

致病名称：食物中毒

致病对象：人

71 埃希菌属

平台资源号：NPRC 1.1.71

保藏编号：CHPC 1.71

中文名称：大肠埃希菌

外文名称：*Escherichia coli*

分类学地位：*Bacteria*; *Proteobacteria*; *Gammaproteobacteria*; *Enterobacterales*; *Enterobacteriaceae*; *Escherichia*

生物危害程度：第三类

分离时间：2015

分离地址：中国广西壮族自治区北海市

分离基物：食品

致病名称：食物中毒、腹泻

致病对象：人

72 埃希菌属

平台资源号：NPRC 1.1.72

保藏编号：CHPC 1.72

中文名称：大肠埃希菌

外文名称：*Escherichia coli*

分类学地位：*Bacteria*; *Proteobacteria*; *Gammaproteobacteria*; *Enterobacterales*; *Enterobacteriaceae*; *Escherichia*

生物危害程度：第三类

分离时间：2015

分离地址：中国广西壮族自治区防城港市

分离基物：食品

致病名称：食物中毒、腹泻

致病对象：人

73 埃希菌属

平台资源号：NPRC 1.1.73

保藏编号：CHPC 1.73

中文名称：大肠埃希菌

外文名称：*Escherichia coli*

分类学地位：*Bacteria*; *Proteobacteria*; *Gammaproteobacteria*; *Enterobacterales*; *Enterobacteriaceae*; *Escherichia*

生物危害程度：第三类

分离时间：2015

分离地址：中国北京市

分离基物：食品

致病名称：食物中毒、腹泻

致病对象：人

74 埃希菌属

平台资源号：NPRC 1.1.74

保藏编号：CHPC 1.74

中文名称：大肠埃希菌

外文名称：*Escherichia coli*

分类学地位：*Bacteria*; *Proteobacteria*; *Gammaproteobacteria*; *Enterobacterales*; *Enterobacteriaceae*; *Escherichia*

生物危害程度：第三类

分离时间：2015

分离地址：中国上海市

分离基物：腹泻患者粪便

致病名称：腹泻

致病对象：人

75 埃希菌属

平台资源号：NPRC 1.1.75

保藏编号：CHPC 1.75

中文名称：大肠埃希菌

外文名称：*Escherichia coli*

分类学地位：*Bacteria*; *Proteobacteria*; *Gammaproteobacteria*; *Enterobacterales*; *Enterobacteriaceae*; *Escherichia*

生物危害程度：第三类

分离时间：2015

分离地址:中国上海市

分离基物:食品

致病名称:腹泻

致病对象:人

76 埃希菌属

平台资源号:NPRC 1.1.76

保藏编号:CHPC 1.76

中文名称:大肠埃希菌

外文名称:*Escherichia coli*

分类学地位:*Bacteria*; *Proteobacteria*; *Gammaproteobacteria*; *Enterobacterales*; *Enterobacteriaceae*; *Escherichia*

生物危害程度:第三类

分离时间:2015

分离地址:中国山东省日照市

分离基物:腹泻患者粪便

致病名称:食物中毒、腹泻

致病对象:人

77 埃希菌属

平台资源号:NPRC 1.1.77

保藏编号:CHPC 1.77

中文名称:大肠埃希菌

外文名称:*Escherichia coli*

分类学地位:*Bacteria*; *Proteobacteria*; *Gammaproteobacteria*; *Enterobacterales*; *Enterobacteriaceae*; *Escherichia*

生物危害程度:第三类

分离时间:2015

分离地址:中国山东省日照市

分离基物:食品

致病名称:食物中毒、腹泻

致病对象:人

78 埃希菌属

平台资源号:NPRC 1.1.78

保藏编号:CHPC 1.78

中文名称:大肠埃希菌

外文名称:*Escherichia coli*

分类学地位:*Bacteria*; *Proteobacteria*; *Gammaproteobacteria*; *Enterobacterales*; *Enterobacteriaceae*; *Escherichia*

生物危害程度:第三类

分离时间:2015

分离地址:中国广东省广州市

分离基物:腹泻患者粪便

致病名称:食物中毒、腹泻

致病对象:人

79 埃希菌属

平台资源号:NPRC 1.1.79

保藏编号:CHPC 1.79

中文名称:大肠埃希菌

外文名称:*Escherichia coli*

分类学地位:*Bacteria*; *Proteobacteria*; *Gammaproteobacteria*; *Enterobacterales*; *Enterobacteriaceae*; *Escherichia*

生物危害程度:第三类

分离时间:2015

分离地址:中国广东省广州市

分离基物:食品

致病名称:食物中毒

致病对象:人

80 埃希菌属

平台资源号:NPRC 1.1.80

保藏编号:CHPC 1.80

中文名称:大肠埃希菌

外文名称:*Escherichia coli*

分类学地位:*Bacteria*; *Proteobacteria*; *Gammaproteobacteria*; *Enterobacterales*; *Enterobacteriaceae*; *Escherichia*

生物危害程度:第三类

分离时间:2015

细菌

真菌

病毒

分离地址：中国广东省中山市

分离基物：腹泻患者粪便

致病名称：食物中毒

致病对象：人

81 埃希菌属

平台资源号：NPRC 1.1.81

保藏编号：CHPC 1.81

中文名称：大肠埃希菌

外文名称：*Escherichia coli*

分类学地位：*Bacteria*; *Proteobacteria*; *Gammaproteobacteria*; *Enterobacterales*; *Enterobacteriaceae*; *Escherichia*

生物危害程度：第三类

分离时间：2015

分离地址：中国广东省中山市

分离基物：食品

致病名称：食物中毒

致病对象：人

82 埃希菌属

平台资源号：NPRC 1.1.82

保藏编号：CHPC 1.82

中文名称：大肠埃希菌

外文名称：*Escherichia coli*

分类学地位：*Bacteria*; *Proteobacteria*; *Gammaproteobacteria*; *Enterobacterales*; *Enterobacteriaceae*; *Escherichia*

生物危害程度：第三类

分离时间：2015

分离地址：中国广东省深圳市

分离基物：腹泻患者粪便

致病名称：食物中毒、腹泻

致病对象：人

83 埃希菌属

平台资源号：NPRC 1.1.83

保藏编号：CHPC 1.83

中文名称：大肠埃希菌

外文名称：*Escherichia coli*

分类学地位：*Bacteria*; *Proteobacteria*; *Gammaproteobacteria*; *Enterobacterales*; *Enterobacteriaceae*; *Escherichia*

生物危害程度：第三类

分离时间：2015

分离地址：中国广东省深圳市

分离基物：食品

致病名称：食物中毒、腹泻

致病对象：人

84 埃希菌属

平台资源号：NPRC 1.1.229

保藏编号：CHPC 1.274

中文名称：大肠埃希菌

外文名称：*Escherichia coli*

分类学地位：*Bacteria*; *Proteobacteria*; *Gammaproteobacteria*; *Enterobacterales*; *Enterobacteriaceae*; *Escherichia*

生物危害程度：第三类

分离时间：2010

分离地址：中国山东省威海市

分离基物：腹泻患者粪便

致病名称：食物中毒、腹泻

致病对象：人、动物

85 埃希菌属

平台资源号：NPRC 1.1.231

保藏编号：CHPC 1.276

中文名称：大肠埃希菌

外文名称：*Escherichia coli*

分类学地位：*Bacteria*; *Proteobacteria*; *Gammaproteobacteria*; *Enterobacterales*; *Enterobacteriaceae*; *Escherichia*

生物危害程度：第三类

分离时间：2007

分离地址：中国山东省威海市

分离基物：腹泻患者粪便

致病名称：食物中毒、腹泻

致病对象：人、动物

86 埃希菌属

平台资源号：NPRC 1.1.238

保藏编号：CHPC 1.284

中文名称：大肠埃希菌 O157：H7

外文名称：*Escherichia coli* O157:H7

分类学地位：*Bacteria*; *Proteobacteria*; *Gammaproteobacteria*; *Enterobacterales*; *Enterobacteriaceae*; *Escherichia*

生物危害程度：第三类

分离时间：2003

分离地址：中国天津市

分离基物：腹泻患者粪便

致病名称：食物中毒、腹泻

致病对象：人、动物

87 埃希菌属

平台资源号：NPRC 1.1.250

保藏编号：CHPC 1.299

中文名称：大肠埃希菌

外文名称：*Escherichia coli*

分类学地位：*Bacteria*; *Proteobacteria*; *Gammaproteobacteria*; *Enterobacterales*; *Enterobacteriaceae*; *Escherichia*

生物危害程度：第三类

分离时间：2015

分离地址：中国山东省烟台市

分离基物：腹泻患者粪便

致病名称：食物中毒、腹泻

致病对象：人、动物

88 埃希菌属

平台资源号：NPRC 1.1.260

保藏编号：CHPC 1.310

中文名称：大肠埃希菌

外文名称：*Escherichia coli*

分类学地位：*Bacteria*; *Proteobacteria*; *Gammaproteobacteria*; *Enterobacterales*; *Enterobacteriaceae*; *Escherichia*

生物危害程度：第三类

分离时间：2007

分离地址：中国河北省秦皇岛市

分离基物：腹泻患者粪便

致病名称：食物中毒、腹泻

致病对象：人

89 埃希菌属

平台资源号：NPRC 1.1.266

保藏编号：CHPC 1.316

中文名称：大肠埃希菌

外文名称：*Escherichia coli*

分类学地位：*Bacteria*; *Proteobacteria*; *Gammaproteobacteria*; *Enterobacterales*; *Enterobacteriaceae*; *Escherichia*

生物危害程度：第三类

分离时间：2003

分离地址：中国天津市

分离基物：腹泻患者粪便

致病名称：食物中毒、腹泻

致病对象：人

90 埃希菌属

平台资源号：NPRC 1.1.270

保藏编号：CHPC 1.320

中文名称：大肠埃希菌

外文名称：*Escherichia coli*

分类学地位：*Bacteria*; *Proteobacteria*; *Gammaproteobacteria*; *Enterobacterales*; *Enterobacteriaceae*; *Escherichia*

生物危害程度：第三类

分离时间：2007

细菌

真菌

病毒

分离地址：中国山东省威海市

分离基物：腹泻患者粪便

致病名称：食物中毒、腹泻

致病对象：人

91 埃希菌属

平台资源号：NPRC 1.1.271

保藏编号：CHPC 1.321

中文名称：大肠埃希菌

外文名称：*Escherichia coli*

分类学地位：*Bacteria; Proteobacteria; Gammaproteobacteria; Enterobacterales; Enterobacteriaceae; Escherichia*

生物危害程度：第三类

分离时间：2004

分离地址：中国天津市

分离基物：腹泻患者粪便

致病名称：食物中毒、腹泻

致病对象：人

92 埃希菌属

平台资源号：NPRC 1.1.273

保藏编号：CHPC 1.325

中文名称：大肠埃希菌

外文名称：*Escherichia coli*

分类学地位：*Bacteria; Proteobacteria; Gammaproteobacteria; Enterobacterales; Enterobacteriaceae; Escherichia*

生物危害程度：第三类

分离时间：2004

分离地址：中国山东省威海市

分离基物：腹泻患者粪便

致病名称：食物中毒、腹泻

致病对象：人

93 埃希菌属

平台资源号：NPRC 1.1.275

保藏编号：CHPC 1.327

中文名称：大肠埃希菌

外文名称：*Escherichia coli*

分类学地位：*Bacteria; Proteobacteria; Gammaproteobacteria; Enterobacterales; Enterobacteriaceae; Escherichia*

生物危害程度：第三类

分离时间：2007

分离地址：中国河北省秦皇岛市

分离基物：腹泻患者粪便

致病名称：食物中毒、腹泻

致病对象：人

94 埃希菌属

平台资源号：NPRC 1.1.276

保藏编号：CHPC 1.328

中文名称：大肠埃希菌

外文名称：*Escherichia coli*

分类学地位：*Bacteria; Proteobacteria; Gammaproteobacteria; Enterobacterales; Enterobacteriaceae; Escherichia*

生物危害程度：第三类

分离时间：2013

分离地址：中国天津市

分离基物：腹泻患者粪便

致病名称：食物中毒、腹泻

致病对象：人

95 埃希菌属

平台资源号：NPRC 1.1.277

保藏编号：CHPC 1.329

中文名称：大肠埃希菌

外文名称：*Escherichia coli*

分类学地位：*Bacteria; Proteobacteria; Gammaproteobacteria; Enterobacterales; Enterobacteriaceae; Escherichia*

生物危害程度：第三类

分离时间：2007

分离地址：中国天津市

分离基物：腹泻患者粪便

致病名称：食物中毒、腹泻

致病对象：人

96 埃希菌属

平台资源号：NPRC 1.1.278

保藏编号：CHPC 1.330

中文名称：大肠埃希菌

外文名称：*Escherichia coli*

分类学地位：*Bacteria*; *Proteobacteria*; *Gammaproteobacteria*; *Enterobacterales*; *Enterobacteriaceae*; *Escherichia*

生物危害程度：第三类

分离时间：2007

分离地址：中国天津市

分离基物：腹泻患者粪便

致病名称：食物中毒、腹泻

致病对象：人

97 埃希菌属

平台资源号：NPRC 1.1.280

保藏编号：CHPC 1.333

中文名称：大肠埃希菌

外文名称：*Escherichia coli*

分类学地位：*Bacteria*; *Proteobacteria*; *Gammaproteobacteria*; *Enterobacterales*; *Enterobacteriaceae*; *Escherichia*

生物危害程度：第三类

分离时间：2004

分离地址：中国山东省烟台市

分离基物：腹泻患者粪便

致病名称：食物中毒、腹泻

致病对象：人

98 埃希菌属

平台资源号：NPRC 1.1.284

保藏编号：CHPC 1.340

中文名称：大肠埃希菌

外文名称：*Escherichia coli*

分类学地位：*Bacteria*; *Proteobacteria*; *Gammaproteobacteria*; *Enterobacterales*; *Enterobacteriaceae*; *Escherichia*

生物危害程度：第三类

分离时间：2007

分离地址：中国山东省威海市

分离基物：腹泻患者粪便

致病名称：食物中毒、腹泻

致病对象：人

99 埃希菌属

平台资源号：NPRC 1.1.286

保藏编号：CHPC 1.342

中文名称：大肠埃希菌

外文名称：*Escherichia coli*

分类学地位：*Bacteria*; *Proteobacteria*; *Gammaproteobacteria*; *Enterobacterales*; *Enterobacteriaceae*; *Escherichia*

生物危害程度：第三类

分离时间：2004

分离地址：中国山东省威海市

分离基物：腹泻患者粪便

致病名称：食物中毒、腹泻

致病对象：人

100 埃希菌属

平台资源号：NPRC 1.1.295

保藏编号：CHPC 1.357

中文名称：大肠埃希菌

外文名称：*Escherichia coli*

分类学地位：*Bacteria*; *Proteobacteria*; *Gammaproteobacteria*; *Enterobacterales*; *Enterobacteriaceae*; *Escherichia*

生物危害程度：第三类

分离时间：2007

细菌

真菌

病毒

分离地址：中国广东省广州市

分离基物：腹泻患者粪便

致病名称：食物中毒、腹泻

致病对象：人

101 埃希菌属

平台资源号：NPRC 1.1.571

保藏编号：CHPC 1.830

中文名称：大肠埃希菌

外文名称：*Escherichia coli*

分类学地位：*Bacteria; Proteobacteria; Gammaproteobacteria; Enterobacterales; Enterobacteriaceae; Escherichia*

生物危害程度：第三类

分离时间：2005

分离地址：中国河北省秦皇岛市

分离基物：腹泻患者粪便

致病名称：食物中毒、腹泻

致病对象：人

二、克雷伯菌属

102 克雷伯菌属

平台资源号：NPRC 1.1.84

保藏编号：CHPC 1.84

中文名称：肺炎克雷伯菌肺炎亚种

外文名称：*Klebsiella pneumoniae* subsp. *pneumoniae*

分类学地位：*Bacteria; Proteobacteria; Gammaproteobacteria; Enterobacterales; Enterobacteriaceae; Klebsiella*

生物危害程度：第三类

分离时间：2007

分离地址：中国北京市

分离基物：腹泻患者粪便

致病名称：肺炎、败血症

致病对象：人

103 克雷伯菌属

平台资源号：NPRC 1.1.85

保藏编号：CHPC 1.85

中文名称：肺炎克雷伯菌肺炎亚种

外文名称：*Klebsiella pneumoniae* subsp. *pneumoniae*

分类学地位：*Bacteria; Proteobacteria; Gammaproteobacteria; Enterobacterales; Enterobacteriaceae; Klebsiella*

生物危害程度：第三类

分离时间：2009

分离地址：中国天津市

分离基物：腹泻患者粪便

致病名称：肺炎、败血症

致病对象：人

104 克雷伯菌属

平台资源号：NPRC 1.1.86

保藏编号：CHPC 1.86

中文名称：肺炎克雷伯菌肺炎亚种

外文名称：*Klebsiella pneumoniae* subsp. *pneumoniae*

分类学地位：*Bacteria; Proteobacteria; Gammaproteobacteria; Enterobacterales; Enterobacteriaceae; Klebsiella*

生物危害程度：第三类

分离时间：2010

分离地址：中国山东省威海市

分离基物：腹泻患者粪便

致病名称：肺炎、败血症

致病对象：人

105 克雷伯菌属

平台资源号：NPRC 1.1.87

保藏编号：CHPC 1.87

中文名称：肺炎克雷伯菌肺炎亚种

外文名称：*Klebsiella pneumoniae* subsp. *pneumoniae*

分类学地位：*Bacteria; Proteobacteria; Gammaproteobacteria; Enterobacterales; Enter-*

obacteriaceae; *Klebsiella*

生物危害程度：第三类

分离时间：2008

分离地址：中国山东省日照市

分离基物：腹泻患者粪便

致病名称：肺炎、败血症

致病对象：人

106 克雷伯菌属

平台资源号：NPRC 1.1.88

保藏编号：CHPC 1.88

中文名称：肺炎克雷伯菌肺炎亚种

外文名称：*Klebsiella pneumoniae* subsp. *pneumoniae*

分类学地位：*Bacteria*; *Proteobacteria*; *Gammaproteobacteria*; *Enterobacterales*; *Enterobacteriaceae*; *Klebsiella*

生物危害程度：第三类

分离时间：2011

分离地址：中国河北省秦皇岛市

分离基物：腹泻患者粪便

致病名称：肺炎

致病对象：人

107 克雷伯菌属

平台资源号：NPRC 1.1.89

保藏编号：CHPC 1.89

中文名称：肺炎克雷伯菌肺炎亚种

外文名称：*Klebsiella pneumoniae* subsp. *pneumoniae*

分类学地位：*Bacteria*; *Proteobacteria*; *Gammaproteobacteria*; *Enterobacterales*; *Enterobacteriaceae*; *Klebsiella*

生物危害程度：第三类

分离时间：2015

分离地址：中国广东省广州市

分离基物：腹泻患者粪便

致病名称：败血症

致病对象：人

108 克雷伯菌属

平台资源号：NPRC 1.1.90

保藏编号：CHPC 1.90

中文名称：肺炎克雷伯菌肺炎亚种

外文名称：*Klebsiella pneumoniae* subsp. *pneumoniae*

分类学地位：*Bacteria*; *Proteobacteria*; *Gammaproteobacteria*; *Enterobacterales*; *Enterobacteriaceae*; *Klebsiella*

生物危害程度：第三类

分离时间：2007

分离地址：中国山东省威海市

分离基物：水体

致病名称：肺炎、败血症

致病对象：人

109 克雷伯菌属

平台资源号：NPRC 1.1.91

保藏编号：CHPC 1.91

中文名称：肺炎克雷伯菌肺炎亚种

外文名称：*Klebsiella pneumoniae* subsp. *pneumoniae*

分类学地位：*Bacteria*; *Proteobacteria*; *Gammaproteobacteria*; *Enterobacterales*; *Enterobacteriaceae*; *Klebsiella*

生物危害程度：第三类

分离时间：2013

分离地址：中国山东省潍坊市

分离基物：水体

致病名称：肺炎、败血症

致病对象：人

110 克雷伯菌属

平台资源号：NPRC 1.1.92

保藏编号：CHPC 1.92

中文名称：肺炎克雷伯菌肺炎亚种

外文名称：*Klebsiella pneumoniae* subsp. *pneumoniae*

分类学地位：*Bacteria*; *Proteobacteria*; *Gammaproteobacteria*; *Enterobacterales*; *Enter-*

细菌

真菌

病毒

obacteriaceae; Klebsiella

生物危害程度：第三类

分离时间：2015

分离地址：中国山东省青岛市

分离基物：水体

致病名称：肺炎、败血症

致病对象：人

111 克雷伯菌属

平台资源号：NPRC 1.1.93

保藏编号：CHPC 1.93

中文名称：肺炎克雷伯菌肺炎亚种

外文名称：*Klebsiella pneumoniae* subsp. *pneumoniae*

分类学地位：*Bacteria; Proteobacteria; Gammaproteobacteria; Enterobacterales; Enterobacteriaceae; Klebsiella*

生物危害程度：第三类

分离时间：2007

分离地址：中国广东省中山市

分离基物：腹泻患者粪便

致病名称：肺炎、败血症

致病对象：人

112 克雷伯菌属

平台资源号：NPRC 1.1.94

保藏编号：CHPC 1.94

中文名称：肺炎克雷伯菌肺炎亚种

外文名称：*Klebsiella pneumoniae* subsp. *pneumoniae*

分类学地位：*Bacteria; Proteobacteria; Gammaproteobacteria; Enterobacterales; Enterobacteriaceae; Klebsiella*

生物危害程度：第三类

分离时间：2011

分离地址：中国江苏省连云港市

分离基物：水体

致病名称：肺炎、败血症

致病对象：人

113 克雷伯菌属

平台资源号：NPRC 1.1.95

保藏编号：CHPC 1.95

中文名称：肺炎克雷伯菌肺炎亚种

外文名称：*Klebsiella pneumoniae* subsp. *pneumoniae*

分类学地位：*Bacteria; Proteobacteria; Gammaproteobacteria; Enterobacterales; Enterobacteriaceae; Klebsiella*

生物危害程度：第三类

分离时间：2012

分离地址：中国福建省泉州市

分离基物：腹泻患者粪便

致病名称：肺炎、败血症

致病对象：人

114 克雷伯菌属

平台资源号：NPRC 1.1.96

保藏编号：CHPC 1.96

中文名称：肺炎克雷伯菌肺炎亚种

外文名称：*Klebsiella pneumoniae* subsp. *pneumoniae*

分类学地位：*Bacteria; Proteobacteria; Gammaproteobacteria; Enterobacterales; Enterobacteriaceae; Klebsiella*

生物危害程度：第三类

分离时间：2014

分离地址：中国福建省泉州市

分离基物：水体

致病名称：败血症

致病对象：人

115 克雷伯菌属

平台资源号：NPRC 1.1.97

保藏编号：CHPC 1.97

中文名称：肺炎克雷伯菌肺炎亚种

外文名称：*Klebsiella pneumoniae* subsp. *pneumoniae*

分类学地位：*Bacteria; Proteobacteria; Gammaproteobacteria; Enterobacterales; Enter-*

obacteriaceae; *Klebsiella*

生物危害程度：第三类

分离时间：2007

分离地址：中国广东省东莞市

分离基物：腹泻患者粪便

致病名称：肺炎

致病对象：人

116 克雷伯菌属

平台资源号：NPRC 1.1.98

保藏编号：CHPC 1.98

中文名称：肺炎克雷伯菌肺炎亚种

外文名称：*Klebsiella pneumoniae* subsp. *pneumoniae*

分类学地位：*Bacteria*; *Proteobacteria*; *Gammaproteobacteria*; *Enterobacterales*; *Enterobacteriaceae*; *Klebsiella*

生物危害程度：第三类

分离时间：2007

分离地址：中国广东省东莞市

分离基物：水体

致病名称：败血症

致病对象：人

117 克雷伯菌属

平台资源号：NPRC 1.1.99

保藏编号：CHPC 1.99

中文名称：肺炎克雷伯菌肺炎亚种

外文名称：*Klebsiella pneumoniae* subsp. *pneumoniae*

分类学地位：*Bacteria*; *Proteobacteria*; *Gammaproteobacteria*; *Enterobacterales*; *Enterobacteriaceae*; *Klebsiella*

生物危害程度：第三类

分离时间：2011

分离地址：中国江苏省连云港市

分离基物：腹泻患者粪便

致病名称：肺炎、败血症

致病对象：人

118 克雷伯菌属

平台资源号：NPRC 1.1.100

保藏编号：CHPC 1.100

中文名称：肺炎克雷伯菌肺炎亚种

外文名称：*Klebsiella pneumoniae* subsp. *pneumoniae*

分类学地位：*Bacteria*; *Proteobacteria*; *Gammaproteobacteria*; *Enterobacterales*; *Enterobacteriaceae*; *Klebsiella*

生物危害程度：第三类

分离时间：2016

分离地址：中国山东省青岛市

分离基物：水体

致病名称：肺炎

致病对象：人

119 克雷伯菌属

平台资源号：NPRC 1.1.101

保藏编号：CHPC 1.101

中文名称：肺炎克雷伯菌肺炎亚种

外文名称：*Klebsiella pneumoniae* subsp. *pneumoniae*

分类学地位：*Bacteria*; *Proteobacteria*; *Gammaproteobacteria*; *Enterobacterales*; *Enterobacteriaceae*; *Klebsiella*

生物危害程度：第三类

分离时间：2010

分离地址：中国广西壮族自治区北海市

分离基物：腹泻患者粪便

致病名称：肺炎

致病对象：人

120 克雷伯菌属

平台资源号：NPRC 1.1.102

保藏编号：CHPC 1.102

中文名称：肺炎克雷伯菌肺炎亚种

外文名称：*Klebsiella pneumoniae* subsp. *pneumoniae*

分类学地位：*Bacteria*; *Proteobacteria*; *Gammaproteobacteria*; *Enterobacterales*; *Enter-*

obacteriaceae; *Klebsiella*

生物危害程度：第三类

分离时间：2015

分离地址：中国上海市

分离基物：腹泻患者粪便

致病名称：肺炎、败血症

致病对象：人

121 克雷伯菌属

平台资源号：NPRC 1.1.103

保藏编号：CHPC 1.103

中文名称：肺炎克雷伯菌肺炎亚种

外文名称：*Klebsiella pneumoniae* subsp. *pneumoniae*

分类学地位：*Bacteria; Proteobacteria; Gammaproteobacteria; Enterobacterales; Enterobacteriaceae; Klebsiella*

生物危害程度：第三类

分离时间：2013

分离地址：中国浙江省宁波市

分离基物：水体

致病名称：肺炎、败血症

致病对象：人

122 克雷伯菌属

平台资源号：NPRC 1.1.104

保藏编号：CHPC 1.104

中文名称：肺炎克雷伯菌肺炎亚种

外文名称：*Klebsiella pneumoniae* subsp. *pneumoniae*

分类学地位：*Bacteria; Proteobacteria; Gammaproteobacteria; Enterobacterales; Enterobacteriaceae; Klebsiella*

生物危害程度：第三类

分离时间：2011

分离地址：中国浙江省宁波市

分离基物：腹泻患者粪便

致病名称：肺炎、败血症

致病对象：人

123 克雷伯菌属

平台资源号：NPRC 1.1.105

保藏编号：CHPC 1.105

中文名称：肺炎克雷伯菌肺炎亚种

外文名称：*Klebsiella pneumoniae* subsp. *pneumoniae*

分类学地位：*Bacteria; Proteobacteria; Gammaproteobacteria; Enterobacterales; Enterobacteriaceae; Klebsiella*

生物危害程度：第三类

分离时间：2007

分离地址：中国广东省潮州市

分离基物：水体

致病名称：肺炎

致病对象：人

124 克雷伯菌属

平台资源号：NPRC 1.1.106

保藏编号：CHPC 1.106

中文名称：肺炎克雷伯菌肺炎亚种

外文名称：*Klebsiella pneumoniae* subsp. *pneumoniae*

分类学地位：*Bacteria; Proteobacteria; Gammaproteobacteria; Enterobacterales; Enterobacteriaceae; Klebsiella*

生物危害程度：第三类

分离时间：2009

分离地址：中国广东省汕头市

分离基物：腹泻患者粪便

致病名称：肺炎、败血症

致病对象：人

125 克雷伯菌属

平台资源号：NPRC 1.1.107

保藏编号：CHPC 1.107

中文名称：肺炎克雷伯菌肺炎亚种

外文名称：*Klebsiella pneumoniae* subsp. *pneumoniae*

分类学地位：*Bacteria; Proteobacteria; Gammaproteobacteria; Enterobacterales; Enter-*

obacteriaceae; *Klebsiella*

生物危害程度：第三类

分离时间：2010

分离地址：中国上海市

分离基物：水体

致病名称：肺炎、败血症

致病对象：人

126 克雷伯菌属

平台资源号：NPRC 1.1.108

保藏编号：CHPC 1.108

中文名称：肺炎克雷伯菌肺炎亚种

外文名称：*Klebsiella pneumoniae* subsp. *pneumoniae*

分类学地位：*Bacteria; Proteobacteria; Gammaproteobacteria; Enterobacterales; Enterobacteriaceae; Klebsiella*

生物危害程度：第三类

分离时间：2015

分离地址：中国浙江省泉州市

分离基物：水体

致病名称：肺炎、败血症

致病对象：人

127 克雷伯菌属

平台资源号：NPRC 1.1.109

保藏编号：CHPC 1.109

中文名称：肺炎克雷伯菌肺炎亚种

外文名称：*Klebsiella pneumoniae* subsp. *pneumoniae*

分类学地位：*Bacteria; Proteobacteria; Gammaproteobacteria; Enterobacterales; Enterobacteriaceae; Klebsiella*

生物危害程度：第三类

分离时间：2007

分离地址：中国广东省佛山市

分离基物：腹泻患者粪便

致病名称：肺炎、败血症

致病对象：人

128 克雷伯菌属

平台资源号：NPRC 1.1.110

保藏编号：CHPC 1.110

中文名称：肺炎克雷伯菌肺炎亚种

外文名称：*Klebsiella pneumoniae* subsp. *pneumoniae*

分类学地位：*Bacteria; Proteobacteria; Gammaproteobacteria; Enterobacterales; Enterobacteriaceae; Klebsiella*

生物危害程度：第三类

分离时间：2007

分离地址：中国广东省佛山市

分离基物：水体

致病名称：败血症

致病对象：人

129 克雷伯菌属

平台资源号：NPRC 1.1.111

保藏编号：CHPC 1.111

中文名称：肺炎克雷伯菌肺炎亚种

外文名称：*Klebsiella pneumoniae* subsp. *pneumoniae*

分类学地位：*Bacteria; Proteobacteria; Gammaproteobacteria; Enterobacterales; Enterobacteriaceae; Klebsiella*

生物危害程度：第三类

分离时间：2007

分离地址：中国广东省深圳市

分离基物：腹泻患者粪便

致病名称：败血症

致病对象：人

130 克雷伯菌属

平台资源号：NPRC 1.1.112

保藏编号：CHPC 1.112

中文名称：肺炎克雷伯菌肺炎亚种

外文名称：*Klebsiella pneumoniae* subsp. *pneumoniae*

分类学地位：*Bacteria; Proteobacteria; Gammaproteobacteria; Enterobacterales; Enter-*

细菌

真菌

病毒

obacteriaceae; *Klebsiella*

生物危害程度：第三类

分离时间：2008

分离地址：中国辽宁省大连市

分离基物：水体

致病名称：肺炎

致病对象：人

131 克雷伯菌属

平台资源号：NPRC 1.1.113

保藏编号：CHPC 1.113

中文名称：肺炎克雷伯菌肺炎亚种

外文名称：*Klebsiella pneumoniae* subsp. *pneumoniae*

分类学地位：*Bacteria; Proteobacteria; Gammaproteobacteria; Enterobacterales; Enterobacteriaceae; Klebsiella*

生物危害程度：第三类

分离时间：2010

分离地址：中国天津市

分离基物：腹泻患者粪便

致病名称：肺炎

致病对象：人

132 克雷伯菌属

平台资源号：NPRC 1.1.114

保藏编号：CHPC 1.114

中文名称：肺炎克雷伯菌肺炎亚种

外文名称：*Klebsiella pneumoniae* subsp. *pneumoniae*

分类学地位：*Bacteria; Proteobacteria; Gammaproteobacteria; Enterobacterales; Enterobacteriaceae; Klebsiella*

生物危害程度：第三类

分离时间：2007

分离地址：中国辽宁省大连市

分离基物：腹泻患者粪便

致病名称：肺炎

致病对象：人

133 克雷伯菌属

平台资源号：NPRC 1.1.115

保藏编号：CHPC 1.115

中文名称：肺炎克雷伯菌肺炎亚种

外文名称：*Klebsiella pneumoniae* subsp. *pneumoniae*

分类学地位：*Bacteria; Proteobacteria; Gammaproteobacteria; Enterobacterales; Enterobacteriaceae; Klebsiella*

生物危害程度：第三类

分离时间：2016

分离地址：中国福建省莆田市

分离基物：水体

致病名称：肺炎

致病对象：人

134 克雷伯菌属

平台资源号：NPRC 1.1.116

保藏编号：CHPC 1.116

中文名称：肺炎克雷伯菌肺炎亚种

外文名称：*Klebsiella pneumoniae* subsp. *pneumoniae*

分类学地位：*Bacteria; Proteobacteria; Gammaproteobacteria; Enterobacterales; Enterobacteriaceae; Klebsiella*

生物危害程度：第三类

分离时间：2007

分离地址：中国浙江省舟山市

分离基物：水体

致病名称：肺炎

致病对象：人

135 克雷伯菌属

平台资源号：NPRC 1.1.117

保藏编号：CHPC 1.117

中文名称：植生克雷伯菌

外文名称：*Klebsiella planticola*

分类学地位：*Bacteria; Proteobacteria; Gammaproteobacteria; Enterobacterales; Enter-*

obacteriaceae; *Klebsiella*

生物危害程度：第三类

分离时间：2004

分离地址：中国浙江省舟山市

分离基物：腹泻患者粪便

致病名称：肺炎

致病对象：人

136 克雷伯菌属

平台资源号：NPRC 1.1.118

保藏编号：CHPC 1.118

中文名称：植生克雷伯菌

外文名称：*Klebsiella planticola*

分类学地位：*Bacteria; Proteobacteria; Gammaproteobacteria; Enterobacterales; Enterobacteriaceae; Klebsiella*

生物危害程度：第三类

分离时间：2007

分离地址：中国浙江省舟山市

分离基物：水体

致病名称：败血症

致病对象：人

137 克雷伯菌属

平台资源号：NPRC 1.1.119

保藏编号：CHPC 1.119

中文名称：植生克雷伯菌

外文名称：*Klebsiella planticola*

分类学地位：*Bacteria; Proteobacteria; Gammaproteobacteria; Enterobacterales; Enterobacteriaceae; Klebsiella*

生物危害程度：第三类

分离时间：2007

分离地址：中国辽宁省葫芦岛市

分离基物：腹泻患者粪便

致病名称：败血症

致病对象：人

138 克雷伯菌属

平台资源号：NPRC 1.1.120

保藏编号：CHPC 1.120

中文名称：植生克雷伯菌

外文名称：*Klebsiella planticola*

分类学地位：*Bacteria; Proteobacteria; Gammaproteobacteria; Enterobacterales; Enterobacteriaceae; Klebsiella*

生物危害程度：第三类

分离时间：2007

分离地址：中国辽宁省葫芦岛市

分离基物：水体

致病名称：败血症

致病对象：人

139 克雷伯菌属

平台资源号：NPRC 1.1.121

保藏编号：CHPC 1.121

中文名称：植生克雷伯菌

外文名称：*Klebsiella planticola*

分类学地位：*Bacteria; Proteobacteria; Gammaproteobacteria; Enterobacterales; Enterobacteriaceae; Klebsiella*

生物危害程度：第三类

分离时间：2014

分离地址：中国河北省沧州市

分离基物：腹泻患者粪便

致病名称：败血症

致病对象：人

140 克雷伯菌属

平台资源号：NPRC 1.1.122

保藏编号：CHPC 1.122

中文名称：植生克雷伯菌

外文名称：*Klebsiella planticola*

分类学地位：*Bacteria; Proteobacteria; Gammaproteobacteria; Enterobacterales; Enter-*

细菌

真菌

病毒

obacteriaceae; *Klebsiella*

生物危害程度：第三类

分离时间：2014

分离地址：中国河北省沧州市

分离基物：水体

致病名称：败血症

致病对象：人

141 克雷伯菌属

平台资源号：NPRC 1.1.123

保藏编号：CHPC 1.123

中文名称：植生克雷伯菌

外文名称：*Klebsiella planticola*

分类学地位：*Bacteria*; *Proteobacteria*; *Gammaproteobacteria*; *Enterobacterales*; *Enterobacteriaceae*; *Klebsiella*

生物危害程度：第三类

分离时间：2007

分离地址：中国河北省秦皇岛市

分离基物：腹泻患者粪便

致病名称：败血症

致病对象：人

142 克雷伯菌属

平台资源号：NPRC 1.1.124

保藏编号：CHPC 1.124

中文名称：植生克雷伯菌

外文名称：*Klebsiella planticola*

分类学地位：*Bacteria*; *Proteobacteria*; *Gammaproteobacteria*; *Enterobacterales*; *Enterobacteriaceae*; *Klebsiella*

生物危害程度：第三类

分离时间：2009

分离地址：中国河北省秦皇岛市

分离基物：腹泻患者粪便

致病名称：败血症

致病对象：人

143 克雷伯菌属

平台资源号：NPRC 1.1.125

保藏编号：CHPC 1.125

中文名称：植生克雷伯菌

外文名称：*Klebsiella planticola*

分类学地位：*Bacteria*; *Proteobacteria*; *Gammaproteobacteria*; *Enterobacterales*; *Enterobacteriaceae*; *Klebsiella*

生物危害程度：第三类

分离时间：2010

分离地址：中国河北省秦皇岛市

分离基物：水体

致病名称：败血症

致病对象：人

144 克雷伯菌属

平台资源号：NPRC 1.1.126

保藏编号：CHPC 1.126

中文名称：肺炎克雷伯菌

外文名称：*Klebsiella pneumoniae*

分类学地位：*Bacteria*; *Proteobacteria*; *Gammaproteobacteria*; *Enterobacterales*; *Enterobacteriaceae*; *Klebsiella*

生物危害程度：第三类

分离时间：2007

分离地址：中国北京市

分离基物：水体

致病名称：败血症

致病对象：人

145 克雷伯菌属

平台资源号：NPRC 1.1.127

保藏编号：CHPC 1.127

中文名称：肺炎克雷伯菌

外文名称：*Klebsiella pneumoniae*

分类学地位：*Bacteria*; *Proteobacteria*; *Gammaproteobacteria*; *Enterobacterales*; *Enter-*

obacteriaceae; Klebsiella

生物危害程度：第三类

分离时间：2007

分离地址：中国广东省茂名市

分离基物：腹泻患者粪便

致病名称：败血症

致病对象：人

146 克雷伯菌属

平台资源号：NPRC 1.1.128

保藏编号：CHPC 1.128

中文名称：肺炎克雷伯菌

外文名称：*Klebsiella pneumoniae*

分类学地位：*Bacteria; Proteobacteria; Gammaproteobacteria; Enterobacterales; Enterobacteriaceae; Klebsiella*

生物危害程度：第三类

分离时间：2011

分离地址：中国广东省茂名市

分离基物：腹泻患者粪便

致病名称：败血症

致病对象：人

147 克雷伯菌属

平台资源号：NPRC 1.1.129

保藏编号：CHPC 1.129

中文名称：肺炎克雷伯菌

外文名称：*Klebsiella pneumoniae*

分类学地位：*Bacteria; Proteobacteria; Gammaproteobacteria; Enterobacterales; Enterobacteriaceae; Klebsiella*

生物危害程度：第三类

分离时间：2006

分离地址：中国广东省茂名市

分离基物：腹泻患者粪便

致病名称：败血症

致病对象：人

148 克雷伯菌属

平台资源号：NPRC 1.1.130

保藏编号：CHPC 1.130

中文名称：肺炎克雷伯菌

外文名称：*Klebsiella pneumoniae*

分类学地位：*Bacteria; Proteobacteria; Gammaproteobacteria; Enterobacterales; Enterobacteriaceae; Klebsiella*

生物危害程度：第三类

分离时间：2007

分离地址：中国浙江省杭州市

分离基物：水体

致病名称：败血症

致病对象：人

149 克雷伯菌属

平台资源号：NPRC 1.1.131

保藏编号：CHPC 1.131

中文名称：肺炎克雷伯菌

外文名称：*Klebsiella pneumoniae*

分类学地位：*Bacteria; Proteobacteria; Gammaproteobacteria; Enterobacterales; Enterobacteriaceae; Klebsiella*

生物危害程度：第三类

分离时间：2014

分离地址：中国浙江省杭州市

分离基物：腹泻患者粪便

致病名称：败血症

致病对象：人

150 克雷伯菌属

平台资源号：NPRC 1.1.132

保藏编号：CHPC 1.132

中文名称：肺炎克雷伯菌

外文名称：*Klebsiella pneumoniae*

分类学地位：*Bacteria; Proteobacteria; Gammaproteobacteria; Enterobacterales; Enter-*

细菌

真菌

病毒

obacteriaceae; *Klebsiella*

生物危害程度：第三类

分离时间：2009

分离地址：中国福建省泉州市

分离基物：腹泻患者粪便

致病名称：败血症

致病对象：人

151 克雷伯菌属

平台资源号：NPRC 1.1.133

保藏编号：CHPC 1.133

中文名称：肺炎克雷伯菌

外文名称：*Klebsiella pneumoniae*

分类学地位：*Bacteria*; *Proteobacteria*; *Gammaproteobacteria*; *Enterobacterales*; *Enterobacteriaceae*; *Klebsiella*

生物危害程度：第三类

分离时间：2007

分离地址：中国福建省泉州市

分离基物：水体

致病名称：肺炎

致病对象：人

152 克雷伯菌属

平台资源号：NPRC 1.1.134

保藏编号：CHPC 1.134

中文名称：肺炎克雷伯菌

外文名称：*Klebsiella pneumoniae*

分类学地位：*Bacteria*; *Proteobacteria*; *Gammaproteobacteria*; *Enterobacterales*; *Enterobacteriaceae*; *Klebsiella*

生物危害程度：第三类

分离时间：2013

分离地址：中国广东省惠州市

分离基物：腹泻患者粪便

致病名称：肺炎

致病对象：人

153 克雷伯菌属

平台资源号：NPRC 1.1.135

保藏编号：CHPC 1.135

中文名称：肺炎克雷伯菌

外文名称：*Klebsiella pneumoniae*

分类学地位：*Bacteria*; *Proteobacteria*; *Gammaproteobacteria*; *Enterobacterales*; *Enterobacteriaceae*; *Klebsiella*

生物危害程度：第三类

分离时间：2016

分离地址：中国广东省惠州市

分离基物：腹泻患者粪便

致病名称：肺炎

致病对象：人

154 克雷伯菌属

平台资源号：NPRC 1.1.136

保藏编号：CHPC 1.136

中文名称：肺炎克雷伯菌

外文名称：*Klebsiella pneumoniae*

分类学地位：*Bacteria*; *Proteobacteria*; *Gammaproteobacteria*; *Enterobacterales*; *Enterobacteriaceae*; *Klebsiella*

生物危害程度：第三类

分离时间：2005

分离地址：中国广东省惠州市

分离基物：水体

致病名称：肺炎

致病对象：人

155 克雷伯菌属

平台资源号：NPRC 1.1.137

保藏编号：CHPC 1.137

中文名称：肺炎克雷伯菌

外文名称：*Klebsiella pneumoniae*

分类学地位：*Bacteria*; *Proteobacteria*; *Gammaproteobacteria*; *Enterobacterales*; *Enter-*

obacteriaceae; Klebsiella

生物危害程度：第三类

分离时间：2016

分离地址：中国广东省珠海市

分离基物：腹泻患者粪便

致病名称：肺炎

致病对象：人

156 克雷伯菌属

平台资源号：NPRC 1.1.138

保藏编号：CHPC 1.138

中文名称：肺炎克雷伯菌

外文名称：*Klebsiella pneumoniae*

分类学地位：*Bacteria; Proteobacteria; Gammaproteobacteria; Enterobacterales; Enterobacteriaceae; Klebsiella*

生物危害程度：第三类

分离时间：2011

分离地址：中国福建省宁德市

分离基物：腹泻患者粪便

致病名称：肺炎

致病对象：人

157 克雷伯菌属

平台资源号：NPRC 1.1.139

保藏编号：CHPC 1.139

中文名称：肺炎克雷伯菌

外文名称：*Klebsiella pneumoniae*

分类学地位：*Bacteria; Proteobacteria; Gammaproteobacteria; Enterobacterales; Enterobacteriaceae; Klebsiella*

生物危害程度：第三类

分离时间：2007

分离地址：中国福建省宁德市

分离基物：水体

致病名称：肺炎、败血症

致病对象：人

158 克雷伯菌属

平台资源号：NPRC 1.1.140

保藏编号：CHPC 1.140

中文名称：肺炎克雷伯菌

外文名称：*Klebsiella pneumoniae*

分类学地位：*Bacteria; Proteobacteria; Gammaproteobacteria; Enterobacterales; Enterobacteriaceae; Klebsiella*

生物危害程度：第三类

分离时间：2009

分离地址：中国福建省福州市

分离基物：腹泻患者粪便

致病名称：肺炎、败血症

致病对象：人

159 克雷伯菌属

平台资源号：NPRC 1.1.141

保藏编号：CHPC 1.141

中文名称：肺炎克雷伯菌

外文名称：*Klebsiella pneumoniae*

分类学地位：*Bacteria; Proteobacteria; Gammaproteobacteria; Enterobacterales; Enterobacteriaceae; Klebsiella*

生物危害程度：第三类

分离时间：2007

分离地址：中国福建省福州市

分离基物：水体

致病名称：肺炎、败血症

致病对象：人

160 克雷伯菌属

平台资源号：NPRC 1.1.230

保藏编号：CHPC 1.275

中文名称：肺炎克雷伯菌

外文名称：*Klebsiella pneumoniae*

分类学地位：*Bacteria; Proteobacteria; Gammaproteobacteria; Enterobacterales; Enter-*

细菌
真菌
病毒

obacteriaceae; *Klebsiella*

生物危害程度：第三类

分离时间：2007

分离地址：中国山东省威海市

分离基物：腹泻患者粪便

致病名称：肺炎、败血症

致病对象：人、动物

161 克雷伯菌属

平台资源号：NPRC 1.1.235

保藏编号：CHPC 1.281

中文名称：肺炎克雷伯菌

外文名称：*Klebsiella pneumoniae*

分类学地位：*Bacteria*; *Proteobacteria*; *Gammaproteobacteria*; *Enterobacterales*; *Enterobacteriaceae*; *Klebsiella*

生物危害程度：第三类

分离时间：2015

分离地址：中国山东省烟台市

分离基物：腹泻患者粪便

致病名称：肺炎、败血症

致病对象：人、动物

162 克雷伯菌属

平台资源号：NPRC 1.1.241

保藏编号：CHPC 1.287

中文名称：肺炎克雷伯菌

外文名称：*Klebsiella pneumoniae*

分类学地位：*Bacteria*; *Proteobacteria*; *Gammaproteobacteria*; *Enterobacterales*; *Enterobacteriaceae*; *Klebsiella*

生物危害程度：第三类

分离时间：2003

分离地址：中国山东省威海市

分离基物：腹泻患者粪便

致病名称：肺炎、败血症

致病对象：人、动物

163 克雷伯菌属

平台资源号：NPRC 1.1.242

保藏编号：CHPC 1.288

中文名称：肺炎克雷伯菌

外文名称：*Klebsiella pneumoniae*

分类学地位：*Bacteria*; *Proteobacteria*; *Gammaproteobacteria*; *Enterobacterales*; *Enterobacteriaceae*; *Klebsiella*

生物危害程度：第三类

分离时间：2007

分离地址：中国山东省威海市

分离基物：腹泻患者粪便

致病名称：肺炎、败血症

致病对象：人、动物

164 克雷伯菌属

平台资源号：NPRC 1.1.243

保藏编号：CHPC 1.289

中文名称：肺炎克雷伯菌

外文名称：*Klebsiella pneumoniae*

分类学地位：*Bacteria*; *Proteobacteria*; *Gammaproteobacteria*; *Enterobacterales*; *Enterobacteriaceae*; *Klebsiella*

生物危害程度：第三类

分离时间：2007

分离地址：中国广东省广州市

分离基物：腹泻患者粪便

致病名称：肺炎、败血症

致病对象：人、动物

165 克雷伯菌属

平台资源号：NPRC 1.1.244

保藏编号：CHPC 1.292

中文名称：肺炎克雷伯菌

外文名称：*Klebsiella pneumoniae*

分类学地位：*Bacteria*; *Proteobacteria*; *Gammaproteobacteria*; *Enterobacterales*; *Enter-*

obacteriaceae; *Klebsiella*

生物危害程度：第三类

分离时间：2015

分离地址：中国广东省广州市

分离基物：腹泻患者粪便

致病名称：肺炎、败血症

致病对象：人、动物

166 克雷伯菌属

平台资源号：NPRC 1.1.247

保藏编号：CHPC 1.295

中文名称：肺炎克雷伯菌

外文名称：*Klebsiella pneumoniae*

分类学地位：*Bacteria*; *Proteobacteria*; *Gammaproteobacteria*; *Enterobacterales*; *Enterobacteriaceae*; *Klebsiella*

生物危害程度：第三类

分离时间：2016

分离地址：中国山东省威海市

分离基物：腹泻患者粪便

致病名称：肺炎、败血症

致病对象：人、动物

167 克雷伯菌属

平台资源号：NPRC 1.1.249

保藏编号：CHPC 1.298

中文名称：肺炎克雷伯菌

外文名称：*Klebsiella pneumoniae*

分类学地位：*Bacteria*; *Proteobacteria*; *Gammaproteobacteria*; *Enterobacterales*; *Enterobacteriaceae*; *Klebsiella*

生物危害程度：第三类

分离时间：2007

分离地址：中国山东省威海市

分离基物：腹泻患者粪便

致病名称：肺炎、败血症

致病对象：人、动物

168 克雷伯菌属

平台资源号：NPRC 1.1.251

保藏编号：CHPC 1.300

中文名称：肺炎克雷伯菌

外文名称：*Klebsiella pneumoniae*

分类学地位：*Bacteria*; *Proteobacteria*; *Gammaproteobacteria*; *Enterobacterales*; *Enterobacteriaceae*; *Klebsiella*

生物危害程度：第三类

分离时间：2015

分离地址：中国山东省烟台市

分离基物：腹泻患者粪便

致病名称：肺炎、败血症

致病对象：人、动物

169 克雷伯菌属

平台资源号：NPRC 1.1.252

保藏编号：CHPC 1.301

中文名称：肺炎克雷伯菌

外文名称：*Klebsiella pneumoniae*

分类学地位：*Bacteria*; *Proteobacteria*; *Gammaproteobacteria*; *Enterobacterales*; *Enterobacteriaceae*; *Klebsiella*

生物危害程度：第三类

分离时间：2015

分离地址：中国天津市

分离基物：腹泻患者粪便

致病名称：肺炎、败血症

致病对象：人、动物

170 克雷伯菌属

平台资源号：NPRC 1.1.256

保藏编号：CHPC 1.305

中文名称：肺炎克雷伯菌

外文名称：*Klebsiella pneumoniae*

分类学地位：*Bacteria*; *Proteobacteria*; *Gammaproteobacteria*; *Enterobacterales*; *Enter-*

细菌

真菌

病毒

obacteriaceae; Klebsiella

生物危害程度：第三类

分离时间：2015

分离地址：中国山东省烟台市

分离基物：腹泻患者粪便

致病名称：肺炎、败血症

致病对象：人、动物

171 克雷伯菌属

平台资源号：NPRC 1.1.261

保藏编号：CHPC 1.311

中文名称：肺炎克雷伯菌

外文名称：*Klebsiella pneumoniae*

分类学地位：*Bacteria; Proteobacteria; Gammaproteobacteria; Enterobacterales; Enterobacteriaceae; Klebsiella*

生物危害程度：第三类

分离时间：2007

分离地址：中国山东省青岛市

分离基物：腹泻患者粪便

致病名称：肺炎、败血症

致病对象：人

172 克雷伯菌属

平台资源号：NPRC 1.1.265

保藏编号：CHPC 1.315

中文名称：产酸克雷伯菌

外文名称：*Klebsiella oxytoca*

分类学地位：*Bacteria; Proteobacteria; Gammaproteobacteria; Enterobacterales; Enterobacteriaceae; Klebsiella*

生物危害程度：第三类

分离时间：2007

分离地址：中国天津市

分离基物：腹泻患者粪便

致病名称：出血性坏死性肠炎

致病对象：人

173 克雷伯菌属

平台资源号：NPRC 1.1.267

保藏编号：CHPC 1.317

中文名称：肺炎克雷伯菌

外文名称：*Klebsiella pneumoniae*

分类学地位：*Bacteria; Proteobacteria; Gammaproteobacteria; Enterobacterales; Enterobacteriaceae; Klebsiella*

生物危害程度：第三类

分离时间：2003

分离地址：中国山东省青岛市

分离基物：腹泻患者粪便

致病名称：肺炎、败血症

致病对象：人

174 克雷伯菌属

平台资源号：NPRC 1.1.268

保藏编号：CHPC 1.318

中文名称：肺炎克雷伯菌

外文名称：*Klebsiella pneumoniae*

分类学地位：*Bacteria; Proteobacteria; Gammaproteobacteria; Enterobacterales; Enterobacteriaceae; Klebsiella*

生物危害程度：第三类

分离时间：2007

分离地址：中国山东省威海市

分离基物：腹泻患者粪便

致病名称：肺炎、败血症

致病对象：人

175 克雷伯菌属

平台资源号：NPRC 1.1.269

保藏编号：CHPC 1.319

中文名称：肺炎克雷伯菌

外文名称：*Klebsiella pneumoniae*

分类学地位：*Bacteria; Proteobacteria; Gammaproteobacteria; Enterobacterales; Enter-*

obacteriaceae; *Klebsiella*

生物危害程度：第三类

分离时间：2007

分离地址：中国山东省威海市

分离基物：腹泻患者粪便

致病名称：肺炎、败血症

致病对象：人

176 克雷伯菌属

平台资源号：NPRC 1.1.281

保藏编号：CHPC 1.337

中文名称：产酸克雷伯菌

外文名称：*Klebsiella oxytoca*

分类学地位：*Bacteria*; *Proteobacteria*; *Gammaproteobacteria*; *Enterobacterales*; *Enterobacteriaceae*; *Klebsiella*

生物危害程度：第三类

分离时间：2007

分离地址：中国山东省威海市

分离基物：腹泻患者粪便

致病名称：出血性坏死性肠炎

致病对象：人

177 克雷伯菌属

平台资源号：NPRC 1.1.287

保藏编号：CHPC 1.344

中文名称：肺炎克雷伯菌

外文名称：*Klebsiella pneumoniae*

分类学地位：*Bacteria*; *Proteobacteria*; *Gammaproteobacteria*; *Enterobacterales*; *Enterobacteriaceae*; *Klebsiella*

生物危害程度：第三类

分离时间：2013

分离地址：中国山东省烟台市

分离基物：腹泻患者粪便

致病名称：肺炎、败血症

致病对象：人

178 克雷伯菌属

平台资源号：NPRC 1.1.309

保藏编号：CHPC 1.382

中文名称：肺炎克雷伯菌

外文名称：*Klebsiella pneumoniae*

分类学地位：*Bacteria*; *Proteobacteria*; *Gammaproteobacteria*; *Enterobacterales*; *Enterobacteriaceae*; *Klebsiella*

生物危害程度：第三类

分离时间：2014

分离地址：中国山东省威海市

分离基物：腹泻患者粪便

致病名称：肺炎、败血症

致病对象：人

179 克雷伯菌属

平台资源号：NPRC 1.1.312

保藏编号：CHPC 1.386

中文名称：肺炎克雷伯菌

外文名称：*Klebsiella pneumoniae*

分类学地位：*Bacteria*; *Proteobacteria*; *Gammaproteobacteria*; *Enterobacterales*; *Enterobacteriaceae*; *Klebsiella*

生物危害程度：第三类

分离时间：2008

分离地址：中国天津市

分离基物：腹泻患者粪便

致病名称：肺炎、败血症

致病对象：人

180 克雷伯菌属

平台资源号：NPRC 1.1.313

保藏编号：CHPC 1.387

中文名称：肺炎克雷伯菌

外文名称：*Klebsiella pneumoniae*

分类学地位：*Bacteria*; *Proteobacteria*; *Gammaproteobacteria*; *Enterobacterales*; *Enter-*

obacteriaceae; Klebsiella

生物危害程度：第三类

分离时间：2008

分离地址：中国天津市

分离基物：腹泻患者粪便

致病名称：肺炎、败血症

致病对象：人

181 克雷伯菌属

平台资源号：NPRC 1.1.316

保藏编号：CHPC 1.392

中文名称：产酸克雷伯菌

外文名称：*Klebsiella oxytoca*

分类学地位：*Bacteria; Proteobacteria; Gammaproteobacteria; Enterobacterales; Enterobacteriaceae; Klebsiella*

生物危害程度：第三类

分离时间：2008

分离地址：中国山东省威海市

分离基物：腹泻患者粪便

致病名称：出血性坏死性肠炎

致病对象：人

182 克雷伯菌属

平台资源号：NPRC 1.1.325

保藏编号：CHPC 1.407

中文名称：肺炎克雷伯菌

外文名称：*Klebsiella pneumoniae*

分类学地位：*Bacteria; Proteobacteria; Gammaproteobacteria; Enterobacterales; Enterobacteriaceae; Klebsiella*

生物危害程度：第三类

分离时间：2008

分离地址：中国广东省广州市

分离基物：腹泻患者粪便

致病名称：肺炎、败血症

致病对象：人

183 克雷伯菌属

平台资源号：NPRC 1.1.327

保藏编号：CHPC 1.409

中文名称：肺炎克雷伯菌

外文名称：*Klebsiella pneumoniae*

分类学地位：*Bacteria; Proteobacteria; Gammaproteobacteria; Enterobacterales; Enterobacteriaceae; Klebsiella*

生物危害程度：第三类

分离时间：2008

分离地址：中国河北省秦皇岛市

分离基物：腹泻患者粪便

致病名称：肺炎、败血症

致病对象：人

184 克雷伯菌属

平台资源号：NPRC 1.1.330

保藏编号：CHPC 1.415

中文名称：产酸克雷伯菌

外文名称：*Klebsiella oxytoca*

分类学地位：*Bacteria; Proteobacteria; Gammaproteobacteria; Enterobacterales; Enterobacteriaceae; Klebsiella*

生物危害程度：第三类

分离时间：2008

分离地址：中国天津市

分离基物：腹泻患者粪便

致病名称：出血性坏死性肠炎

致病对象：人

185 克雷伯菌属

平台资源号：NPRC 1.1.336

保藏编号：CHPC 1.423

中文名称：产酸克雷伯菌

外文名称：*Klebsiella oxytoca*

分类学地位：*Bacteria; Proteobacteria; Gammaproteobacteria; Enterobacterales; Enter-*

obacteriaceae; Klebsiella

生物危害程度：第三类

分离时间：2008

分离地址：中国山东省烟台市

分离基物：腹泻患者粪便

致病名称：出血性坏死性肠炎

致病对象：人

186 克雷伯菌属

平台资源号：NPRC 1.1.342

保藏编号：CHPC 1.432

中文名称：肺炎克雷伯菌

外文名称：*Klebsiella pneumoniae*

分类学地位：*Bacteria; Proteobacteria; Gammaproteobacteria; Enterobacterales; Enterobacteriaceae; Klebsiella*

生物危害程度：第三类

分离时间：2008

分离地址：中国天津市

分离基物：腹泻患者粪便

致病名称：肺炎、败血症

致病对象：人

187 克雷伯菌属

平台资源号：NPRC 1.1.347

保藏编号：CHPC 1.440

中文名称：肺炎克雷伯菌

外文名称：*Klebsiella pneumoniae*

分类学地位：*Bacteria; Proteobacteria; Gammaproteobacteria; Enterobacterales; Enterobacteriaceae; Klebsiella*

生物危害程度：第三类

分离时间：2008

分离地址：中国山东省威海市

分离基物：腹泻患者粪便

致病名称：肺炎、败血症

致病对象：人

188 克雷伯菌属

平台资源号：NPRC 1.1.352

保藏编号：CHPC 1.446

中文名称：产酸克雷伯菌

外文名称：*Klebsiella oxytoca*

分类学地位：*Bacteria; Proteobacteria; Gammaproteobacteria; Enterobacterales; Enterobacteriaceae; Klebsiella*

生物危害程度：第三类

分离时间：2008

分离地址：中国广东省广州市

分离基物：腹泻患者粪便

致病名称：出血性坏死性肠炎

致病对象：人

189 克雷伯菌属

平台资源号：NPRC 1.1.357

保藏编号：CHPC 1.452

中文名称：产酸克雷伯菌

外文名称：*Klebsiella oxytoca*

分类学地位：*Bacteria; Proteobacteria; Gammaproteobacteria; Enterobacterales; Enterobacteriaceae; Klebsiella*

生物危害程度：第三类

分离时间：2008

分离地址：中国天津市

分离基物：腹泻患者粪便

致病名称：出血性坏死性肠炎

致病对象：人

190 克雷伯菌属

平台资源号：NPRC 1.1.359

保藏编号：CHPC 1.455

中文名称：肺炎克雷伯菌

外文名称：*Klebsiella pneumoniae*

分类学地位：*Bacteria; Proteobacteria; Gammaproteobacteria; Enterobacterales; Enter-*

细菌

真菌

病毒

obacteriaceae; Klebsiella

生物危害程度：第三类

分离时间：2008

分离地址：中国天津市

分离基物：腹泻患者粪便

致病名称：肺炎、败血症

致病对象：人

191 克雷伯菌属

平台资源号：NPRC 1.1.361

保藏编号：CHPC 1.458

中文名称：肺炎克雷伯菌

外文名称：*Klebsiella pneumoniae*

分类学地位：*Bacteria; Proteobacteria; Gammaproteobacteria; Enterobacterales; Enterobacteriaceae; Klebsiella*

生物危害程度：第三类

分离时间：2008

分离地址：中国山东省威海市

分离基物：腹泻患者粪便

致病名称：肺炎、败血症

致病对象：人

192 克雷伯菌属

平台资源号：NPRC 1.1.382

保藏编号：CHPC 1.590

中文名称：肺炎克雷伯菌

外文名称：*Klebsiella pneumoniae*

分类学地位：*Bacteria; Proteobacteria; Gammaproteobacteria; Enterobacterales; Enterobacteriaceae; Klebsiella*

生物危害程度：第三类

分离时间：2016

分离地址：中国山东省威海市

分离基物：腹泻患者粪便

致病名称：肺炎、败血症

致病对象：人

193 克雷伯菌属

平台资源号：NPRC 1.1.393

保藏编号：CHPC 1.601

中文名称：肺炎克雷伯菌

外文名称：*Klebsiella pneumoniae*

分类学地位：*Bacteria; Proteobacteria; Gammaproteobacteria; Enterobacterales; Enterobacteriaceae; Klebsiella*

生物危害程度：第三类

分离时间：2010

分离地址：中国山东省烟台市

分离基物：腹泻患者粪便

致病名称：肺炎、败血症

致病对象：人

194 克雷伯菌属

平台资源号：NPRC 1.1.398

保藏编号：CHPC 1.607

中文名称：肺炎克雷伯菌

外文名称：*Klebsiella pneumoniae*

分类学地位：*Bacteria; Proteobacteria; Gammaproteobacteria; Enterobacterales; Enterobacteriaceae; Klebsiella*

生物危害程度：第三类

分离时间：2014

分离地址：中国山东省青岛市

分离基物：腹泻患者粪便

致病名称：肺炎、败血症

致病对象：人

195 克雷伯菌属

平台资源号：NPRC 1.1.399

保藏编号：CHPC 1.608

中文名称：肺炎克雷伯菌

外文名称：*Klebsiella pneumoniae*

分类学地位：*Bacteria; Proteobacteria; Gammaproteobacteria; Enterobacterales; Enter-*

obacteriaceae; *Klebsiella*

生物危害程度：第三类

分离时间：2007

分离地址：中国山东省青岛市

分离基物：腹泻患者粪便

致病名称：肺炎、败血症

致病对象：人

196 克雷伯菌属

平台资源号：NPRC 1.1.400

保藏编号：CHPC 1.609

中文名称：肺炎克雷伯菌

外文名称：*Klebsiella pneumoniae*

分类学地位：*Bacteria*; *Proteobacteria*; *Gammaproteobacteria*; *Enterobacterales*; *Enterobacteriaceae*; *Klebsiella*

生物危害程度：第三类

分离时间：2010

分离地址：中国山东省威海市

分离基物：腹泻患者粪便

致病名称：肺炎、败血症

致病对象：人

197 克雷伯菌属

平台资源号：NPRC 1.1.403

保藏编号：CHPC 1.612

中文名称：肺炎克雷伯菌

外文名称：*Klebsiella pneumoniae*

分类学地位：*Bacteria*; *Proteobacteria*; *Gammaproteobacteria*; *Enterobacterales*; *Enterobacteriaceae*; *Klebsiella*

生物危害程度：第三类

分离时间：2007

分离地址：中国山东省威海市

分离基物：腹泻患者粪便

致病名称：肺炎、败血症

致病对象：人

198 克雷伯菌属

平台资源号：NPRC 1.1.420

保藏编号：CHPC 1.630

中文名称：肺炎克雷伯菌

外文名称：*Klebsiella pneumoniae*

分类学地位：*Bacteria*; *Proteobacteria*; *Gammaproteobacteria*; *Enterobacterales*; *Enterobacteriaceae*; *Klebsiella*

生物危害程度：第三类

分离时间：2007

分离地址：中国山东省烟台市

分离基物：腹泻患者粪便

致病名称：肺炎、败血症

致病对象：人

199 克雷伯菌属

平台资源号：NPRC 1.1.425

保藏编号：CHPC 1.635

中文名称：肺炎克雷伯菌

外文名称：*Klebsiella pneumoniae*

分类学地位：*Bacteria*; *Proteobacteria*; *Gammaproteobacteria*; *Enterobacterales*; *Enterobacteriaceae*; *Klebsiella*

生物危害程度：第三类

分离时间：2014

分离地址：中国天津市

分离基物：腹泻患者粪便

致病名称：肺炎、败血症

致病对象：人

200 克雷伯菌属

平台资源号：NPRC 1.1.427

保藏编号：CHPC 1.638

中文名称：肺炎克雷伯菌

外文名称：*Klebsiella pneumoniae*

分类学地位：*Bacteria*; *Proteobacteria*; *Gammaproteobacteria*; *Enterobacterales*; *Enter-*

obacteriaceae; *Klebsiella*

生物危害程度：第三类

分离时间：2016

分离地址：中国天津市

分离基物：腹泻患者粪便

致病名称：肺炎、败血症

致病对象：人

201 克雷伯菌属

平台资源号：NPRC 1.1.433

保藏编号：CHPC 1.644

中文名称：肺炎克雷伯菌

外文名称：*Klebsiella pneumoniae*

分类学地位：*Bacteria*; *Proteobacteria*; *Gammaproteobacteria*; *Enterobacterales*; *Enterobacteriaceae*; *Enterobacter*

生物危害程度：第三类

分离时间：2014

分离地址：中国山东省青岛市

分离基物：腹泻患者粪便

致病名称：肺炎、败血症

致病对象：人

三、肠杆菌属

202 肠杆菌属

平台资源号：NPRC 1.1.223

保藏编号：CHPC 1.268

中文名称：栖水肠杆菌

外文名称：*Enterobacter amnigenus*

分类学地位：*Bacteria*; *Proteobacteria*; *Gammaproteobacteria*; *Enterobacterales*; *Enterobacteriaceae*; *Enterobacter*

生物危害程度：第三类

分离时间：2010

分离地址：中国山东省威海市

分离基物：腹泻患者粪便

致病名称：腹泻

致病对象：人、动物

203 肠杆菌属

平台资源号：NPRC 1.1.224

保藏编号：CHPC 1.269

中文名称：肠杆菌

外文名称：*Enterobacter* sp.

分类学地位：*Bacteria*; *Proteobacteria*; *Gammaproteobacteria*; *Enterobacterales*; *Enterobacteriaceae*; *Enterobacter*

生物危害程度：第三类

分离时间：2007

分离地址：中国山东省青岛市

分离基物：腹泻患者粪便

致病名称：腹泻、菌血症、食物中毒

致病对象：人、动物

204 肠杆菌属

平台资源号：NPRC 1.1.225

保藏编号：CHPC 1.270

中文名称：肠杆菌

外文名称：*Enterobacter* sp.

分类学地位：*Bacteria*; *Proteobacteria*; *Gammaproteobacteria*; *Enterobacterales*; *Enterobacteriaceae*; *Enterobacter*

生物危害程度：第三类

分离时间：2003

分离地址：中国山东省烟台市

分离基物：腹泻患者粪便

致病名称：腹泻、菌血症、食物中毒

致病对象：人、动物

205 肠杆菌属

平台资源号：NPRC 1.1.227

保藏编号：CHPC 1.272

中文名称：肠杆菌

外文名称：*Enterobacter* sp.

分类学地位：*Bacteria*; *Proteobacteria*; *Gammaproteobacteria*; *Enterobacterales*; *Enterobacteriaceae*; *Enterobacter*

生物危害程度：第三类

分离时间：2003

分离地址：中国天津市

分离基物：腹泻患者粪便

致病名称：腹泻、菌血症、食物中毒

致病对象：人、动物

206 肠杆菌属

平台资源号：NPRC 1.1.236

保藏编号：CHPC 1.282

中文名称：肠杆菌

外文名称：*Enterobacter* sp.

分类学地位：*Bacteria*; *Proteobacteria*; *Gammaproteobacteria*; *Enterobacterales*; *Enterobacteriaceae*; *Enterobacter*

生物危害程度：第三类

分离时间：2007

分离地址：中国天津市

分离基物：腹泻患者粪便

致病名称：腹泻、菌血症、食物中毒

致病对象：人、动物

207 肠杆菌属

平台资源号：NPRC 1.1.237

保藏编号：CHPC 1.283

中文名称：肠杆菌

外文名称：*Enterobacter* sp.

分类学地位：*Bacteria*; *Proteobacteria*; *Gammaproteobacteria*; *Enterobacterales*; *Enterobacteriaceae*; *Enterobacter*

生物危害程度：第三类

分离时间：2007

分离地址：中国天津市

分离基物：腹泻患者粪便

致病名称：腹泻、菌血症、食物中毒

致病对象：人、动物

208 肠杆菌属

平台资源号：NPRC 1.1.240

保藏编号：CHPC 1.286

中文名称：肠杆菌

外文名称：*Enterobacter* sp.

分类学地位：*Bacteria*; *Proteobacteria*; *Gammaproteobacteria*; *Enterobacterales*; *Enterobacteriaceae*; *Enterobacter*

生物危害程度：第三类

分离时间：2003

分离地址：中国广东省广州市

分离基物：腹泻患者粪便

致病名称：腹泻、菌血症、食物中毒

致病对象：人、动物

209 肠杆菌属

平台资源号：NPRC 1.1.248

保藏编号：CHPC 1.296

中文名称：肠杆菌

外文名称：*Enterobacter* sp.

分类学地位：*Bacteria*; *Proteobacteria*; *Gammaproteobacteria*; *Enterobacterales*; *Enterobacteriaceae*; *Enterobacter*

生物危害程度：第三类

分离时间：2007

分离地址：中国山东省威海市

分离基物：腹泻患者粪便

致病名称：腹泻、菌血症、食物中毒

致病对象：人、动物

210 肠杆菌属

平台资源号：NPRC 1.1.274

保藏编号：CHPC 1.326

中文名称：肠杆菌

细菌

真菌

病毒

外文名称：*Enterobacter* sp.

分类学地位：*Bacteria*; *Proteobacteria*; *Gammaproteobacteria*; *Enterobacterales*; *Enterobacteriaceae*; *Enterobacter*

生物危害程度：第三类

分离时间：2007

分离地址：中国山东省青岛市

分离基物：腹泻患者粪便

致病名称：腹泻、菌血症、食物中毒

致病对象：人

211 肠杆菌属

平台资源号：NPRC 1.1.279

保藏编号：CHPC 1.332

中文名称：肠杆菌

外文名称：*Enterobacter* sp.

分类学地位：*Bacteria*; *Proteobacteria*; *Gammaproteobacteria*; *Enterobacterales*; *Enterobacteriaceae*; *Enterobacter*

生物危害程度：第三类

分离时间：2004

分离地址：中国山东省烟台市

分离基物：腹泻患者粪便

致病名称：腹泻、菌血症、食物中毒

致病对象：人

212 肠杆菌属

平台资源号：NPRC 1.1.282

保藏编号：CHPC 1.338

中文名称：肠杆菌

外文名称：*Enterobacter* sp.

分类学地位：*Bacteria*; *Proteobacteria*; *Gammaproteobacteria*; *Enterobacterales*; *Enterobacteriaceae*; *Enterobacter*

生物危害程度：第三类

分离时间：2013

分离地址：中国天津市

分离基物：腹泻患者粪便

致病名称：腹泻、菌血症、食物中毒

致病对象：人、动物

213 肠杆菌属

平台资源号：NPRC 1.1.285

保藏编号：CHPC 1.341

中文名称：肠杆菌

外文名称：*Enterobacter* sp.

分类学地位：*Bacteria*; *Proteobacteria*; *Gammaproteobacteria*; *Enterobacterales*; *Enterobacteriaceae*; *Enterobacter*

生物危害程度：第三类

分离时间：2004

分离地址：中国山东省威海市

分离基物：腹泻患者粪便

致病名称：腹泻、菌血症、食物中毒

致病对象：人

214 肠杆菌属

平台资源号：NPRC 1.1.289

保藏编号：CHPC 1.350

中文名称：肠杆菌

外文名称：*Enterobacter* sp.

分类学地位：*Bacteria*; *Proteobacteria*; *Gammaproteobacteria*; *Enterobacterales*; *Enterobacteriaceae*; *Enterobacter*

生物危害程度：第三类

分离时间：2004

分离地址：中国广东省广州市

分离基物：腹泻患者粪便

致病名称：腹泻、菌血症、食物中毒

致病对象：人

215 肠杆菌属

平台资源号：NPRC 1.1.296

保藏编号：CHPC 1.358

中文名称：肠杆菌

外文名称：*Enterobacter* sp.

分类学地位：*Bacteria*; *Proteobacteria*; *Gammaproteobacteria*; *Enterobacterales*; *Enterobacteriaceae*; *Enterobacter*

生物危害程度：第三类

分离时间：2007

分离地址：中国山东省烟台市

分离基物：腹泻患者粪便

致病名称：腹泻、菌血症、食物中毒

致病对象：人

216 肠杆菌属

平台资源号：NPRC 1.1.302

保藏编号：CHPC 1.368

中文名称：肠杆菌

外文名称：*Enterobacter* sp.

分类学地位：*Bacteria*; *Proteobacteria*; *Gammaproteobacteria*; *Enterobacterales*; *Enterobacteriaceae*; *Enterobacter*

生物危害程度：第三类

分离时间：2004

分离地址：中国山东省青岛市

分离基物：腹泻患者粪便

致病名称：腹泻、菌血症、食物中毒

致病对象：人

217 肠杆菌属

平台资源号：NPRC 1.1.482

保藏编号：CHPC 1.707

中文名称：肠杆菌

外文名称：*Enterobacter* sp.

分类学地位：*Bacteria*; *Proteobacteria*; *Gammaproteobacteria*; *Enterobacterales*; *Enterobacteriaceae*; *Enterobacter*

生物危害程度：第三类

分离时间：2007

分离地址：中国山东省威海市

分离基物：腹泻患者粪便

致病名称：腹泻、菌血症、食物中毒

致病对象：人

218 肠杆菌属

平台资源号：NPRC 1.1.491

保藏编号：CHPC 1.716

中文名称：肠杆菌

外文名称：*Enterobacter* sp.

分类学地位：*Bacteria*; *Proteobacteria*; *Gammaproteobacteria*; *Enterobacterales*; *Enterobacteriaceae*; *Enterobacter*

生物危害程度：第三类

分离时间：2010

分离地址：中国天津市

分离基物：腹泻患者粪便

致病名称：腹泻、菌血症、食物中毒

致病对象：人

219 肠杆菌属

平台资源号：NPRC 1.1.494

保藏编号：CHPC 1.719

中文名称：肠杆菌

外文名称：*Enterobacter* sp.

分类学地位：*Bacteria*; *Proteobacteria*; *Gammaproteobacteria*; *Enterobacterales*; *Enterobacteriaceae*; *Enterobacter*

生物危害程度：第三类

分离时间：2006

分离地址：中国山东省威海市

分离基物：腹泻患者粪便

致病名称：腹泻、菌血症、食物中毒

致病对象：人

220 肠杆菌属

平台资源号：NPRC 1.1.520

保藏编号：CHPC 1.753

细菌

真菌

病毒

中文名称：肠杆菌

外文名称：*Enterobacter* sp.

分类学地位：*Bacteria; Proteobacteria; Gammaproteobacteria; Enterobacterales; Enterobacteriaceae; Enterobacter*

生物危害程度：第三类

分离时间：2007

分离地址：中国山东省威海市

分离基物：腹泻患者粪便

致病名称：腹泻、菌血症、食物中毒

致病对象：人

221 肠杆菌属

平台资源号：NPRC 1.1.538

保藏编号：CHPC 1.777

中文名称：肠杆菌

外文名称：*Enterobacter* sp.

分类学地位：*Bacteria; Proteobacteria; Gammaproteobacteria; Enterobacterales; Enterobacteriaceae; Enterobacter*

生物危害程度：第三类

分离时间：2003

分离地址：中国天津市

分离基物：腹泻患者粪便

致病名称：腹泻、菌血症、食物中毒

致病对象：人

222 肠杆菌属

平台资源号：NPRC 1.1.539

保藏编号：CHPC 1.778

中文名称：肠杆菌

外文名称：*Enterobacter* sp.

分类学地位：*Bacteria; Proteobacteria; Gammaproteobacteria; Enterobacterales; Enterobacteriaceae; Enterobacter*

生物危害程度：第三类

分离时间：2003

分离地址：中国广东省广州市

分离基物：腹泻患者粪便

致病名称：腹泻、菌血症、食物中毒

致病对象：人

223 肠杆菌属

平台资源号：NPRC 1.1.540

保藏编号：CHPC 1.779

中文名称：肠杆菌

外文名称：*Enterobacter* sp.

分类学地位：*Bacteria; Proteobacteria; Gammaproteobacteria; Enterobacterales; Enterobacteriaceae; Enterobacter*

生物危害程度：第三类

分离时间：2003

分离地址：中国广东省广州市

分离基物：腹泻患者粪便

致病名称：腹泻、菌血症、食物中毒

致病对象：人

224 肠杆菌属

平台资源号：NPRC 1.1.545

保藏编号：CHPC 1.788

中文名称：肠杆菌

外文名称：*Enterobacter* sp.

分类学地位：*Bacteria; Proteobacteria; Gammaproteobacteria; Enterobacterales; Enterobacteriaceae; Enterobacter*

生物危害程度：第三类

分离时间：2007

分离地址：中国山东省威海市

分离基物：腹泻患者粪便

致病名称：腹泻、菌血症、食物中毒

致病对象：人

225 肠杆菌属

平台资源号：NPRC 1.1.552

保藏编号：CHPC 1.808

中文名称：肠杆菌

外文名称：*Enterobacter* sp.

分类学地位：*Bacteria; Proteobacteria; Gammaproteobacteria; Enterobacterales; Enterobacteriaceae; Enterobacter*

生物危害程度：第三类

分离时间：2005

分离地址：中国天津市

分离基物：腹泻患者粪便

致病名称：腹泻、菌血症、食物中毒

致病对象：人

226 肠杆菌属

平台资源号：NPRC 1.1.570

保藏编号：CHPC 1.829

中文名称：肠杆菌

外文名称：*Enterobacter* sp.

分类学地位：*Bacteria; Proteobacteria; Gammaproteobacteria; Enterobacterales; Enterobacteriaceae; Enterobacter*

生物危害程度：第三类

分离时间：2013

分离地址：中国河北省秦皇岛市

分离基物：腹泻患者粪便

致病名称：腹泻、菌血症、食物中毒

致病对象：人

227 肠杆菌属

平台资源号：NPRC 1.1.575

保藏编号：CHPC 1.835

中文名称：肠杆菌

外文名称：*Enterobacter* sp.

分类学地位：*Bacteria; Proteobacteria; Gammaproteobacteria; Enterobacterales; Enterobacteriaceae; Enterobacter*

生物危害程度：第三类

分离时间：2007

分离地址：中国山东省青岛市

分离基物：腹泻患者粪便

致病名称：腹泻、菌血症、食物中毒

致病对象：人

228 肠杆菌属

平台资源号：NPRC 1.1.578

保藏编号：CHPC 1.841

中文名称：肠杆菌

外文名称：*Enterobacter* sp.

分类学地位：*Bacteria; Proteobacteria; Gammaproteobacteria; Enterobacterales; Enterobacteriaceae; Enterobacter*

生物危害程度：第三类

分离时间：2003

分离地址：中国天津市

分离基物：腹泻患者粪便

致病名称：腹泻、菌血症、食物中毒

致病对象：人

229 肠杆菌属

平台资源号：NPRC 1.1.580

保藏编号：CHPC 1.843

中文名称：肠杆菌

外文名称：*Enterobacter* sp.

分类学地位：*Bacteria; Proteobacteria; Gammaproteobacteria; Enterobacterales; Enterobacteriaceae; Enterobacter*

生物危害程度：第三类

分离时间：2016

分离地址：中国山东省威海市

分离基物：腹泻患者粪便

致病名称：腹泻、菌血症、食物中毒

致病对象：人

230 肠杆菌属

平台资源号：NPRC 1.1.583

细菌

真菌

病毒

保藏编号：CHPC 1.851

中文名称：肠杆菌

外文名称：*Enterobacter* sp.

分类学地位：*Bacteria; Proteobacteria; Gammaproteobacteria; Enterobacterales; Enterobacteriaceae; Enterobacter*

生物危害程度：第三类

分离时间：2007

分离地址：中国天津市

分离基物：腹泻患者粪便

致病名称：腹泻、菌血症、食物中毒

致病对象：人

231 肠杆菌属

平台资源号：NPRC 1.1.589

保藏编号：CHPC 1.858

中文名称：肠杆菌

外文名称：*Enterobacter* sp.

分类学地位：*Bacteria; Proteobacteria; Gammaproteobacteria; Enterobacterales; Enterobacteriaceae; Enterobacter*

生物危害程度：第三类

分离时间：2003

分离地址：中国河北省秦皇岛市

分离基物：腹泻患者粪便

致病名称：腹泻、菌血症、食物中毒

致病对象：人

232 肠杆菌属

平台资源号：NPRC 1.1.596

保藏编号：CHPC 1.868

中文名称：肠杆菌

外文名称：*Enterobacter* sp.

分类学地位：*Bacteria; Proteobacteria; Gammaproteobacteria; Enterobacterales; Enterobacteriaceae; Enterobacter*

生物危害程度：第三类

分离时间：2016

分离地址：中国山东省烟台市

分离基物：腹泻患者粪便

致病名称：腹泻、菌血症、食物中毒

致病对象：人

233 肠杆菌属

平台资源号：NPRC 1.1.730

保藏编号：CHPC 1.1285

中文名称：肠杆菌

外文名称：*Enterobacter* sp.

分类学地位：*Bacteria; Proteobacteria; Gammaproteobacteria; Enterobacterales; Enterobacteriaceae; Enterobacter*

生物危害程度：第三类

分离时间：2003

分离地址：中国天津市

分离基物：腹泻患者粪便

致病名称：腹泻、菌血症、食物中毒

致病对象：人

234 肠杆菌属

平台资源号：NPRC 1.1.201

保藏编号：CHPC 1.221

中文名称：产气肠杆菌

外文名称：*Enterobacter aerogenes*

分类学地位：*Bacteria; Proteobacteria; Gammaproteobacteria; Enterobacterales; Enterobacteriaceae; Enterobacter*

生物危害程度：第三类

分离时间：2010

分离地址：中国天津市

分离基物：腹泻患者粪便

致病名称：尿路感染、呼吸道感染、伤口感染、败血症

致病对象：人、动物

235 肠杆菌属

平台资源号：NPRC 1.1.202

保藏编号：CHPC 1.222

中文名称：产气肠杆菌

外文名称：*Enterobacter aerogenes*

分类学地位：*Bacteria; Proteobacteria; Gammaproteobacteria; Enterobacterales; Enterobacteriaceae; Enterobacter*

生物危害程度：第三类

分离时间：2007

分离地址：中国山东省威海市

分离基物：腹泻患者粪便

致病名称：尿路感染、呼吸道感染、伤口感染、败血症

致病对象：人、动物

236 肠杆菌属

平台资源号：NPRC 1.1.203

保藏编号：CHPC 1.223

中文名称：产气肠杆菌

外文名称：*Enterobacter aerogenes*

分类学地位：*Bacteria; Proteobacteria; Gammaproteobacteria; Enterobacterales; Enterobacteriaceae; Enterobacter*

生物危害程度：第三类

分离时间：2007

分离地址：中国天津市

分离基物：腹泻患者粪便

致病名称：尿路感染、呼吸道感染、伤口感染、败血症

致病对象：人、动物

237 肠杆菌属

平台资源号：NPRC 1.1.204

保藏编号：CHPC 1.224

中文名称：产气肠杆菌

外文名称：*Enterobacter aerogenes*

分类学地位：*Bacteria; Proteobacteria; Gammaproteobacteria; Enterobacterales; Enterobacteriaceae; Enterobacter*

生物危害程度：第三类

分离时间：2016

分离地址：中国北京市

分离基物：腹泻患者粪便

致病名称：尿路感染、呼吸道感染、伤口感染、败血症

致病对象：人、动物

238 肠杆菌属

平台资源号：NPRC 1.1.205

保藏编号：CHPC 1.225

中文名称：产气肠杆菌

外文名称：*Enterobacter aerogenes*

分类学地位：*Bacteria; Proteobacteria; Gammaproteobacteria; Enterobacterales; Enterobacteriaceae; Enterobacter*

生物危害程度：第三类

分离时间：2016

分离地址：中国天津市

分离基物：腹泻患者粪便

致病名称：尿路感染、呼吸道感染、伤口感染、败血症

致病对象：人、动物

239 肠杆菌属

平台资源号：NPRC 1.1.206

保藏编号：CHPC 1.226

中文名称：产气肠杆菌

外文名称：*Enterobacter aerogenes*

分类学地位：*Bacteria; Proteobacteria; Gammaproteobacteria; Enterobacterales; Enterobacteriaceae; Enterobacter*

生物危害程度：第三类

分离时间：2016

分离地址：中国山东省威海市

分离基物：腹泻患者粪便

致病名称：尿路感染、呼吸道感染、伤口感染、
败血症

致病对象：人、动物

240 肠杆菌属

平台资源号：NPRC 1.1.207

保藏编号：CHPC 1.227

中文名称：产气肠杆菌

外文名称：*Enterobacter aerogenes*

分类学地位：*Bacteria; Proteobacteria; Gammaproteobacteria; Enterobacterales; Enterobacteriaceae; Enterobacter*

生物危害程度：第三类

分离时间：2007

分离地址：中国天津市

分离基物：腹泻患者粪便

致病名称：尿路感染、呼吸道感染、伤口感染、
败血症

致病对象：人、动物

241 肠杆菌属

平台资源号：NPRC 1.1.208

保藏编号：CHPC 1.228

中文名称：产气肠杆菌

外文名称：*Enterobacter aerogenes*

分类学地位：*Bacteria; Proteobacteria; Gammaproteobacteria; Enterobacterales; Enterobacteriaceae; Enterobacter*

生物危害程度：第三类

分离时间：2007

分离地址：中国山东省威海市

分离基物：腹泻患者粪便

致病名称：尿路感染、呼吸道感染、伤口感染、
败血症

致病对象：人、动物

242 肠杆菌属

平台资源号：NPRC 1.1.255

保藏编号：CHPC 1.304

中文名称：产气肠杆菌

外文名称：*Enterobacter aerogenes*

分类学地位：*Bacteria; Proteobacteria; Gammaproteobacteria; Enterobacterales; Enterobacteriaceae; Enterobacter*

生物危害程度：第三类

分离时间：2015

分离地址：中国山东省烟台市

分离基物：腹泻患者粪便

致病名称：尿路感染、呼吸道感染、伤口感染、
败血症

致病对象：人、动物

243 肠杆菌属

平台资源号：NPRC 1.1.339

保藏编号：CHPC 1.427

中文名称：产气肠杆菌

外文名称：*Enterobacter aerogenes*

分类学地位：*Bacteria; Proteobacteria; Gammaproteobacteria; Enterobacterales; Enterobacteriaceae; Enterobacter*

生物危害程度：第三类

分离时间：2008

分离地址：中国山东省青岛市

分离基物：腹泻患者粪便

致病名称：尿路感染、呼吸道感染、伤口感染、
败血症

致病对象：人

244 肠杆菌属

平台资源号：NPRC 1.1.344

保藏编号：CHPC 1.435

中文名称：产气肠杆菌

外文名称：*Enterobacter aerogenes*

分类学地位：*Bacteria; Proteobacteria; Gammaproteobacteria; Enterobacterales; Enterobacteriaceae; Enterobacter*

生物危害程度：第三类

分离时间：2008

分离地址：中国山东省烟台市

分离基物：腹泻患者粪便

致病名称：尿路感染、呼吸道感染、伤口感染、败血症

致病对象：人

245 肠杆菌属

平台资源号：NPRC 1.1.346

保藏编号：CHPC 1.438

中文名称：产气肠杆菌

外文名称：*Enterobacter aerogenes*

分类学地位：*Bacteria; Proteobacteria; Gammaproteobacteria; Enterobacterales; Enterobacteriaceae; Enterobacter*

生物危害程度：第三类

分离时间：2008

分离地址：中国天津市

分离基物：腹泻患者粪便

致病名称：尿路感染、呼吸道感染、伤口感染、败血症

致病对象：人

246 肠杆菌属

平台资源号：NPRC 1.1.353

保藏编号：CHPC 1.447

中文名称：产气肠杆菌

外文名称：*Enterobacter aerogenes*

分类学地位：*Bacteria; Proteobacteria; Gammaproteobacteria; Enterobacterales; Enterobacteriaceae; Enterobacter*

生物危害程度：第三类

分离时间：2008

分离地址：中国广东省广州市

分离基物：腹泻患者粪便

致病名称：尿路感染、呼吸道感染、伤口感染、败血症

致病对象：人

247 肠杆菌属

平台资源号：NPRC 1.1.434

保藏编号：CHPC 1.645

中文名称：产气肠杆菌

外文名称：*Enterobacter aerogenes*

分类学地位：*Bacteria; Proteobacteria; Gammaproteobacteria; Enterobacterales; Enterobacteriaceae; Enterobacter*

生物危害程度：第三类

分离时间：2007

分离地址：中国山东省青岛市

分离基物：腹泻患者粪便

致病名称：尿路感染、呼吸道感染、伤口感染、败血症

致病对象：人

248 肠杆菌属

平台资源号：NPRC 1.1.451

保藏编号：CHPC 1.663

中文名称：产气肠杆菌

外文名称：*Enterobacter aerogenes*

分类学地位：*Bacteria; Proteobacteria; Gammaproteobacteria; Enterobacterales; Enterobacteriaceae; Enterobacter*

生物危害程度：第三类

分离时间：2007

分离地址：中国河北省秦皇岛市

分离基物：腹泻患者粪便

致病名称：尿路感染、呼吸道感染、伤口感染、败血症

致病对象：人

细菌

真菌

病毒

249 肠杆菌属

平台资源号：NPRC 1.1.452

保藏编号：CHPC 1.664

中文名称：产气肠杆菌

外文名称：*Enterobacter aerogenes*

分类学地位：*Bacteria; Proteobacteria; Gammaproteobacteria; Enterobacterales; Enterobacteriaceae; Enterobacter*

生物危害程度：第三类

分离时间：2007

分离地址：中国北京市

分离基物：腹泻患者粪便

致病名称：尿路感染、呼吸道感染、伤口感染、败血症

致病对象：人

250 肠杆菌属

平台资源号：NPRC 1.1.481

保藏编号：CHPC 1.705

中文名称：产气肠杆菌

外文名称：*Enterobacter aerogenes*

分类学地位：*Bacteria; Proteobacteria; Gammaproteobacteria; Enterobacterales; Enterobacteriaceae; Enterobacter*

生物危害程度：第三类

分离时间：2010

分离地址：中国山东省威海市

分离基物：腹泻患者粪便

致病名称：尿路感染、呼吸道感染、伤口感染、败血症

致病对象：人

251 肠杆菌属

平台资源号：NPRC 1.1.510

保藏编号：CHPC 1.743

中文名称：产气肠杆菌

外文名称：*Enterobacter aerogenes*

分类学地位：*Bacteria; Proteobacteria; Gammaproteobacteria; Enterobacterales; Enterobacteriaceae; Enterobacter*

生物危害程度：第三类

分离时间：2007

分离地址：中国山东省青岛市

分离基物：腹泻患者粪便

致病名称：尿路感染、呼吸道感染、伤口感染、败血症

致病对象：人

252 肠杆菌属

平台资源号：NPRC 1.1.521

保藏编号：CHPC 1.754

中文名称：产气肠杆菌

外文名称：*Enterobacter aerogenes*

分类学地位：*Bacteria; Proteobacteria; Gammaproteobacteria; Enterobacterales; Enterobacteriaceae; Enterobacter*

生物危害程度：第三类

分离时间：2007

分离地址：中国山东省威海市

分离基物：腹泻患者粪便

致病名称：尿路感染、呼吸道感染、伤口感染、败血症

致病对象：人

253 肠杆菌属

平台资源号：NPRC 1.1.606

保藏编号：CHPC 1.886

中文名称：产气肠杆菌

外文名称：*Enterobacter aerogenes*

分类学地位：*Bacteria; Proteobacteria; Gammaproteobacteria; Enterobacterales; Enterobacteriaceae; Enterobacter*

生物危害程度：第三类

分离时间：2008

分离地址：中国山东省青岛市

分离基物：腹泻患者粪便

致病名称：尿路感染、呼吸道感染、伤口感染、
败血症

致病对象：人

254 肠杆菌属

平台资源号：NPRC 1.1.610

保藏编号：CHPC 1.893

中文名称：产气肠杆菌

外文名称：*Enterobacter aerogenes*

分类学地位：*Bacteria; Proteobacteria; Gammaproteobacteria; Enterobacterales; Enterobacteriaceae; Enterobacter*

生物危害程度：第三类

分离时间：2008

分离地址：中国河北省秦皇岛市

分离基物：腹泻患者粪便

致病名称：尿路感染、呼吸道感染、伤口感染、
败血症

致病对象：人

255 肠杆菌属

平台资源号：NPRC 1.1.617

保藏编号：CHPC 1.902

中文名称：产气肠杆菌

外文名称：*Enterobacter aerogenes*

分类学地位：*Bacteria; Proteobacteria; Gammaproteobacteria; Enterobacterales; Enterobacteriaceae; Enterobacter*

生物危害程度：第三类

分离时间：2008

分离地址：中国山东省青岛市

分离基物：腹泻患者粪便

致病名称：尿路感染、呼吸道感染、伤口感染、
败血症

致病对象：人

256 肠杆菌属

平台资源号：NPRC 1.1.253

保藏编号：CHPC 1.302

中文名称：生癌肠杆菌

外文名称：*Enterobacter cancerogenus*

分类学地位：*Bacteria; Proteobacteria; Gammaproteobacteria; Enterobacterales; Enterobacteriaceae; Enterobacter*

生物危害程度：第三类

分离时间：2007

分离地址：中国天津市

分离基物：腹泻患者粪便

致病名称：腹泻

致病对象：人、动物

257 肠杆菌属

平台资源号：NPRC 1.1.254

保藏编号：CHPC 1.303

中文名称：生癌肠杆菌

外文名称：*Enterobacter cancerogenus*

分类学地位：*Bacteria; Proteobacteria; Gammaproteobacteria; Enterobacterales; Enterobacteriaceae; Enterobacter*

生物危害程度：第三类

分离时间：2003

分离地址：中国天津市

分离基物：腹泻患者粪便

致病名称：腹泻

致病对象：人、动物

258 肠杆菌属

平台资源号：NPRC 1.1.717

保藏编号：CHPC 1.1055

中文名称：生癌肠杆菌

外文名称：*Enterobacter cancerogenus*

分类学地位：*Bacteria; Proteobacteria; Gammaproteobacteria; Enterobacterales; Enter-*

细菌

真菌

病毒

obacteriaceae; *Enterobacter*

生物危害程度：第三类

分离时间：2009

分离地址：中国天津市

分离基物：腹泻患者粪便

致病名称：腹泻

致病对象：人

259 肠杆菌属

平台资源号：NPRC 1.1.142

保藏编号：CHPC 1.142

中文名称：阴沟肠杆菌

外文名称：*Enterobacter cloacae*

分类学地位：*Bacteria; Proteobacteria; Gammaproteobacteria; Enterobacterales; Enterobacteriaceae; Enterobacter*

生物危害程度：第三类

分离时间：2007

分离地址：中国山东省

分离基物：腹泻患者粪便

致病名称：软组织感染、尿路感染、呼吸道感染、败血症

致病对象：人

260 肠杆菌属

平台资源号：NPRC 1.1.143

保藏编号：CHPC 1.143

中文名称：阴沟肠杆菌

外文名称：*Enterobacter cloacae*

分类学地位：*Bacteria; Proteobacteria; Gammaproteobacteria; Enterobacterales; Enterobacteriaceae; Enterobacter*

生物危害程度：第三类

分离时间：2007

分离地址：中国北京市

分离基物：腹泻患者粪便

致病名称：软组织感染、尿路感染、呼吸道感染、

败血症

致病对象：人、动物

261 肠杆菌属

平台资源号：NPRC 1.1.144

保藏编号：CHPC 1.144

中文名称：阴沟肠杆菌

外文名称：*Enterobacter cloacae*

分类学地位：*Bacteria; Proteobacteria; Gammaproteobacteria; Enterobacterales; Enterobacteriaceae; Enterobacter*

生物危害程度：第三类

分离时间：2007

分离地址：中国北京市

分离基物：腹泻患者粪便

致病名称：软组织感染、尿路感染、呼吸道感染、败血症

致病对象：人、动物

262 肠杆菌属

平台资源号：NPRC 1.1.145

保藏编号：CHPC 1.145

中文名称：阴沟肠杆菌

外文名称：*Enterobacter cloacae*

分类学地位：*Bacteria; Proteobacteria; Gammaproteobacteria; Enterobacterales; Enterobacteriaceae; Enterobacter*

生物危害程度：第三类

分离时间：2009

分离地址：中国山东省威海市

分离基物：腹泻患者粪便

致病名称：软组织感染、尿路感染、呼吸道感染、败血症

致病对象：人、动物

263 肠杆菌属

平台资源号：NPRC 1.1.146

保藏编号：CHPC 1.146

中文名称：阴沟肠杆菌

外文名称：*Enterobacter cloacae*

分类学地位：*Bacteria; Proteobacteria; Gammaproteobacteria; Enterobacterales; Enterobacteriaceae; Enterobacter*

生物危害程度：第三类

分离时间：2010

分离地址：中国山东省烟台市

分离基物：腹泻患者粪便

致病名称：软组织感染、尿路感染、呼吸道感染、败血症

致病对象：人、动物

264 肠杆菌属

平台资源号：NPRC 1.1.147

保藏编号：CHPC 1.147

中文名称：阴沟肠杆菌

外文名称：*Enterobacter cloacae*

分类学地位：*Bacteria; Proteobacteria; Gammaproteobacteria; Enterobacterales; Enterobacteriaceae; Enterobacter*

生物危害程度：第三类

分离时间：2011

分离地址：中国北京市

分离基物：腹泻患者粪便

致病名称：呼吸道感染、败血症

致病对象：人、动物

265 肠杆菌属

平台资源号：NPRC 1.1.148

保藏编号：CHPC 1.148

中文名称：阴沟肠杆菌

外文名称：*Enterobacter cloacae*

分类学地位：*Bacteria; Proteobacteria; Gammaproteobacteria; Enterobacterales; Enterobacteriaceae; Enterobacter*

生物危害程度：第三类

分离时间：2011

分离地址：中国广东省

分离基物：腹泻患者粪便

致病名称：呼吸道感染、败血症

致病对象：人、动物

266 肠杆菌属

平台资源号：NPRC 1.1.149

保藏编号：CHPC 1.149

中文名称：阴沟肠杆菌

外文名称：*Enterobacter cloacae*

分类学地位：*Bacteria; Proteobacteria; Gammaproteobacteria; Enterobacterales; Enterobacteriaceae; Enterobacter*

生物危害程度：第三类

分离时间：2007

分离地址：中国北京市

分离基物：腹泻患者粪便

致病名称：呼吸道感染、败血症

致病对象：人、动物

267 肠杆菌属

平台资源号：NPRC 1.1.150

保藏编号：CHPC 1.150

中文名称：阴沟肠杆菌

外文名称：*Enterobacter cloacae*

分类学地位：*Bacteria; Proteobacteria; Gammaproteobacteria; Enterobacterales; Enterobacteriaceae; Enterobacter*

生物危害程度：第三类

分离时间：2012

分离地址：中国北京市

分离基物：腹泻患者粪便

致病名称：软组织感染、尿路感染

致病对象：人、动物

268 肠杆菌属

平台资源号：NPRC 1.1.431

细菌

真菌

病毒

保藏编号：CHPC 1.642

中文名称：阴沟肠杆菌

外文名称：*Enterobacter cloacae*

分类学地位：*Bacteria; Proteobacteria; Gammaproteobacteria; Enterobacterales; Enterobacteriaceae; Enterobacter*

生物危害程度：第三类

分离时间：2010

分离地址：中国山东省烟台市

分离基物：腹泻患者粪便

致病名称：软组织感染、尿路感染、呼吸道感染、败血症

致病对象：人

269 肠杆菌属

平台资源号：NPRC 1.1.441

保藏编号：CHPC 1.653

中文名称：阴沟肠杆菌

外文名称：*Enterobacter cloacae*

分类学地位：*Bacteria; Proteobacteria; Gammaproteobacteria; Enterobacterales; Enterobacteriaceae; Enterobacter*

生物危害程度：第三类

分离时间：2007

分离地址：中国天津市

分离基物：腹泻患者粪便

致病名称：软组织感染、尿路感染、呼吸道感染、败血症

致病对象：人

270 肠杆菌属

平台资源号：NPRC 1.1.453

保藏编号：CHPC 1.665

中文名称：阴沟肠杆菌

外文名称：*Enterobacter cloacae*

分类学地位：*Bacteria; Proteobacteria; Gammaproteobacteria; Enterobacterales; Enter-*

obacteriaceae; Enterobacter

生物危害程度：第三类

分离时间：2010

分离地址：中国河北省秦皇岛市

分离基物：腹泻患者粪便

致病名称：软组织感染、尿路感染、呼吸道感染、败血症

致病对象：人

271 肠杆菌属

平台资源号：NPRC 1.1.455

保藏编号：CHPC 1.667

中文名称：阴沟肠杆菌

外文名称：*Enterobacter cloacae*

分类学地位：*Bacteria; Proteobacteria; Gammaproteobacteria; Enterobacterales; Enterobacteriaceae; Enterobacter*

生物危害程度：第三类

分离时间：2014

分离地址：中国山东省威海市

分离基物：腹泻患者粪便

致病名称：软组织感染、尿路感染、呼吸道感染、败血症

致病对象：人

272 肠杆菌属

平台资源号：NPRC 1.1.459

保藏编号：CHPC 1.672

中文名称：阴沟肠杆菌

外文名称：*Enterobacter cloacae*

分类学地位：*Bacteria; Proteobacteria; Gammaproteobacteria; Enterobacterales; Enterobacteriaceae; Enterobacter*

生物危害程度：第三类

分离时间：2007

分离地址：中国山东省威海市

分离基物：腹泻患者粪便

致病名称：软组织感染、尿路感染、呼吸道感染、
　　　　败血症

致病对象：人

273 肠杆菌属

平台资源号：NPRC 1.1.465

保藏编号：CHPC 1.684

中文名称：阴沟肠杆菌

外文名称：*Enterobacter cloacae*

分类学地位：*Bacteria; Proteobacteria; Gammaproteobacteria; Enterobacterales; Enterobacteriaceae; Enterobacter*

生物危害程度：第三类

分离时间：2006

分离地址：中国天津市

分离基物：腹泻患者粪便

致病名称：软组织感染、尿路感染、呼吸道感染、
　　　　败血症

致病对象：人

274 肠杆菌属

平台资源号：NPRC 1.1.468

保藏编号：CHPC 1.687

中文名称：阴沟肠杆菌

外文名称：*Enterobacter cloacae*

分类学地位：*Bacteria; Proteobacteria; Gammaproteobacteria; Enterobacterales; Enterobacteriaceae; Enterobacter*

生物危害程度：第三类

分离时间：2006

分离地址：中国河北省秦皇岛市

分离基物：腹泻患者粪便

致病名称：软组织感染、尿路感染、呼吸道感染、
　　　　败血症

致病对象：人

275 肠杆菌属

平台资源号：NPRC 1.1.472

保藏编号：CHPC 1.692

中文名称：阴沟肠杆菌

外文名称：*Enterobacter cloacae*

分类学地位：*Bacteria; Proteobacteria; Gammaproteobacteria; Enterobacterales; Enterobacteriaceae; Enterobacter*

生物危害程度：第三类

分离时间：2007

分离地址：中国山东省威海市

分离基物：腹泻患者粪便

致病名称：软组织感染、尿路感染、呼吸道感染、
　　　　败血症

致病对象：人

276 肠杆菌属

平台资源号：NPRC 1.1.490

保藏编号：CHPC 1.715

中文名称：阴沟肠杆菌

外文名称：*Enterobacter cloacae*

分类学地位：*Bacteria; Proteobacteria; Gammaproteobacteria; Enterobacterales; Enterobacteriaceae; Enterobacter*

生物危害程度：第三类

分离时间：2010

分离地址：中国天津市

分离基物：腹泻患者粪便

致病名称：软组织感染、尿路感染、呼吸道感染、
　　　　败血症

致病对象：人

277 肠杆菌属

平台资源号：NPRC 1.1.686

保藏编号：CHPC 1.1006

中文名称：阴沟肠杆菌

外文名称：*Enterobacter cloacae*

分类学地位：*Bacteria; Proteobacteria; Gammaproteobacteria; Enterobacterales; Enter-*

obacteriaceae; Enterobacter

生物危害程度：第三类

分离时间：2009

分离地址：中国山东省青岛市

分离基物：腹泻患者粪便

致病名称：软组织感染、尿路感染、呼吸道感染、
败血症

致病对象：人

278 肠杆菌属

平台资源号：NPRC 1.1.694

保藏编号：CHPC 1.1018

中文名称：阴沟肠杆菌

外文名称：*Enterobacter cloacae*

分类学地位：*Bacteria; Proteobacteria; Gammaproteobacteria; Enterobacterales; Enterobacteriaceae; Enterobacter*

生物危害程度：第三类

分离时间：2009

分离地址：中国山东省烟台市

分离基物：腹泻患者粪便

致病名称：软组织感染、尿路感染、呼吸道感染、
败血症

致病对象：人

279 肠杆菌属

平台资源号：NPRC 1.1.695

保藏编号：CHPC 1.1019

中文名称：阴沟肠杆菌

外文名称：*Enterobacter cloacae*

分类学地位：*Bacteria; Proteobacteria; Gammaproteobacteria; Enterobacterales; Enterobacteriaceae; Enterobacter*

生物危害程度：第三类

分离时间：2009

分离地址：中国山东省烟台市

分离基物：腹泻患者粪便

致病名称：软组织感染、尿路感染、呼吸道感染、
败血症

致病对象：人

280 肠杆菌属

平台资源号：NPRC 1.1.704

保藏编号：CHPC 1.1034

中文名称：阴沟肠杆菌

外文名称：*Enterobacter cloacae*

分类学地位：*Bacteria; Proteobacteria; Gammaproteobacteria; Enterobacterales; Enterobacteriaceae; Enterobacter*

生物危害程度：第三类

分离时间：2009

分离地址：中国广东省广州市

分离基物：腹泻患者粪便

致病名称：软组织感染、尿路感染、呼吸道感染、
败血症

致病对象：人

281 肠杆菌属

平台资源号：NPRC 1.1.706

保藏编号：CHPC 1.1036

中文名称：阴沟肠杆菌

外文名称：*Enterobacter cloacae*

分类学地位：*Bacteria; Proteobacteria; Gammaproteobacteria; Enterobacterales; Enterobacteriaceae; Enterobacter*

生物危害程度：第三类

分离时间：2009

分离地址：中国山东省威海市

分离基物：腹泻患者粪便

致病名称：软组织感染、尿路感染、呼吸道感染、
败血症

致病对象：人

282 肠杆菌属

平台资源号：NPRC 1.1.715

保藏编号：CHPC 1.1053

中文名称：路德维奇肠杆菌

外文名称：*Enterobacter ludwigii*

分类学地位：*Bacteria; Proteobacteria; Gammaproteobacteria; Enterobacterales; Enterobacteriaceae; Enterobacter*

生物危害程度：第三类

分离时间：2009

分离地址：中国天津市

分离基物：腹泻患者粪便

致病名称：腹泻

致病对象：人

四、变形杆菌属

283 变形杆菌属

平台资源号：NPRC 1.1.190

保藏编号：CHPC 1.210

中文名称：变形杆菌

外文名称：*Proteus* sp.

分类学地位：*Bacteria; Proteobacteria; Gammaproteobacteria; Enterobacterales; Morganellaceae; Proteus*

生物危害程度：第三类

分离时间：2007

分离地址：中国天津市

分离基物：腹泻患者粪便

致病名称：食物中毒、尿路感染、医源性感染

致病对象：人、动物

284 变形杆菌属

平台资源号：NPRC 1.1.191

保藏编号：CHPC 1.211

中文名称：变形杆菌

外文名称：*Proteus* sp.

分类学地位：*Bacteria; Proteobacteria; Gammapro-*

teobacteria; Enterobacterales; Morganellaceae; Proteus

生物危害程度：第三类

分离时间：2007

分离地址：中国山东省

分离基物：腹泻患者粪便

致病名称：食物中毒、尿路感染、医源性感染

致病对象：人、动物

285 变形杆菌属

平台资源号：NPRC 1.1.192

保藏编号：CHPC 1.212

中文名称：变形杆菌

外文名称：*Proteus* sp.

分类学地位：*Bacteria; Proteobacteria; Gammaproteobacteria; Enterobacterales; Morganellaceae; Proteus*

生物危害程度：第三类

分离时间：2007

分离地址：中国山东省

分离基物：腹泻患者粪便

致病名称：食物中毒、尿路感染、医源性感染

致病对象：人、动物

286 变形杆菌属

平台资源号：NPRC 1.1.193

保藏编号：CHPC 1.213

中文名称：普通变形杆菌

外文名称：*Proteus vulgaris*

分类学地位：*Bacteria; Proteobacteria; Gammaproteobacteria; Enterobacterales; Morganellaceae; Proteus*

生物危害程度：第三类

分离时间：2016

分离地址：中国山东省

分离基物：腹泻患者粪便

致病名称：食物中毒、尿路感染、医源性感染

致病对象：人、动物

287 变形杆菌属

平台资源号：NPRC 1.1.194

保藏编号：CHPC 1.214

中文名称：普通变形杆菌

外文名称：*Proteus vulgaris*

分类学地位：*Bacteria; Proteobacteria; Gammaproteobacteria; Enterobacterales; Morganellaceae; Proteus*

生物危害程度：第三类

分离时间：2016

分离地址：中国山东省

分离基物：腹泻患者粪便

致病名称：食物中毒、尿路感染、医源性感染

致病对象：人、动物

288 变形杆菌属

平台资源号：NPRC 1.1.195

保藏编号：CHPC 1.215

中文名称：奇异变形杆菌

外文名称：*Proteus mirabilis*

分类学地位：*Bacteria; Proteobacteria; Gammaproteobacteria; Enterobacterales; Morganellaceae; Proteus*

生物危害程度：第三类

分离时间：2016

分离地址：中国天津市

分离基物：腹泻患者粪便

致病名称：食物中毒、尿路感染、医源性感染

致病对象：人、动物

289 变形杆菌属

平台资源号：NPRC 1.1.196

保藏编号：CHPC 1.216

中文名称：奇异变形杆菌

外文名称：*Proteus mirabilis*

分类学地位：*Bacteria; Proteobacteria; Gammaproteobacteria; Enterobacterales; Morganellaceae; Proteus*

生物危害程度：第三类

分离时间：2007

分离地址：中国山东省

分离基物：腹泻患者粪便

致病名称：食物中毒、尿路感染、医源性感染

致病对象：人、动物

290 变形杆菌属

平台资源号：NPRC 1.1.197

保藏编号：CHPC 1.217

中文名称：奇异变形杆菌

外文名称：*Proteus mirabilis*

分类学地位：*Bacteria; Proteobacteria; Gammaproteobacteria; Enterobacterales; Morganellaceae; Proteus*

生物危害程度：第三类

分离时间：2010

分离地址：中国山东省

分离基物：腹泻患者粪便

致病名称：食物中毒、尿路感染、医源性感染

致病对象：人、动物

291 变形杆菌属

平台资源号：NPRC 1.1.198

保藏编号：CHPC 1.218

中文名称：奇异变形杆菌

外文名称：*Proteus mirabilis*

分类学地位：*Bacteria; Proteobacteria; Gammaproteobacteria; Enterobacterales; Morganellaceae; Proteus*

生物危害程度：第三类

分离时间：2010

分离地址：中国山东省

分离基物：腹泻患者粪便

致病名称：食物中毒、尿路感染、医源性感染

致病对象：人、动物

292 变形杆菌属

平台资源号：NPRC 1.1.199

保藏编号：CHPC 1.219

中文名称：奇异变形杆菌

外文名称：*Proteus mirabilis*

分类学地位：*Bacteria*; *Proteobacteria*; *Gammaproteobacteria*; *Enterobacterales*; *Morganellaceae*; *Proteus*

生物危害程度：第三类

分离时间：2010

分离地址：中国天津市

分离基物：腹泻患者粪便

致病名称：食物中毒、尿路感染、医源性感染

致病对象：人、动物

293 变形杆菌属

平台资源号：NPRC 1.1.200

保藏编号：CHPC 1.220

中文名称：奇异变形杆菌

外文名称：*Proteus mirabilis*

分类学地位：*Bacteria*; *Proteobacteria*; *Gammaproteobacteria*; *Enterobacterales*; *Morganellaceae*; *Proteus*

生物危害程度：第三类

分离时间：2010

分离地址：中国山东省

分离基物：腹泻患者粪便

致病名称：食物中毒、尿路感染、医源性感染

致病对象：人、动物

294 变形杆菌属

平台资源号：NPRC 1.1.259

保藏编号：CHPC 1.309

中文名称：普通变形杆菌

外文名称：*Proteus vulgaris*

分类学地位：*Bacteria*; *Proteobacteria*; *Gammaproteobacteria*; *Enterobacterales*; *Morganellaceae*; *Proteus*

生物危害程度：第三类

分离时间：2007

分离地址：中国山东省烟台市

分离基物：腹泻患者粪便

致病名称：食物中毒、尿路感染、医源性感染

致病对象：人

295 变形杆菌属

平台资源号：NPRC 1.1.263

保藏编号：CHPC 1.313

中文名称：普通变形杆菌

外文名称：*Proteus vulgaris*

分类学地位：*Bacteria*; *Proteobacteria*; *Gammaproteobacteria*; *Enterobacterales*; *Morganellaceae*; *Proteus*

生物危害程度：第三类

分离时间：2007

分离地址：中国天津市

分离基物：腹泻患者粪便

致病名称：食物中毒、尿路感染、医源性感染

致病对象：人

296 变形杆菌属

平台资源号：NPRC 1.1.292

保藏编号：CHPC 1.353

中文名称：变形杆菌

外文名称：*Proteus* sp.

分类学地位：*Bacteria*; *Proteobacteria*; *Gammaproteobacteria*; *Enterobacterales*; *Morganellaceae*; *Proteus*

生物危害程度：第三类

分离时间：2013

分离地址：中国天津市

分离基物：腹泻患者粪便

致病名称：食物中毒、尿路感染、医源性感染

致病对象：人

297 变形杆菌属

平台资源号：NPRC 1.1.294

保藏编号：CHPC 1.356

中文名称：奇异变形杆菌

外文名称：*Proteus mirabilis*

分类学地位：*Bacteria; Proteobacteria; Gammaproteobacteria; Enterobacterales; Morganellaceae; Proteus*

生物危害程度：第三类

分离时间：2016

分离地址：中国山东省威海市

分离基物：腹泻患者粪便

致病名称：食物中毒、尿路感染、医源性感染

致病对象：人

298 变形杆菌属

平台资源号：NPRC 1.1.301

保藏编号：CHPC 1.367

中文名称：奇异变形杆菌

外文名称：*Proteus mirabilis*

分类学地位：*Bacteria; Proteobacteria; Gammaproteobacteria; Enterobacterales; Morganellaceae; Proteus*

生物危害程度：第三类

分离时间：2004

分离地址：中国天津市

分离基物：腹泻患者粪便

致病名称：食物中毒、尿路感染、医源性感染

致病对象：人

299 变形杆菌属

平台资源号：NPRC 1.1.317

保藏编号：CHPC 1.393

中文名称：变形杆菌

外文名称：*Proteus* sp.

分类学地位：*Bacteria; Proteobacteria; Gammaproteobacteria; Enterobacterales; Morganellaceae; Proteus*

生物危害程度：第三类

分离时间：2008

分离地址：中国河北省秦皇岛市

分离基物：腹泻患者粪便

致病名称：食物中毒、尿路感染、医源性感染

致病对象：人

300 变形杆菌属

平台资源号：NPRC 1.1.326

保藏编号：CHPC 1.408

中文名称：变形杆菌

外文名称：*Proteus* sp.

分类学地位：*Bacteria; Proteobacteria; Gammaproteobacteria; Enterobacterales; Morganellaceae; Proteus*

生物危害程度：第三类

分离时间：2008

分离地址：中国广东省广州市

分离基物：腹泻患者粪便

致病名称：食物中毒、尿路感染、医源性感染

致病对象：人

301 变形杆菌属

平台资源号：NPRC 1.1.354

保藏编号：CHPC 1.448

中文名称：变形杆菌

外文名称：*Proteus* sp.

分类学地位：*Bacteria; Proteobacteria; Gammaproteobacteria; Enterobacterales; Morganellaceae; Proteus*

生物危害程度：第三类

分离时间：2008

分离地址：中国山东省威海市

分离基物：腹泻患者粪便

致病名称：食物中毒、尿路感染、医源性感染

致病对象：人

302 变形杆菌属

平台资源号：NPRC 1.1.355

保藏编号：CHPC 1.449

中文名称：变形杆菌

外文名称：*Proteus* sp.

分类学地位：*Bacteria*; *Proteobacteria*; *Gammaproteobacteria*; *Enterobacterales*; *Morganellaceae*; *Proteus*

生物危害程度：第三类

分离时间：2008

分离地址：中国山东省威海市

分离基物：腹泻患者粪便

致病名称：食物中毒、尿路感染、医源性感染

致病对象：人

303 变形杆菌属

平台资源号：NPRC 1.1.394

保藏编号：CHPC 1.602

中文名称：奇异变形杆菌

外文名称：*Proteus mirabilis*

分类学地位：*Bacteria*; *Proteobacteria*; *Gammaproteobacteria*; *Enterobacterales*; *Morganellaceae*; *Proteus*

生物危害程度：第三类

分离时间：2007

分离地址：中国山东省烟台市

分离基物：腹泻患者粪便

致病名称：食物中毒、尿路感染、医源性感染

致病对象：人

304 变形杆菌属

平台资源号：NPRC 1.1.408

保藏编号：CHPC 1.617

中文名称：奇异变形杆菌

外文名称：*Proteus mirabilis*

分类学地位：*Bacteria*; *Proteobacteria*; *Gammaproteobacteria*; *Enterobacterales*; *Morganellaceae*; *Proteus*

生物危害程度：第三类

分离时间：2007

分离地址：中国广东省广州市

分离基物：腹泻患者粪便

致病名称：食物中毒、尿路感染、医源性感染

致病对象：人

305 变形杆菌属

平台资源号：NPRC 1.1.409

保藏编号：CHPC 1.619

中文名称：奇异变形杆菌

外文名称：*Proteus mirabilis*

分类学地位：*Bacteria*; *Proteobacteria*; *Gammaproteobacteria*; *Enterobacterales*; *Morganellaceae*; *Proteus*

生物危害程度：第三类

分离时间：2016

分离地址：中国广东省广州市

分离基物：腹泻患者粪便

致病名称：食物中毒、尿路感染、医源性感染

致病对象：人

306 变形杆菌属

平台资源号：NPRC 1.1.410

保藏编号：CHPC 1.620

中文名称：奇异变形杆菌

外文名称：*Proteus mirabilis*

分类学地位：*Bacteria*; *Proteobacteria*; *Gammaproteobacteria*; *Enterobacterales*; *Morganellaceae*; *Proteus*

生物危害程度：第三类

分离时间：2016

分离地址：中国广东省广州市

细菌

真菌

病毒

分离基物：腹泻患者粪便

致病名称：食物中毒、尿路感染、医源性感染

致病对象：人

307 变形杆菌属

平台资源号：NPRC 1.1.411

保藏编号：CHPC 1.621

中文名称：奇异变形杆菌

外文名称：*Proteus mirabilis*

分类学地位：*Bacteria; Proteobacteria; Gammaproteobacteria; Enterobacterales; Morganellaceae; Proteus*

生物危害程度：第三类

分离时间：2016

分离地址：中国山东省威海市

分离基物：腹泻患者粪便

致病名称：食物中毒、尿路感染、医源性感染

致病对象：人

308 变形杆菌属

平台资源号：NPRC 1.1.422

保藏编号：CHPC 1.632

中文名称：普通变形杆菌

外文名称：*Proteus vulgaris*

分类学地位：*Bacteria; Proteobacteria; Gammaproteobacteria; Enterobacterales; Morganellaceae; Proteus*

生物危害程度：第三类

分离时间：2016

分离地址：中国天津市

分离基物：腹泻患者粪便

致病名称：食物中毒、尿路感染、医源性感染

致病对象：人

309 变形杆菌属

平台资源号：NPRC 1.1.424

保藏编号：CHPC 1.634

中文名称：普通变形杆菌

外文名称：*Proteus vulgaris*

分类学地位：*Bacteria; Proteobacteria; Gammaproteobacteria; Enterobacterales; Morganellaceae; Proteus*

生物危害程度：第三类

分离时间：2014

分离地址：中国天津市

分离基物：腹泻患者粪便

致病名称：食物中毒、尿路感染、医源性感染

致病对象：人

310 变形杆菌属

平台资源号：NPRC 1.1.508

保藏编号：CHPC 1.736

中文名称：奇异变形杆菌

外文名称：*Proteus mirabilis*

分类学地位：*Bacteria; Proteobacteria; Gammaproteobacteria; Enterobacterales; Morganellaceae; Proteus*

生物危害程度：第三类

分离时间：2016

分离地址：中国山东省威海市

分离基物：腹泻患者粪便

致病名称：食物中毒、尿路感染、医源性感染

致病对象：人

311 变形杆菌属

平台资源号：NPRC 1.1.536

保藏编号：CHPC 1.775

中文名称：奇异变形杆菌

外文名称：*Proteus mirabilis*

分类学地位：*Bacteria; Proteobacteria; Gammaproteobacteria; Enterobacterales; Morganellaceae; Proteus*

生物危害程度：第三类

分离时间：2016

分离地址：中国天津市

分离基物：腹泻患者粪便

致病名称：食物中毒、尿路感染、医源性感染

致病对象：人

312　变形杆菌属

平台资源号：NPRC 1.1.537

保藏编号：CHPC 1.776

中文名称：奇异变形杆菌

外文名称：*Proteus mirabilis*

分类学地位：*Bacteria*; *Proteobacteria*; *Gammaproteobacteria*; *Enterobacterales*; *Morganellaceae*; *Proteus*

生物危害程度：第三类

分离时间：2016

分离地址：中国天津市

分离基物：腹泻患者粪便

致病名称：食物中毒、尿路感染、医源性感染

致病对象：人

313　变形杆菌属

平台资源号：NPRC 1.1.546

保藏编号：CHPC 1.792

中文名称：普通变形杆菌

外文名称：*Proteus vulgaris*

分类学地位：*Bacteria*; *Proteobacteria*; *Gammaproteobacteria*; *Enterobacterales*; *Morganellaceae*; *Proteus*

生物危害程度：第三类

分离时间：2007

分离地址：中国山东省威海市

分离基物：腹泻患者粪便

致病名称：食物中毒、尿路感染、医源性感染

致病对象：人

314　变形杆菌属

平台资源号：NPRC 1.1.556

保藏编号：CHPC 1.813

中文名称：普通变形杆菌

外文名称：*Proteus vulgaris*

分类学地位：*Bacteria*; *Proteobacteria*; *Gammaproteobacteria*; *Enterobacterales*; *Morganellaceae*; *Proteus*

生物危害程度：第三类

分离时间：2007

分离地址：中国山东省烟台市

分离基物：腹泻患者粪便

致病名称：食物中毒、尿路感染、医源性感染

致病对象：人

315　变形杆菌属

平台资源号：NPRC 1.1.560

保藏编号：CHPC 1.817

中文名称：普通变形杆菌

外文名称：*Proteus vulgaris*

分类学地位：*Bacteria*; *Proteobacteria*; *Gammaproteobacteria*; *Enterobacterales*; *Morganellaceae*; *Proteus*

生物危害程度：第三类

分离时间：2007

分离地址：中国山东省青岛市

分离基物：腹泻患者粪便

致病名称：食物中毒、尿路感染、医源性感染

致病对象：人

316　变形杆菌属

平台资源号：NPRC 1.1.586

保藏编号：CHPC 1.854

中文名称：变形杆菌

外文名称：*Proteus* sp.

分类学地位：*Bacteria*; *Proteobacteria*; *Gammaproteobacteria*; *Enterobacterales*; *Morganellaceae*; *Proteus*

生物危害程度：第三类

分离时间：2007

分离地址：中国山东省威海市

细菌

真菌

病毒

分离基物：腹泻患者粪便

致病名称：食物中毒、尿路感染、医源性感染

致病对象：人

317 变形杆菌属

平台资源号：NPRC 1.1.588

保藏编号：CHPC 1.857

中文名称：奇异变形杆菌

外文名称：*Proteus mirabilis*

分类学地位：*Bacteria; Proteobacteria; Gammaproteobacteria; Enterobacterales; Morganellaceae; Proteus*

生物危害程度：第三类

分离时间：2003

分离地址：中国山东省威海市

分离基物：腹泻患者粪便

致病名称：食物中毒、尿路感染、医源性感染

致病对象：人

318 变形杆菌属

平台资源号：NPRC 1.1.595

保藏编号：CHPC 1.867

中文名称：奇异变形杆菌

外文名称：*Proteus mirabilis*

分类学地位：*Bacteria; Proteobacteria; Gammaproteobacteria; Enterobacterales; Morganellaceae; Proteus*

生物危害程度：第三类

分离时间：2007

分离地址：中国山东省烟台市

分离基物：腹泻患者粪便

致病名称：食物中毒、尿路感染、医源性感染

致病对象：人

319 变形杆菌属

平台资源号：NPRC 1.1.618

保藏编号：CHPC 1.903

中文名称：变形杆菌

外文名称：*Proteus* sp.

分类学地位：*Bacteria; Proteobacteria; Gammaproteobacteria; Enterobacterales; Morganellaceae; Proteus*

生物危害程度：第三类

分离时间：2008

分离地址：中国山东省青岛市

分离基物：腹泻患者粪便

致病名称：食物中毒、尿路感染、医源性感染

致病对象：人

320 变形杆菌属

平台资源号：NPRC 1.1.619

保藏编号：CHPC 1.904

中文名称：变形杆菌

外文名称：*Proteus* sp.

分类学地位：*Bacteria; Proteobacteria; Gammaproteobacteria; Enterobacterales; Morganellaceae; Proteus*

生物危害程度：第三类

分离时间：2008

分离地址：中国广东省广州市

分离基物：腹泻患者粪便

致病名称：食物中毒、尿路感染、医源性感染

致病对象：人

321 变形杆菌属

平台资源号：NPRC 1.1.635

保藏编号：CHPC 1.936

中文名称：普通变形杆菌

外文名称：*Proteus vulgaris*

分类学地位：*Bacteria; Proteobacteria; Gammaproteobacteria; Enterobacterales; Morganellaceae; Proteus*

生物危害程度：第三类

分离时间：2008

分离地址：中国山东省威海市

分离基物：腹泻患者粪便

致病名称：食物中毒、尿路感染、医源性感染

致病对象：人

322 变形杆菌属

平台资源号：NPRC 1.1.643

保藏编号：CHPC 1.945

中文名称：变形杆菌

外文名称：*Proteus* sp.

分类学地位：*Bacteria; Proteobacteria; Gammaproteobacteria; Enterobacterales; Morganellaceae; Proteus*

生物危害程度：第三类

分离时间：2008

分离地址：中国山东省烟台市

分离基物：腹泻患者粪便

致病名称：食物中毒、尿路感染、医源性感染

致病对象：人

323 变形杆菌属

平台资源号：NPRC 1.1.719

保藏编号：CHPC 1.1098

中文名称：艾满变形杆菌

外文名称：*Proteus alimentorum*

分类学地位：*Bacteria; Proteobacteria; Gammaproteobacteria; Enterobacterales; Morganellaceae; Proteus*

生物危害程度：第三类

分离时间：2008

分离地址：中国安徽省马鞍山市

分离基物：猪肉

致病名称：食物中毒、尿路感染、医源性感染

致病对象：人

324 变形杆菌属

平台资源号：NPRC 1.1.720

保藏编号：CHPC 1.1099

中文名称：普通变形杆菌

外文名称：*Proteus vulgaris*

分类学地位：*Bacteria; Proteobacteria; Gammaproteobacteria; Enterobacterales; Morganellaceae; Proteus*

生物危害程度：第三类

分离时间：2008

分离地址：中国安徽省马鞍山市

分离基物：鲫鱼

致病名称：食物中毒、尿路感染、医源性感染

致病对象：人

325 变形杆菌属

平台资源号：NPRC 1.1.721

保藏编号：CHPC 1.1100

中文名称：普通变形杆菌

外文名称：*Proteus vulgaris*

分类学地位：*Bacteria; Proteobacteria; Gammaproteobacteria; Enterobacterales; Morganellaceae; Proteus*

生物危害程度：第三类

分离时间：2008

分离地址：中国安徽省马鞍山市

分离基物：鸭腿

致病名称：食物中毒、尿路感染、医源性感染

致病对象：人

326 变形杆菌属

平台资源号：NPRC 1.1.722

保藏编号：CHPC 1.1101

中文名称：普通变形杆菌

外文名称：*Proteus vulgaris*

分类学地位：*Bacteria; Proteobacteria; Gammaproteobacteria; Enterobacterales; Morganellaceae; Proteus*

生物危害程度：第三类

分离时间：2008

分离地址：中国安徽省马鞍山市

分离基物：猪肉

致病名称：食物中毒、尿路感染、医源性感染

致病对象：人

327 变形杆菌属

平台资源号：NPRC 1.1.723

保藏编号：CHPC 1.1152

中文名称：普通变形杆菌

外文名称：*Proteus vulgaris*

分类学地位：*Bacteria; Proteobacteria; Gammaproteobacteria; Enterobacterales; Morganellaceae; Proteus*

生物危害程度：第三类

分离时间：2008

分离地址：中国安徽省马鞍山市

分离基物：鲫鱼

致病名称：食物中毒、尿路感染、医源性感染

致病对象：人

328 变形杆菌属

平台资源号：NPRC 1.1.724

保藏编号：CHPC 1.1153

中文名称：矢米变形杆菌

外文名称：*Proteus faecis*

分类学地位：*Bacteria; Proteobacteria; Gammaproteobacteria; Enterobacterales; Morganellaceae; Proteus*

生物危害程度：第三类

分离时间：2008

分离地址：中国安徽省马鞍山市

分离基物：鸡蛋

致病名称：食物中毒、尿路感染、医源性感染

致病对象：人

329 变形杆菌属

平台资源号：NPRC 1.1.725

保藏编号：CHPC 1.1154

中文名称：普通变形杆菌

外文名称：*Proteus vulgaris*

分类学地位：*Bacteria; Proteobacteria; Gammaproteobacteria; Enterobacterales; Morganellaceae; Proteus*

生物危害程度：第三类

分离时间：2008

分离地址：中国安徽省马鞍山市

分离基物：鸡蛋

致病名称：食物中毒、尿路感染

致病对象：人

330 变形杆菌属

平台资源号：NPRC 1.1.726

保藏编号：CHPC 1.1155

中文名称：普通变形杆菌

外文名称：*Proteus vulgaris*

分类学地位：*Bacteria; Proteobacteria; Gammaproteobacteria; Enterobacterales; Morganellaceae; Proteus*

生物危害程度：第三类

分离时间：2008

分离地址：中国安徽省马鞍山市

分离基物：鸭腿

致病名称：食物中毒、尿路感染

致病对象：人

331 变形杆菌属

平台资源号：NPRC 1.1.727

保藏编号：CHPC 1.1156

中文名称：普通变形杆菌

外文名称：*Proteus vulgaris*

分类学地位：*Bacteria; Proteobacteria; Gammaproteobacteria; Enterobacterales; Morganellaceae; Proteus*

生物危害程度：第三类

分离时间：2008

分离地址：中国安徽省马鞍山市

分离基物：河蟹

致病名称：食物中毒、尿路感染、医源性感染

致病对象：人

332　变形杆菌属

平台资源号：NPRC 1.1.728

保藏编号：CHPC 1.1157

中文名称：普通变形杆菌

外文名称：*Proteus vulgaris*

分类学地位：*Bacteria; Proteobacteria; Gammaproteobacteria; Enterobacterales; Morganellaceae; Proteus*

生物危害程度：第三类

分离时间：2008

分离地址：中国安徽省马鞍山市

分离基物：龙虾

致病名称：食物中毒、尿路感染、医源性感染

致病对象：人

五、志贺菌属

333　志贺菌属

平台资源号：NPRC 1.1.171

保藏编号：CHPC 1.191

中文名称：福氏志贺菌

外文名称：*Shigella flexneri*

分类学地位：*Bacteria; Proteobacteria; Gammaproteobacteria; Enterobacterales; Enterobacteriaceae; Shigella*

生物危害程度：第三类

分离时间：2009

分离地址：中国北京市

分离基物：腹泻患者粪便

致病名称：细菌性痢疾

致病对象：人

334　志贺菌属

平台资源号：NPRC 1.1.172

保藏编号：CHPC 1.192

中文名称：福氏志贺菌

外文名称：*Shigella flexneri*

分类学地位：*Bacteria; Proteobacteria; Gammaproteobacteria; Enterobacterales; Enterobacteriaceae; Shigella*

生物危害程度：第三类

分离时间：2009

分离地址：中国北京市

分离基物：腹泻患者粪便

致病名称：细菌性痢疾

致病对象：人

335　志贺菌属

平台资源号：NPRC 1.1.173

保藏编号：CHPC 1.193

中文名称：福氏志贺菌

外文名称：*Shigella flexneri*

分类学地位：*Bacteria; Proteobacteria; Gammaproteobacteria; Enterobacterales; Enterobacteriaceae; Shigella*

生物危害程度：第三类

分离时间：2011

分离地址：中国广东省

分离基物：腹泻患者粪便

致病名称：细菌性痢疾

致病对象：人

336　志贺菌属

平台资源号：NPRC 1.1.174

保藏编号：CHPC 1.194

中文名称：福氏志贺菌

外文名称：*Shigella flexneri*

分类学地位：*Bacteria; Proteobacteria; Gammaproteobacteria; Enterobacterales; Enter-*

obacteriaceae; Shigella

生物危害程度：第三类

分离时间：2011

分离地址：中国广东省

分离基物：腹泻患者粪便

致病名称：细菌性痢疾

致病对象：人

337 志贺菌属

平台资源号：NPRC 1.1.175

保藏编号：CHPC 1.195

中文名称：志贺菌

外文名称：*Shigella* sp.

分类学地位：*Bacteria; Proteobacteria; Gammaproteobacteria; Enterobacterales; Enterobacteriaceae; Shigella*

生物危害程度：第三类

分离时间：2007

分离地址：中国北京市

分离基物：腹泻患者粪便

致病名称：细菌性痢疾

致病对象：人

338 志贺菌属

平台资源号：NPRC 1.1.176

保藏编号：CHPC 1.196

中文名称：志贺菌

外文名称：*Shigella* sp.

分类学地位：*Bacteria; Proteobacteria; Gammaproteobacteria; Enterobacterales; Enterobacteriaceae; Shigella*

生物危害程度：第三类

分离时间：2009

分离地址：中国北京市

分离基物：腹泻患者粪便

致病名称：细菌性痢疾

致病对象：人

339 志贺菌属

平台资源号：NPRC 1.1.177

保藏编号：CHPC 1.197

中文名称：宋内志贺菌

外文名称：*Shigella sonnei*

分类学地位：*Bacteria; Proteobacteria; Gammaproteobacteria; Enterobacterales; Enterobacteriaceae; Shigella*

生物危害程度：第三类

分离时间：2007

分离地址：中国北京市

分离基物：腹泻患者粪便

致病名称：细菌性痢疾

致病对象：人

340 志贺菌属

平台资源号：NPRC 1.1.178

保藏编号：CHPC 1.198

中文名称：宋内志贺菌

外文名称：*Shigella sonnei*

分类学地位：*Bacteria; Proteobacteria; Gammaproteobacteria; Enterobacterales; Enterobacteriaceae; Shigella*

生物危害程度：第三类

分离时间：2010

分离地址：中国北京市

分离基物：腹泻患者粪便

致病名称：细菌性痢疾

致病对象：人

341 志贺菌属

平台资源号：NPRC 1.1.179

保藏编号：CHPC 1.199

中文名称：宋内志贺菌

外文名称：*Shigella sonnei*

分类学地位：*Bacteria; Proteobacteria; Gammaproteobacteria; Enterobacterales; Enter-*

obacteriaceae; *Shigella*

生物危害程度：第三类

分离时间：2013

分离地址：中国北京市

分离基物：腹泻患者粪便

致病名称：细菌性痢疾

致病对象：人

342 志贺菌属

平台资源号：NPRC 1.1.180

保藏编号：CHPC 1.200

中文名称：宋内志贺菌

外文名称：*Shigella sonnei*

分类学地位：*Bacteria*; *Proteobacteria*; *Gammaproteobacteria*; *Enterobacterales*; *Enterobacteriaceae*; *Shigella*

生物危害程度：第三类

分离时间：2015

分离地址：中国北京市

分离基物：腹泻患者粪便

致病名称：细菌性痢疾

致病对象：人

343 志贺菌属

平台资源号：NPRC 1.1.181

保藏编号：CHPC 1.201

中文名称：宋内志贺菌

外文名称：*Shigella sonnei*

分类学地位：*Bacteria*; *Proteobacteria*; *Gammaproteobacteria*; *Enterobacterales*; *Enterobacteriaceae*; *Shigella*

生物危害程度：第三类

分离时间：2007

分离地址：中国山东省

分离基物：腹泻患者粪便

致病名称：细菌性痢疾

致病对象：人

344 志贺菌属

平台资源号：NPRC 1.1.182

保藏编号：CHPC 1.202

中文名称：宋内志贺菌

外文名称：*Shigella sonnei*

分类学地位：*Bacteria*; *Proteobacteria*; *Gammaproteobacteria*; *Enterobacterales*; *Enterobacteriaceae*; *Shigella*

生物危害程度：第三类

分离时间：2009

分离地址：中国山东省

分离基物：腹泻患者粪便

致病名称：细菌性痢疾

致病对象：人

345 志贺菌属

平台资源号：NPRC 1.1.183

保藏编号：CHPC 1.203

中文名称：宋内志贺菌

外文名称：*Shigella sonnei*

分类学地位：*Bacteria*; *Proteobacteria*; *Gammaproteobacteria*; *Enterobacterales*; *Enterobacteriaceae*; *Shigella*

生物危害程度：第三类

分离时间：2011

分离地址：中国天津市

分离基物：腹泻患者粪便

致病名称：细菌性痢疾

致病对象：人

346 志贺菌属

平台资源号：NPRC 1.1.184

保藏编号：CHPC 1.204

中文名称：宋内志贺菌

外文名称：*Shigella sonnei*

分类学地位：*Bacteria*; *Proteobacteria*; *Gammaproteobacteria*; *Enterobacterales*; *Enter-*

细菌

真菌

病毒

obacteriaceae; Shigella

生物危害程度：第三类

分离时间：2007

分离地址：中国天津市

分离基物：腹泻患者粪便

致病名称：细菌性痢疾

致病对象：人

347 志贺菌属

平台资源号：NPRC 1.1.185

保藏编号：CHPC 1.205

中文名称：宋内志贺菌

外文名称：*Shigella sonnei*

分类学地位：*Bacteria; Proteobacteria; Gammaproteobacteria; Enterobacterales; Enterobacteriaceae; Shigella*

生物危害程度：第三类

分离时间：2007

分离地址：中国北京市

分离基物：腹泻患者粪便

致病名称：细菌性痢疾

致病对象：人

348 志贺菌属

平台资源号：NPRC 1.1.186

保藏编号：CHPC 1.206

中文名称：宋内志贺菌

外文名称：*Shigella sonnei*

分类学地位：*Bacteria; Proteobacteria; Gammaproteobacteria; Enterobacterales; Enterobacteriaceae; Shigella*

生物危害程度：第三类

分离时间：2007

分离地址：中国北京市

分离基物：腹泻患者粪便

致病名称：细菌性痢疾

致病对象：人

349 志贺菌属

平台资源号：NPRC 1.1.187

保藏编号：CHPC 1.207

中文名称：宋内志贺菌

外文名称：*Shigella sonnei*

分类学地位：*Bacteria; Proteobacteria; Gammaproteobacteria; Enterobacterales; Enterobacteriaceae; Shigella*

生物危害程度：第三类

分离时间：2007

分离地址：中国山东省

分离基物：腹泻患者粪便

致病名称：细菌性痢疾

致病对象：人

350 志贺菌属

平台资源号：NPRC 1.1.188

保藏编号：CHPC 1.208

中文名称：志贺菌

外文名称：*Shigella* sp.

分类学地位：*Bacteria; Proteobacteria; Gammaproteobacteria; Enterobacterales; Enterobacteriaceae; Shigella*

生物危害程度：第三类

分离时间：2007

分离地址：中国山东省

分离基物：腹泻患者粪便

致病名称：细菌性痢疾

致病对象：人

351 志贺菌属

平台资源号：NPRC 1.1.189

保藏编号：CHPC 1.209

中文名称：志贺菌

外文名称：*Shigella* sp.

分类学地位：*Bacteria; Proteobacteria; Gammaproteobacteria; Enterobacterales; Enter-*

obacteriaceae; *Shigella*

生物危害程度：第三类

分离时间：2007

分离地址：中国天津市

分离基物：腹泻患者粪便

致病名称：细菌性痢疾

致病对象：人

352 志贺菌属

平台资源号：NPRC 1.1.228

保藏编号：CHPC 1.273

中文名称：宋内志贺菌

外文名称：*Shigella sonnei*

分类学地位：*Bacteria*; *Proteobacteria*; *Gammaproteobacteria*; *Enterobacterales*; *Enterobacteriaceae*; *Shigella*

生物危害程度：第三类

分离时间：2010

分离地址：中国天津市

分离基物：腹泻患者粪便

致病名称：细菌性痢疾

致病对象：人、动物

353 志贺菌属

平台资源号：NPRC 1.1.232

保藏编号：CHPC 1.277

中文名称：痢疾志贺菌

外文名称：*Shigella dysenteriae*

分类学地位：*Bacteria*; *Proteobacteria*; *Gammaproteobacteria*; *Enterobacterales*; *Enterobacteriaceae*; *Shigella*

生物危害程度：第三类

分离时间：2007

分离地址：中国天津市

分离基物：腹泻患者粪便

致病名称：细菌性痢疾

致病对象：人、动物

354 志贺菌属

平台资源号：NPRC 1.1.233

保藏编号：CHPC 1.279

中文名称：宋内志贺菌

外文名称：*Shigella sonnei*

分类学地位：*Bacteria*; *Proteobacteria*; *Gammaproteobacteria*; *Enterobacterales*; *Enterobacteriaceae*; *Shigella*

生物危害程度：第三类

分离时间：2007

分离地址：中国天津市

分离基物：腹泻患者粪便

致病名称：细菌性痢疾

致病对象：人、动物

355 志贺菌属

平台资源号：NPRC 1.1.257

保藏编号：CHPC 1.307

中文名称：鲍氏志贺氏菌

外文名称：*Shigella boydii*

分类学地位：*Bacteria*; *Proteobacteria*; *Gammaproteobacteria*; *Enterobacterales*; *Enterobacteriaceae*; *Shigella*

生物危害程度：第三类

分离时间：2015

分离地址：中国天津市

分离基物：腹泻患者粪便

致病名称：细菌性痢疾

致病对象：人、动物

356 志贺菌属

平台资源号：NPRC 1.1.258

保藏编号：CHPC 1.308

中文名称：宋内志贺菌

外文名称：*Shigella sonnei*

分类学地位：*Bacteria*; *Proteobacteria*; *Gammaproteobacteria*; *Enterobacterales*; *Enter-*

细菌

真菌

病毒

obacteriaceae; *Shigella*

生物危害程度：第三类

分离时间：2003

分离地址：中国山东省烟台市

分离基物：腹泻患者粪便

致病名称：细菌性痢疾

致病对象：人

357 志贺菌属

平台资源号：NPRC 1.1.262

保藏编号：CHPC 1.312

中文名称：痢疾志贺菌

外文名称：*Shigella dysenteria*

分类学地位：*Bacteria; Proteobacteria; Gammaproteobacteria; Enterobacterales; Enterobacteriaceae; Shigella*

生物危害程度：第三类

分离时间：2007

分离地址：中国天津市

分离基物：腹泻患者粪便

致病名称：细菌性痢疾

致病对象：人

358 志贺菌属

平台资源号：NPRC 1.1.272

保藏编号：CHPC 1.322

中文名称：痢疾志贺菌

外文名称：*Shigella dysenteriae*

分类学地位：*Bacteria; Proteobacteria; Gammaproteobacteria; Enterobacterales; Enterobacteriaceae; Shigella*

生物危害程度：第三类

分离时间：2013

分离地址：中国天津市

分离基物：腹泻患者粪便

致病名称：细菌性痢疾

致病对象：人

359 志贺菌属

平台资源号：NPRC 1.1.288

保藏编号：CHPC 1.346

中文名称：痢疾志贺菌

外文名称：*Shigella dysenteriae*

分类学地位：*Bacteria; Proteobacteria; Gammaproteobacteria; Enterobacterales; Enterobacteriaceae; Shigella*

生物危害程度：第三类

分离时间：2013

分离地址：中国广东省广州市

分离基物：腹泻患者粪便

致病名称：细菌性痢疾

致病对象：人

360 志贺菌属

平台资源号：NPRC 1.1.291

保藏编号：CHPC 1.352

中文名称：痢疾志贺菌

外文名称：*Shigella dysenteriae*

分类学地位：*Bacteria; Proteobacteria; Gammaproteobacteria; Enterobacterales; Enterobacteriaceae; Shigella*

生物危害程度：第三类

分离时间：2016

分离地址：中国山东省威海市

分离基物：腹泻患者粪便

致病名称：细菌性痢疾

致病对象：人

361 志贺菌属

平台资源号：NPRC 1.1.293

保藏编号：CHPC 1.355

中文名称：痢疾志贺菌

外文名称：*Shigella dysenteriae*

分类学地位：*Bacteria; Proteobacteria; Gammaproteobacteria; Enterobacterales; Enter-*

obacteriaceae; *Shigella*

生物危害程度：第三类

分离时间：2013

分离地址：中国天津市

分离基物：腹泻患者粪便

致病名称：细菌性痢疾

致病对象：人

362 志贺菌属

平台资源号：NPRC 1.1.307

保藏编号：CHPC 1.380

中文名称：志贺菌

外文名称：*Shigella* sp.

分类学地位：*Bacteria*; *Proteobacteria*; *Gammaproteobacteria*; *Enterobacterales*; *Enterobacteriaceae*; *Shigella*

生物危害程度：第三类

分离时间：2004

分离地址：中国山东省青岛市

分离基物：腹泻患者粪便

致病名称：细菌性痢疾

致病对象：人

363 志贺菌属

平台资源号：NPRC 1.1.324

保藏编号：CHPC 1.406

中文名称：鲍氏志贺氏菌

外文名称：*Shigella boydii*

分类学地位：*Bacteria*; *Proteobacteria*; *Gammaproteobacteria*; *Enterobacterales*; *Enterobacteriaceae*; *Shigella*

生物危害程度：第三类

分离时间：2008

分离地址：中国广东省广州市

分离基物：腹泻患者粪便

致病名称：细菌性痢疾

致病对象：人

364 志贺菌属

平台资源号：NPRC 1.1.345

保藏编号：CHPC 1.437

中文名称：志贺菌

外文名称：*Shigella* sp.

分类学地位：*Bacteria*; *Proteobacteria*; *Gammaproteobacteria*; *Enterobacterales*; *Enterobacteriaceae*; *Shigella*

生物危害程度：第三类

分离时间：2008

分离地址：中国天津市

分离基物：腹泻患者粪便

致病名称：细菌性痢疾

致病对象：人

365 志贺菌属

平台资源号：NPRC 1.1.350

保藏编号：CHPC 1.444

中文名称：志贺菌

外文名称：*Shigella* sp.

分类学地位：*Bacteria*; *Proteobacteria*; *Gammaproteobacteria*; *Enterobacterales*; *Enterobacteriaceae*; *Shigella*

生物危害程度：第三类

分离时间：2008

分离地址：中国天津市

分离基物：腹泻患者粪便

致病名称：细菌性痢疾

致病对象：人

366 志贺菌属

平台资源号：NPRC 1.1.412

保藏编号：CHPC 1.622

中文名称：志贺菌

外文名称：*Shigella* sp.

分类学地位：*Bacteria*; *Proteobacteria*; *Gammaproteobacteria*; *Enterobacterales*; *Enter-*

obacteriaceae; Shigella

生物危害程度：第三类

分离时间：2016

分离地址：中国山东省威海市

分离基物：腹泻患者粪便

致病名称：细菌性痢疾

致病对象：人

367 志贺菌属

平台资源号：NPRC 1.1.413

保藏编号：CHPC 1.623

中文名称：志贺菌

外文名称：*Shigella* sp.

分类学地位：*Bacteria; Proteobacteria; Gammaproteobacteria; Enterobacterales; Enterobacteriaceae; Shigella*

生物危害程度：第三类

分离时间：2016

分离地址：中国山东省威海市

分离基物：腹泻患者粪便

致病名称：细菌性痢疾

致病对象：人

368 志贺菌属

平台资源号：NPRC 1.1.419

保藏编号：CHPC 1.629

中文名称：宋内志贺菌

外文名称：*Shigella sonnei*

分类学地位：*Bacteria; Proteobacteria; Gammaproteobacteria; Enterobacterales; Enterobacteriaceae; Shigella*

生物危害程度：第三类

分离时间：2014

分离地址：中国山东省烟台市

分离基物：腹泻患者粪便

致病名称：细菌性痢疾

致病对象：人

369 志贺菌属

平台资源号：NPRC 1.1.446

保藏编号：CHPC 1.658

中文名称：宋内志贺菌

外文名称：*Shigella sonnei*

分类学地位：*Bacteria; Proteobacteria; Gammaproteobacteria; Enterobacterales; Enterobacteriaceae; Shigella*

生物危害程度：第三类

分离时间：2010

分离地址：中国天津市

分离基物：腹泻患者粪便

致病名称：细菌性痢疾

致病对象：人

370 志贺菌属

平台资源号：NPRC 1.1.474

保藏编号：CHPC 1.696

中文名称：痢疾志贺菌

外文名称：*Shigella dysenteriae*

分类学地位：*Bacteria; Proteobacteria; Gammaproteobacteria; Enterobacterales; Enterobacteriaceae; Shigella*

生物危害程度：第三类

分离时间：2010

分离地址：中国山东省威海市

分离基物：腹泻患者粪便

致病名称：细菌性痢疾

致病对象：人

371 志贺菌属

平台资源号：NPRC 1.1.485

保藏编号：CHPC 1.710

中文名称：宋内志贺菌

外文名称：*Shigella sonnei*

分类学地位：*Bacteria; Proteobacteria; Gammaproteobacteria; Enterobacterales; Enter-*

obacteriaceae; *Shigella*

生物危害程度：第三类

分离时间：2007

分离地址：中国山东省威海市

分离基物：腹泻患者粪便

致病名称：细菌性痢疾

致病对象：人

372 志贺菌属

平台资源号：NPRC 1.1.486

保藏编号：CHPC 1.711

中文名称：宋内志贺菌

外文名称：*Shigella sonnei*

分类学地位：*Bacteria; Proteobacteria; Gammaproteobacteria; Enterobacterales; Enterobacteriaceae; Shigella*

生物危害程度：第三类

分离时间：2006

分离地址：中国山东省威海市

分离基物：腹泻患者粪便

致病名称：细菌性痢疾

致病对象：人

373 志贺菌属

平台资源号：NPRC 1.1.487

保藏编号：CHPC 1.712

中文名称：福氏志贺菌

外文名称：*Shigella flexneri*

分类学地位：*Bacteria; Proteobacteria; Gammaproteobacteria; Enterobacterales; Enterobacteriaceae; Shigella*

生物危害程度：第三类

分离时间：2006

分离地址：中国山东省威海市

分离基物：腹泻患者粪便

致病名称：细菌性痢疾

致病对象：人

374 志贺菌属

平台资源号：NPRC 1.1.503

保藏编号：CHPC 1.729

中文名称：宋内志贺菌

外文名称：*Shigella sonnei*

分类学地位：*Bacteria; Proteobacteria; Gammaproteobacteria; Enterobacterales; Enterobacteriaceae; Shigella*

生物危害程度：第三类

分离时间：2016

分离地址：中国山东省威海市

分离基物：腹泻患者粪便

致病名称：细菌性痢疾

致病对象：人

375 志贺菌属

平台资源号：NPRC 1.1.511

保藏编号：CHPC 1.744

中文名称：宋内志贺菌

外文名称：*Shigella sonnei*

分类学地位：*Bacteria; Proteobacteria; Gammaproteobacteria; Enterobacterales; Enterobacteriaceae; Shigella*

生物危害程度：第三类

分离时间：2007

分离地址：中国山东省青岛市

分离基物：腹泻患者粪便

致病名称：细菌性痢疾

致病对象：人

376 志贺菌属

平台资源号：NPRC 1.1.512

保藏编号：CHPC 1.745

中文名称：福氏志贺菌

外文名称：*Shigella flexneri*

分类学地位：*Bacteria; Proteobacteria; Gammaproteobacteria; Enterobacterales; Enter-*

细菌

真菌

病毒

obacteriaceae; Shigella

生物危害程度：第三类

分离时间：2007

分离地址：中国山东省青岛市

分离基物：腹泻患者粪便

致病名称：细菌性痢疾

致病对象：人

377 志贺菌属

平台资源号：NPRC 1.1.513

保藏编号：CHPC 1.746

中文名称：痢疾志贺菌

外文名称：*Shigella dysenteriae*

分类学地位：*Bacteria; Proteobacteria; Gammaproteobacteria; Enterobacterales; Enterobacteriaceae; Shigella*

生物危害程度：第三类

分离时间：2010

分离地址：中国山东省青岛市

分离基物：腹泻患者粪便

致病名称：细菌性痢疾

致病对象：人

378 志贺菌属

平台资源号：NPRC 1.1.515

保藏编号：CHPC 1.748

中文名称：宋内志贺菌

外文名称：*Shigella sonnei*

分类学地位：*Bacteria; Proteobacteria; Gammaproteobacteria; Enterobacterales; Enterobacteriaceae; Shigella*

生物危害程度：第三类

分离时间：2005

分离地址：中国山东省威海市

分离基物：腹泻患者粪便

致病名称：细菌性痢疾

致病对象：人

379 志贺菌属

平台资源号：NPRC 1.1.519

保藏编号：CHPC 1.752

中文名称：福氏志贺菌

外文名称：*Shigella flexneri*

分类学地位：*Bacteria; Proteobacteria; Gammaproteobacteria; Enterobacterales; Enterobacteriaceae; Shigella*

生物危害程度：第三类

分离时间：2007

分离地址：中国天津市

分离基物：腹泻患者粪便

致病名称：细菌性痢疾

致病对象：人

380 志贺菌属

平台资源号：NPRC 1.1.527

保藏编号：CHPC 1.763

中文名称：福氏志贺菌

外文名称：*Shigella flexneri*

分类学地位：*Bacteria; Proteobacteria; Gammaproteobacteria; Enterobacterales; Enterobacteriaceae; Shigella*

生物危害程度：第三类

分离时间：2013

分离地址：中国山东省烟台市

分离基物：腹泻患者粪便

致病名称：细菌性痢疾

致病对象：人

381 志贺菌属

平台资源号：NPRC 1.1.531

保藏编号：CHPC 1.769

中文名称：宋内志贺菌

外文名称：*Shigella sonnei*

分类学地位：*Bacteria; Proteobacteria; Gammaproteobacteria; Enterobacterales; Enter-*

obacteriaceae; *Shigella*

生物危害程度：第三类

分离时间：2005

分离地址：中国河北省秦皇岛市

分离基物：腹泻患者粪便

致病名称：细菌性痢疾

致病对象：人

382 志贺菌属

平台资源号：NPRC 1.1.532

保藏编号：CHPC 1.770

中文名称：宋内志贺菌

外文名称：*Shigella sonnei*

分类学地位：*Bacteria; Proteobacteria; Gammaproteobacteria; Enterobacterales; Enterobacteriaceae; Shigella*

生物危害程度：第三类

分离时间：2005

分离地址：中国天津市

分离基物：腹泻患者粪便

致病名称：细菌性痢疾

致病对象：人

383 志贺菌属

平台资源号：NPRC 1.1.533

保藏编号：CHPC 1.771

中文名称：宋内志贺菌

外文名称：*Shigella sonnei*

分类学地位：*Bacteria; Proteobacteria; Gammaproteobacteria; Enterobacterales; Enterobacteriaceae; Shigella*

生物危害程度：第三类

分离时间：2007

分离地址：中国天津市

分离基物：腹泻患者粪便

致病名称：细菌性痢疾

致病对象：人

384 志贺菌属

平台资源号：NPRC 1.1.550

保藏编号：CHPC 1.804

中文名称：宋内志贺菌

外文名称：*Shigella sonnei*

分类学地位：*Bacteria; Proteobacteria; Gammaproteobacteria; Enterobacterales; Enterobacteriaceae; Shigella*

生物危害程度：第三类

分离时间：2013

分离地址：中国山东省威海市

分离基物：腹泻患者粪便

致病名称：细菌性痢疾

致病对象：人

385 志贺菌属

平台资源号：NPRC 1.1.554

保藏编号：CHPC 1.811

中文名称：鲍氏志贺菌

外文名称：*Shigella boydii*

分类学地位：*Bacteria; Proteobacteria; Gammaproteobacteria; Enterobacterales; Enterobacteriaceae; Shigella*

生物危害程度：第三类

分离时间：2007

分离地址：中国山东省威海市

分离基物：腹泻患者粪便

致病名称：细菌性痢疾

致病对象：人

386 志贺菌属

平台资源号：NPRC 1.1.555

保藏编号：CHPC 1.812

中文名称：宋内志贺菌

外文名称：*Shigella sonnei*

分类学地位：*Bacteria; Proteobacteria; Gammaproteobacteria; Enterobacterales; Enter-*

细菌

真菌

病毒

obacteriaceae; Shigella

生物危害程度：第三类

分离时间：2007

分离地址：中国山东省威海市

分离基物：腹泻患者粪便

致病名称：细菌性痢疾

致病对象：人

387 志贺菌属

平台资源号：NPRC 1.1.559

保藏编号：CHPC 1.816

中文名称：痢疾志贺菌

外文名称：*Shigella dysenteriae*

分类学地位：*Bacteria; Proteobacteria; Gammaproteobacteria; Enterobacterales; Enterobacteriaceae; Shigella*

生物危害程度：第三类

分离时间：2007

分离地址：中国山东省青岛市

分离基物：腹泻患者粪便

致病名称：细菌性痢疾

致病对象：人

388 志贺菌属

平台资源号：NPRC 1.1.568

保藏编号：CHPC 1.825

中文名称：痢疾志贺菌

外文名称：*Shigella dysenteriae*

分类学地位：*Bacteria; Proteobacteria; Gammaproteobacteria; Enterobacterales; Enterobacteriaceae; Shigella*

生物危害程度：第三类

分离时间：2007

分离地址：中国山东省青岛市

分离基物：腹泻患者粪便

致病名称：细菌性痢疾

致病对象：人

389 志贺菌属

平台资源号：NPRC 1.1.585

保藏编号：CHPC 1.853

中文名称：痢疾志贺菌

外文名称：*Shigella dysenteriae*

分类学地位：*Bacteria; Proteobacteria; Gammaproteobacteria; Enterobacterales; Enterobacteriaceae; Shigella*

生物危害程度：第三类

分离时间：2007

分离地址：中国山东省威海市

分离基物：腹泻患者粪便

致病名称：细菌性痢疾

致病对象：人

390 志贺菌属

平台资源号：NPRC 1.1.587

保藏编号：CHPC 1.856

中文名称：痢疾志贺菌

外文名称：*Shigella dysenteriae*

分类学地位：*Bacteria; Proteobacteria; Gammaproteobacteria; Enterobacterales; Enterobacteriaceae; Shigella*

生物危害程度：第三类

分离时间：2013

分离地址：中国山东省威海市

分离基物：腹泻患者粪便

致病名称：细菌性痢疾

致病对象：人

391 志贺菌属

平台资源号：NPRC 1.1.609

保藏编号：CHPC 1.892

中文名称：志贺菌

外文名称：*Shigella* sp.

分类学地位：*Bacteria; Proteobacteria; Gammaproteobacteria; Enterobacterales; Enter-*

obacteriaceae; *Shigella*

生物危害程度：第三类

分离时间：2008

分离地址：中国河北省秦皇岛市

分离基物：腹泻患者粪便

致病名称：细菌性痢疾

致病对象：人

392 志贺菌属

平台资源号：NPRC 1.1.614

保藏编号：CHPC 1.899

中文名称：志贺菌

外文名称：*Shigella* sp.

分类学地位：*Bacteria*; *Proteobacteria*; *Gammaproteobacteria*; *Enterobacterales*; *Enterobacteriaceae*; *Shigella*

生物危害程度：第三类

分离时间：2008

分离地址：中国山东省青岛市

分离基物：腹泻患者粪便

致病名称：细菌性痢疾

致病对象：人

393 志贺菌属

平台资源号：NPRC 1.1.642

保藏编号：CHPC 1.944

中文名称：志贺菌

外文名称：*Shigella* sp.

分类学地位：*Bacteria*; *Proteobacteria*; *Gammaproteobacteria*; *Enterobacterales*; *Enterobacteriaceae*; *Shigella*

生物危害程度：第三类

分离时间：2008

分离地址：中国山东省青岛市

分离基物：腹泻患者粪便

致病名称：细菌性痢疾

致病对象：人

394 志贺菌属

平台资源号：NPRC 1.1.644

保藏编号：CHPC 1.948

中文名称：福氏志贺菌

外文名称：*Shigella flexneri*

分类学地位：*Bacteria*; *Proteobacteria*; *Gammaproteobacteria*; *Enterobacterales*; *Enterobacteriaceae*; *Shigella*

生物危害程度：第三类

分离时间：2008

分离地址：中国山东省烟台市

分离基物：腹泻患者粪便

致病名称：细菌性痢疾

致病对象：人

395 志贺菌属

平台资源号：NPRC 1.1.645

保藏编号：CHPC 1.949

中文名称：宋内志贺菌

外文名称：*Shigella sonnei*

分类学地位：*Bacteria*; *Proteobacteria*; *Gammaproteobacteria*; *Enterobacterales*; *Enterobacteriaceae*; *Shigella*

生物危害程度：第三类

分离时间：2008

分离地址：中国山东省烟台市

分离基物：腹泻患者粪便

致病名称：细菌性痢疾

致病对象：人

396 志贺菌属

平台资源号：NPRC 1.1.646

保藏编号：CHPC 1.950

中文名称：志贺菌

外文名称：*Shigella* sp.

分类学地位：*Bacteria*; *Proteobacteria*; *Gammaproteobacteria*; *Enterobacterales*; *Enter-*

细菌

真菌

病毒

obacteriaceae; Shigella

生物危害程度：第三类

分离时间：2008

分离地址：中国山东省青岛市

分离基物：腹泻患者粪便

致病名称：细菌性痢疾

致病对象：人

397 志贺菌属

平台资源号：NPRC 1.1.667

保藏编号：CHPC 1.976

中文名称：福氏志贺菌

外文名称：*Shigella flexneri*

分类学地位：*Bacteria; Proteobacteria; Gammapro-teobacteria; Enterobacterales; Enter-obacteriaceae; Shigella*

生物危害程度：第三类

分离时间：2008

分离地址：中国山东省威海市

分离基物：腹泻患者粪便

致病名称：细菌性痢疾

致病对象：人

398 志贺菌属

平台资源号：NPRC 1.12.2

保藏编号：L-SH-132

中文名称：鲍氏志贺氏菌

外文名称：*Shigella boydii*

分类学地位：*Bacteria; Proteobacteria; Gammapro-teobacteria; Enterobacterales; Enter-obacteriaceae; Shigella*

生物危害程度：第三类

分离时间：未知

分离地址：中国广东省汕头市

分离基物：腹泻患者粪便

致病名称：细菌性痢疾

致病对象：人

六、假单胞菌属

399 假单胞菌属

平台资源号：NPRC 1.1.209

保藏编号：CHPC 1.229

中文名称：铜绿假单胞菌

外文名称：*Pseudomonas aeruginosa*

分类学地位：*Bacteria; Proteobacteria; Gammapro-teobacteria; Pseudomonadales; Pseu-domonadaceae; Pseudomonas*

生物危害程度：第三类

分离时间：2007

分离地址：中国天津市

分离基物：腹泻患者粪便

致病名称：中耳炎、脑膜炎、呼吸道感染、尿路感染、败血症

致病对象：人、动物

400 假单胞菌属

平台资源号：NPRC 1.1.210

保藏编号：CHPC 1.230

中文名称：铜绿假单胞菌

外文名称：*Pseudomonas aeruginosa*

分类学地位：*Bacteria; Proteobacteria; Gammapro-teobacteria; Pseudomonadales; Pseu-domonadaceae; Pseudomonas*

生物危害程度：第三类

分离时间：2010

分离地址：中国河北省秦皇岛市

分离基物：腹泻患者粪便

致病名称：中耳炎、脑膜炎、呼吸道感染、尿路感染、败血症

致病对象：人、动物

401 假单胞菌属

平台资源号：NPRC 1.1.211

保藏编号：CHPC 1.231

中文名称：铜绿假单胞菌

外文名称：*Pseudomonas aeruginosa*

分类学地位：*Bacteria; Proteobacteria; Gammaproteobacteria; Pseudomonadales; Pseudomonadaceae; Pseudomonas*

生物危害程度：第三类

分离时间：2010

分离地址：中国天津市

分离基物：腹泻患者粪便

致病名称：中耳炎、脑膜炎、呼吸道感染、尿路感染、败血症

致病对象：人、动物

402 假单胞菌属

平台资源号：NPRC 1.1.212

保藏编号：CHPC 1.232

中文名称：铜绿假单胞菌

外文名称：*Pseudomonas aeruginosa*

分类学地位：*Bacteria; Proteobacteria; Gammaproteobacteria; Pseudomonadales; Pseudomonadaceae; Pseudomonas*

生物危害程度：第三类

分离时间：2007

分离地址：中国河北省秦皇岛市

分离基物：腹泻患者粪便

致病名称：中耳炎、脑膜炎、呼吸道感染、尿路感染、败血症

致病对象：人、动物

403 假单胞菌属

平台资源号：NPRC 1.1.213

保藏编号：CHPC 1.233

中文名称：铜绿假单胞菌

外文名称：*Pseudomonas aeruginosa*

分类学地位：*Bacteria; Proteobacteria; Gammaproteobacteria; Pseudomonadales; Pseudomonadaceae; Pseudomonas*

生物危害程度：第三类

分离时间：2007

分离地址：中国山东省烟台市

分离基物：腹泻患者粪便

致病名称：中耳炎、脑膜炎、呼吸道感染、尿路感染、败血症

致病对象：人、动物

404 假单胞菌属

平台资源号：NPRC 1.1.214

保藏编号：CHPC 1.234

中文名称：铜绿假单胞菌

外文名称：*Pseudomonas aeruginosa*

分类学地位：*Bacteria; Proteobacteria; Gammaproteobacteria; Pseudomonadales; Pseudomonadaceae; Pseudomonas*

生物危害程度：第三类

分离时间：2007

分离地址：中国山东省烟台市

分离基物：腹泻患者粪便

致病名称：中耳炎、脑膜炎、呼吸道感染、尿路感染、败血症

致病对象：人、动物

405 假单胞菌属

平台资源号：NPRC 1.1.215

保藏编号：CHPC 1.235

中文名称：铜绿假单胞菌

外文名称：*Pseudomonas aeruginosa*

分类学地位：*Bacteria; Proteobacteria; Gammaproteobacteria; Pseudomonadales; Pseudomonadaceae; Pseudomonas*

生物危害程度：第三类

分离时间：2007

分离地址：中国山东省青岛市

分离基物：腹泻患者粪便

致病名称：中耳炎、脑膜炎、呼吸道感染、尿路

细菌

真菌

病毒

感染、败血症

致病对象：人、动物

406 假单胞菌属

平台资源号：NPRC 1.1.246

保藏编号：CHPC 1.294

中文名称：铜绿假单胞菌

外文名称：*Pseudomonas aeruginosa*

分类学地位：*Bacteria*; *Proteobacteria*; *Gammaproteobacteria*; *Pseudomonadales*; *Pseudomonadaceae*; *Pseudomonas*

生物危害程度：第三类

分离时间：2016

分离地址：中国河北省秦皇岛市

分离基物：腹泻患者粪便

致病名称：中耳炎、脑膜炎、呼吸道感染、尿路感染、败血症

致病对象：人、动物

407 假单胞菌属

平台资源号：NPRC 1.1.283

保藏编号：CHPC 1.339

中文名称：铜绿假单胞菌

外文名称：*Pseudomonas aeruginosa*

分类学地位：*Bacteria*; *Proteobacteria*; *Gammaproteobacteria*; *Pseudomonadales*; *Pseudomonadaceae*; *Pseudomonas*

生物危害程度：第三类

分离时间：2013

分离地址：中国天津市

分离基物：腹泻患者粪便

致病名称：中耳炎、脑膜炎、呼吸道感染、尿路感染、败血症

致病对象：人、动物

408 假单胞菌属

平台资源号：NPRC 1.1.290

保藏编号：CHPC 1.351

中文名称：铜绿假单胞菌

外文名称：*Pseudomonas aeruginosa*

分类学地位：*Bacteria*; *Proteobacteria*; *Gammaproteobacteria*; *Pseudomonadales*; *Pseudomonadaceae*; *Pseudomonas*

生物危害程度：第三类

分离时间：2016

分离地址：中国山东省威海市

分离基物：腹泻患者粪便

致病名称：中耳炎、脑膜炎、呼吸道感染、尿路感染、败血症

致病对象：人

409 假单胞菌属

平台资源号：NPRC 1.1.306

保藏编号：CHPC 1.377

中文名称：铜绿假单胞菌

外文名称：*Pseudomonas aeruginosa*

分类学地位：*Bacteria*; *Proteobacteria*; *Gammaproteobacteria*; *Pseudomonadales*; *Pseudomonadaceae*; *Pseudomonas*

生物危害程度：第三类

分离时间：2004

分离地址：中国山东省青岛市

分离基物：腹泻患者粪便

致病名称：中耳炎、脑膜炎、呼吸道感染、尿路感染、败血症

致病对象：人

410 假单胞菌属

平台资源号：NPRC 1.1.308

保藏编号：CHPC 1.381

中文名称：铜绿假单胞菌

外文名称：*Pseudomonas aeruginosa*

分类学地位：*Bacteria*; *Proteobacteria*; *Gammaproteobacteria*; *Pseudomonadales*; *Pseudomonadaceae*; *Pseudomonas*

生物危害程度：第三类

分离时间：2007

分离地址：中国山东省青岛市

分离基物：腹泻患者粪便

致病名称：中耳炎、脑膜炎、呼吸道感染、尿路感染、败血症

致病对象：人

411 假单胞菌属

平台资源号：NPRC 1.1.311

保藏编号：CHPC 1.384

中文名称：铜绿假单胞菌

外文名称：*Pseudomonas aeruginosa*

分类学地位：*Bacteria; Proteobacteria; Gammaproteobacteria; Pseudomonadales; Pseudomonadaceae; Pseudomonas*

生物危害程度：第三类

分离时间：2004

分离地址：中国天津市

分离基物：腹泻患者粪便

致病名称：中耳炎、脑膜炎、呼吸道感染、尿路感染、败血症

致病对象：人

412 假单胞菌属

平台资源号：NPRC 1.1.314

保藏编号：CHPC 1.389

中文名称：铜绿假单胞菌

外文名称：*Pseudomonas aeruginosa*

分类学地位：*Bacteria; Proteobacteria; Gammaproteobacteria; Pseudomonadales; Pseudomonadaceae; Pseudomonas*

生物危害程度：第三类

分离时间：2008

分离地址：中国天津市

分离基物：腹泻患者粪便

致病名称：中耳炎、脑膜炎、呼吸道感染、尿路

感染、败血症

致病对象：人

413 假单胞菌属

平台资源号：NPRC 1.1.315

保藏编号：CHPC 1.390

中文名称：铜绿假单胞菌

外文名称：*Pseudomonas aeruginosa*

分类学地位：*Bacteria; Proteobacteria; Gammaproteobacteria; Pseudomonadales; Pseudomonadaceae; Pseudomonas*

生物危害程度：第三类

分离时间：2008

分离地址：中国山东省威海市

分离基物：腹泻患者粪便

致病名称：中耳炎、脑膜炎、呼吸道感染、尿路感染、败血症

致病对象：人

414 假单胞菌属

平台资源号：NPRC 1.1.318

保藏编号：CHPC 1.396

中文名称：铜绿假单胞菌

外文名称：*Pseudomonas aeruginosa*

分类学地位：*Bacteria; Proteobacteria; Gammaproteobacteria; Pseudomonadales; Pseudomonadaceae; Pseudomonas*

生物危害程度：第三类

分离时间：2008

分离地址：中国河北省秦皇岛市

分离基物：腹泻患者粪便

致病名称：中耳炎、脑膜炎、呼吸道感染、尿路感染、败血症

致病对象：人

415 假单胞菌属

平台资源号：NPRC 1.1.319

保藏编号：CHPC 1.397

中文名称：铜绿假单胞菌

外文名称：*Pseudomonas aeruginosa*

分类学地位：*Bacteria; Proteobacteria; Gammaproteobacteria; Pseudomonadales; Pseudomonadaceae; Pseudomonas*

生物危害程度：第三类

分离时间：2008

分离地址：中国山东省威海市

分离基物：腹泻患者粪便

致病名称：中耳炎、脑膜炎、呼吸道感染、尿路感染、败血症

致病对象：人

416 假单胞菌属

平台资源号：NPRC 1.1.320

保藏编号：CHPC 1.398

中文名称：铜绿假单胞菌

外文名称：*Pseudomonas aeruginosa*

分类学地位：*Bacteria; Proteobacteria; Gammaproteobacteria; Pseudomonadales; Pseudomonadaceae; Pseudomonas*

生物危害程度：第三类

分离时间：2008

分离地址：中国山东省威海市

分离基物：腹泻患者粪便

致病名称：中耳炎、脑膜炎、呼吸道感染、尿路感染、败血症

致病对象：人

417 假单胞菌属

平台资源号：NPRC 1.1.321

保藏编号：CHPC 1.399

中文名称：铜绿假单胞菌

外文名称：*Pseudomonas aeruginosa*

分类学地位：*Bacteria; Proteobacteria; Gammaproteobacteria; Pseudomonadales; Pseudomonadaceae; Pseudomonas*

生物危害程度：第三类

分离时间：2008

分离地址：中国河北省秦皇岛市

分离基物：腹泻患者粪便

致病名称：中耳炎、脑膜炎、呼吸道感染、尿路感染、败血症

致病对象：人

418 假单胞菌属

平台资源号：NPRC 1.1.332

保藏编号：CHPC 1.417

中文名称：铜绿假单胞菌

外文名称：*Pseudomonas aeruginosa*

分类学地位：*Bacteria; Proteobacteria; Gammaproteobacteria; Pseudomonadales; Pseudomonadaceae; Pseudomonas*

生物危害程度：第三类

分离时间：2008

分离地址：中国天津市

分离基物：腹泻患者粪便

致病名称：中耳炎、脑膜炎、呼吸道感染、尿路感染、败血症

致病对象：人

419 假单胞菌属

平台资源号：NPRC 1.1.343

保藏编号：CHPC 1.433

中文名称：铜绿假单胞菌

外文名称：*Pseudomonas aeruginosa*

分类学地位：*Bacteria; Proteobacteria; Gammaproteobacteria; Pseudomonadales; Pseudomonadaceae; Pseudomonas*

生物危害程度：第三类

分离时间：2008

分离地址：中国天津市

分离基物：腹泻患者粪便

致病名称：中耳炎、脑膜炎、呼吸道感染、尿路

感染、败血症

致病对象：人

420 假单胞菌属

平台资源号：NPRC 1.1.438

保藏编号：CHPC 1.650

中文名称：铜绿假单胞菌

外文名称：*Pseudomonas aeruginosa*

分类学地位：*Bacteria; Proteobacteria; Gammaproteobacteria; Pseudomonadales; Pseudomonadaceae; Pseudomonas*

生物危害程度：第三类

分离时间：2014

分离地址：中国广东省广州市

分离基物：腹泻患者粪便

致病名称：中耳炎、脑膜炎、呼吸道感染、尿路感染、败血症

致病对象：人

421 假单胞菌属

平台资源号：NPRC 1.1.473

保藏编号：CHPC 1.694

中文名称：铜绿假单胞菌

外文名称：*Pseudomonas aeruginosa*

分类学地位：*Bacteria; Proteobacteria; Gammaproteobacteria; Pseudomonadales; Pseudomonadaceae; Pseudomonas*

生物危害程度：第三类

分离时间：2010

分离地址：中国山东省威海市

分离基物：腹泻患者粪便

致病名称：中耳炎、脑膜炎、呼吸道感染、尿路感染、败血症

致病对象：人

422 假单胞菌属

平台资源号：NPRC 1.1.475

保藏编号：CHPC 1.697

中文名称：铜绿假单胞菌

外文名称：*Pseudomonas aeruginosa*

分类学地位：*Bacteria; Proteobacteria; Gammaproteobacteria; Pseudomonadales; Pseudomonadaceae; Pseudomonas*

生物危害程度：第三类

分离时间：2007

分离地址：中国山东省威海市

分离基物：腹泻患者粪便

致病名称：中耳炎、脑膜炎、呼吸道感染、尿路感染、败血症

致病对象：人

423 假单胞菌属

平台资源号：NPRC 1.1.579

保藏编号：CHPC 1.842

中文名称：铜绿假单胞菌

外文名称：*Pseudomonas aeruginosa*

分类学地位：*Bacteria; Proteobacteria; Gammaproteobacteria; Pseudomonadales; Pseudomonadaceae; Pseudomonas*

生物危害程度：第三类

分离时间：2016

分离地址：中国天津市

分离基物：腹泻患者粪便

致病名称：中耳炎、脑膜炎、呼吸道感染、尿路感染、败血症

致病对象：人

424 假单胞菌属

平台资源号：NPRC 1.1.584

保藏编号：CHPC 1.852

中文名称：铜绿假单胞菌

外文名称：*Pseudomonas aeruginosa*

分类学地位：*Bacteria; Proteobacteria; Gammaproteobacteria; Pseudomonadales; Pseudomonadaceae; Pseudomonas*

细菌

真菌

病毒

生物危害程度：第三类

分离时间：2007

分离地址：中国天津市

分离基物：腹泻患者粪便

致病名称：中耳炎、脑膜炎、呼吸道感染、尿路
感染、败血症

致病对象：人

425 假单胞菌属

平台资源号：NPRC 1.1.600

保藏编号：CHPC 1.877

中文名称：铜绿假单胞菌

外文名称：*Pseudomonas aeruginosa*

分类学地位：*Bacteria; Proteobacteria; Gammaproteobacteria; Pseudomonadales; Pseudomonadaceae; Pseudomonas*

生物危害程度：第三类

分离时间：2003

分离地址：中国山东省威海市

分离基物：腹泻患者粪便

致病名称：中耳炎、脑膜炎、呼吸道感染、尿路
感染、败血症

致病对象：人

426 假单胞菌属

平台资源号：NPRC 1.1.638

保藏编号：CHPC 1.939

中文名称：铜绿假单胞菌

外文名称：*Pseudomonas aeruginosa*

分类学地位：*Bacteria; Proteobacteria; Gammaproteobacteria; Pseudomonadales; Pseudomonadaceae; Pseudomonas*

生物危害程度：第三类

分离时间：2008

分离地址：中国河北省秦皇岛市

分离基物：腹泻患者粪便

致病名称：中耳炎、脑膜炎、呼吸道感染、尿路

感染、败血症

致病对象：人

427 假单胞菌属

平台资源号：NPRC 1.1.703

保藏编号：CHPC 1.1032

中文名称：铜绿假单胞菌

外文名称：*Pseudomonas aeruginosa*

分类学地位：*Bacteria; Proteobacteria; Gammaproteobacteria; Pseudomonadales; Pseudomonadaceae; Pseudomonas*

生物危害程度：第三类

分离时间：2009

分离地址：中国广东省广州市

分离基物：腹泻患者粪便

致病名称：中耳炎、脑膜炎、呼吸道感染、尿路
感染、败血症

致病对象：人

428 假单胞菌属

平台资源号：NPRC 1.1.705

保藏编号：CHPC 1.1035

中文名称：铜绿假单胞菌

外文名称：*Pseudomonas aeruginosa*

分类学地位：*Bacteria; Proteobacteria; Gammaproteobacteria; Pseudomonadales; Pseudomonadaceae; Pseudomonas*

生物危害程度：第三类

分离时间：2009

分离地址：中国广东省广州市

分离基物：腹泻患者粪便

致病名称：中耳炎、脑膜炎、呼吸道感染、尿路
感染、败血症

致病对象：人

429 假单胞菌属

平台资源号：NPRC 1.1.709

保藏编号：CHPC 1.1043

中文名称：铜绿假单胞菌

外文名称：*Pseudomonas aeruginosa*

分类学地位：*Bacteria; Proteobacteria; Gammaproteobacteria; Pseudomonadales; Pseudomonadaceae; Pseudomonas*

生物危害程度：第三类

分离时间：2009

分离地址：中国山东省威海市

分离基物：腹泻患者粪便

致病名称：中耳炎、脑膜炎、呼吸道感染、尿路感染、败血症

致病对象：人

430　假单胞菌属

平台资源号：NPRC 1.9.55

保藏编号：CMCC(B) 10104

中文名称：铜绿假单胞菌

外文名称：*Pseudomonas aeruginosa*

分类学地位：*Bacteria; Proteobacteria; Gammaproteobacteria; Pseudomonadales; Pseudomonadaceae; Pseudomonas*

生物危害程度：第三类

分离时间：未知

分离地址：中国山东省

分离基物：未知

致病名称：中耳炎、脑膜炎、呼吸道感染、尿路感染、败血症

致病对象：人

431　假单胞菌属

平台资源号：NPRC 1.9.56

保藏编号：CMCC(B) 10211

中文名称：铜绿假单胞菌

外文名称：*Pseudomonas aeruginosa*

分类学地位：*Bacteria; Proteobacteria; Gammaproteobacteria; Pseudomonadales; Pseudomonadaceae; Pseudomonas*

生物危害程度：第三类

分离时间：未知

分离地址：中国上海市

分离基物：未知

致病名称：中耳炎、脑膜炎、呼吸道感染、尿路感染、败血症

致病对象：人

432　假单胞菌属

平台资源号：NPRC 1.9.75

保藏编号：PAO1

中文名称：铜绿假单胞菌

外文名称：*Pseudomonas aeruginosa*

分类学地位：*Bacteria; Proteobacteria; Gammaproteobacteria; Pseudomonadales; Pseudomonadaceae; Pseudomonas*

生物危害程度：第三类

分离时间：未知

分离地址：未知

分离基物：未知

致病名称：中耳炎、脑膜炎、呼吸道感染、尿路感染、败血症

致病对象：人

433　假单胞菌属

平台资源号：NPRC 1.9.76

保藏编号：ATCC 27853

中文名称：铜绿假单胞菌

外文名称：*Pseudomonas aeruginosa*

分类学地位：*Bacteria; Proteobacteria; Gammaproteobacteria; Pseudomonadales; Pseudomonadaceae; Pseudomonas*

生物危害程度：第三类

分离时间：未知

分离地址：未知

分离基物：未知

致病名称：中耳炎、脑膜炎、呼吸道感染、尿路

细菌

真菌

病毒

感染、败血症

致病对象：人

七、普罗威登斯菌属

434 普罗威登斯菌属

平台资源号：NPRC 1.1.219

保藏编号：CHPC 1.259

中文名称：雷氏普罗威登斯菌

外文名称：*Providencia rettgeri*

分类学地位：*Bacteria; Proteobacteria; Gammaproteobacteria; Enterobacterales; Morganellaceae; Providencia*

生物危害程度：第三类

分离时间：2007

分离地址：中国天津市

分离基物：腹泻患者粪便

致病名称：尿路感染

致病对象：人、动物

435 普罗威登斯菌属

平台资源号：NPRC 1.1.220

保藏编号：CHPC 1.260

中文名称：雷氏普罗威登斯菌

外文名称：*Providencia rettgeri*

分类学地位：*Bacteria; Proteobacteria; Gammaproteobacteria; Enterobacterales; Morganellaceae; Providencia*

生物危害程度：第三类

分离时间：2007

分离地址：中国山东省青岛市

分离基物：腹泻患者粪便

致病名称：尿路感染

致病对象：人、动物

436 普罗威登斯菌属

平台资源号：NPRC 1.1.334

保藏编号：CHPC 1.420

中文名称：产碱普罗威登斯菌

外文名称：*Providencia alcalifaciens*

分类学地位：*Bacteria; Proteobacteria; Gammaproteobacteria; Enterobacterales; Morganellaceae; Providencia*

生物危害程度：第三类

分离时间：2008

分离地址：中国天津市

分离基物：腹泻患者粪便

致病名称：腹泻、菌血症、尿路感染

致病对象：人

437 普罗威登斯菌属

平台资源号：NPRC 1.1.340

保藏编号：CHPC 1.430

中文名称：雷氏普罗威登斯菌

外文名称：*Providencia rettgeri*

分类学地位：*Bacteria; Proteobacteria; Gammaproteobacteria; Enterobacterales; Morganellaceae; Providencia*

生物危害程度：第三类

分离时间：2008

分离地址：中国山东省青岛市

分离基物：腹泻患者粪便

致病名称：尿路感染

致病对象：人

438 普罗威登斯菌属

平台资源号：NPRC 1.1.351

保藏编号：CHPC 1.445

中文名称：普罗威登斯菌

外文名称：*Providencia* sp.

分类学地位：*Bacteria; Proteobacteria; Gammaproteobacteria; Enterobacterales; Morganellaceae; Providencia*

生物危害程度：第三类

分离时间: 2008

分离地址: 中国山东省威海市

分离基物: 腹泻患者粪便

致病名称: 尿路感染

致病对象: 人

439 普罗威登斯菌属

平台资源号: NPRC 1.1.356

保藏编号: CHPC 1.450

中文名称: 普罗威登斯菌

外文名称: *Providencia* sp.

分类学地位: *Bacteria*; *Proteobacteria*; *Gammaproteobacteria*; *Enterobacterales*; *Morganellaceae*; *Providencia*

生物危害程度: 第三类

分离时间: 2008

分离地址: 中国山东省威海市

分离基物: 腹泻患者粪便

致病名称: 尿路感染

致病对象: 人

440 普罗威登斯菌属

平台资源号: NPRC 1.1.360

保藏编号: CHPC 1.457

中文名称: 普罗威登斯菌

外文名称: *Providencia* sp.

分类学地位: *Bacteria*; *Proteobacteria*; *Gammaproteobacteria*; *Enterobacterales*; *Morganellaceae*; *Providencia*

生物危害程度: 第三类

分离时间: 2008

分离地址: 中国天津市

分离基物: 腹泻患者粪便

致病名称: 尿路感染

致病对象: 人

441 普罗威登斯菌属

平台资源号: NPRC 1.1.363

保藏编号: CHPC 1.460

中文名称: 普罗威登斯菌

外文名称: *Providencia* sp.

分类学地位: *Bacteria*; *Proteobacteria*; *Gammaproteobacteria*; *Enterobacterales*; *Morganellaceae*; *Providencia*

生物危害程度: 第三类

分离时间: 2008

分离地址: 中国天津市

分离基物: 腹泻患者粪便

致病名称: 尿路感染

致病对象: 人

442 普罗威登斯菌属

平台资源号: NPRC 1.1.366

保藏编号: CHPC 1.467

中文名称: 普罗威登斯菌

外文名称: *Providencia* sp.

分类学地位: *Bacteria*; *Proteobacteria*; *Gammaproteobacteria*; *Enterobacterales*; *Morganellaceae*; *Providencia*

生物危害程度: 第三类

分离时间: 2008

分离地址: 中国河北省秦皇岛市

分离基物: 腹泻患者粪便

致病名称: 尿路感染

致病对象: 人

443 普罗威登斯菌属

平台资源号: NPRC 1.1.367

保藏编号: CHPC 1.469

中文名称: 普罗威登斯菌

外文名称: *Providencia* sp.

分类学地位: *Bacteria*; *Proteobacteria*; *Gammaproteobacteria*; *Enterobacterales*; *Morganellaceae*; *Providencia*

生物危害程度: 第三类

细菌

真菌

病毒

分离时间：2008

分离地址：中国河北省秦皇岛市

分离基物：腹泻患者粪便

致病名称：尿路感染

致病对象：人

444 普罗威登斯菌属

平台资源号：NPRC 1.1.525

保藏编号：CHPC 1.761

中文名称：普罗威登斯菌

外文名称：*Providencia* sp.

分类学地位：*Bacteria*; *Proteobacteria*; *Gammaproteobacteria*; *Enterobacterales*; *Morganellaceae*; *Providencia*

生物危害程度：第三类

分离时间：2005

分离地址：中国河北省秦皇岛市

分离基物：腹泻患者粪便

致病名称：尿路感染

致病对象：人

445 普罗威登斯菌属

平台资源号：NPRC 1.1.526

保藏编号：CHPC 1.762

中文名称：普罗威登斯菌

外文名称：*Providencia* sp.

分类学地位：*Bacteria*; *Proteobacteria*; *Gammaproteobacteria*; *Enterobacterales*; *Morganellaceae*; *Providencia*

生物危害程度：第三类

分离时间：2005

分离地址：中国山东省烟台市

分离基物：腹泻患者粪便

致病名称：尿路感染

致病对象：人

446 普罗威登斯菌属

平台资源号：NPRC 1.1.543

保藏编号：CHPC 1.786

中文名称：普罗威登斯菌

外文名称：*Providencia* sp.

分类学地位：*Bacteria*; *Proteobacteria*; *Gammaproteobacteria*; *Enterobacterales*; *Morganellaceae*; *Providencia*

生物危害程度：第三类

分离时间：2007

分离地址：中国山东省威海市

分离基物：腹泻患者粪便

致病名称：尿路感染

致病对象：人

447 普罗威登斯菌属

平台资源号：NPRC 1.1.544

保藏编号：CHPC 1.787

中文名称：普罗威登斯菌

外文名称：*Providencia* sp.

分类学地位：*Bacteria*; *Proteobacteria*; *Gammaproteobacteria*; *Enterobacterales*; *Morganellaceae*; *Providencia*

生物危害程度：第三类

分离时间：2007

分离地址：中国山东省威海市

分离基物：腹泻患者粪便

致病名称：尿路感染

致病对象：人

448 普罗威登斯菌属

平台资源号：NPRC 1.1.602

保藏编号：CHPC 1.880

中文名称：产碱普罗威登斯菌

外文名称：*Providencia alcalifaciens*

分类学地位：*Bacteria*; *Proteobacteria*; *Gammaproteobacteria*; *Enterobacterales*; *Morganellaceae*; *Providencia*

生物危害程度：第三类

分离时间：2008

分离地址：中国山东省威海市

分离基物：腹泻患者粪便

致病名称：腹泻、菌血症、尿路感染

致病对象：人

449　普罗威登斯菌属

平台资源号：NPRC 1.1.607

保藏编号：CHPC 1.889

中文名称：雷氏普罗威登斯菌

外文名称：*Providencia rettgeri*

分类学地位：*Bacteria*; *Proteobacteria*; *Gammaproteobacteria*; *Enterobacterales*; *Morganellaceae*; *Providencia*

生物危害程度：第三类

分离时间：2008

分离地址：中国山东省青岛市

分离基物：腹泻患者粪便

致病名称：尿路感染

致病对象：人

450　普罗威登斯菌属

平台资源号：NPRC 1.1.615

保藏编号：CHPC 1.900

中文名称：普罗威登斯菌

外文名称：*Providencia* sp.

分类学地位：*Bacteria*; *Proteobacteria*; *Gammaproteobacteria*; *Enterobacterales*; *Morganellaceae*; *Providencia*

生物危害程度：第三类

分离时间：2008

分离地址：中国山东省青岛市

分离基物：腹泻患者粪便

致病名称：尿路感染

致病对象：人

451　普罗威登斯菌属

平台资源号：NPRC 1.1.620

保藏编号：CHPC 1.905

中文名称：普罗威登斯菌

外文名称：*Providencia* sp.

分类学地位：*Bacteria*; *Proteobacteria*; *Gammaproteobacteria*; *Enterobacterales*; *Morganellaceae*; *Providencia*

生物危害程度：第三类

分离时间：2008

分离地址：中国广东省广州市

分离基物：腹泻患者粪便

致病名称：尿路感染

致病对象：人

452　普罗威登斯菌属

平台资源号：NPRC 1.1.624

保藏编号：CHPC 1.912

中文名称：普罗威登斯菌

外文名称：*Providencia* sp.

分类学地位：*Bacteria*; *Proteobacteria*; *Gammaproteobacteria*; *Enterobacterales*; *Morganellaceae*; *Providencia*

生物危害程度：第三类

分离时间：2008

分离地址：中国河北省秦皇岛市

分离基物：腹泻患者粪便

致病名称：尿路感染

致病对象：人

453　普罗威登斯菌属

平台资源号：NPRC 1.1.627

保藏编号：CHPC 1.915

中文名称：普罗威登斯菌

外文名称：*Providencia* sp.

分类学地位：*Bacteria*; *Proteobacteria*; *Gammaproteobacteria*; *Enterobacterales*; *Morganellaceae*; *Providencia*

生物危害程度：第三类

细菌

真菌

病毒

分离时间：2008

分离地址：中国天津市

分离基物：腹泻患者粪便

致病名称：尿路感染

致病对象：人

454 普罗威登斯菌属

平台资源号：NPRC 1.1.629

保藏编号：CHPC 1.922

中文名称：普罗威登斯菌

外文名称：*Providencia* sp.

分类学地位：*Bacteria; Proteobacteria; Gammaproteobacteria; Enterobacterales; Morganellaceae; Providencia*

生物危害程度：第三类

分离时间：2008

分离地址：中国天津市

分离基物：腹泻患者粪便

致病名称：尿路感染

致病对象：人

455 普罗威登斯菌属

平台资源号：NPRC 1.1.630

保藏编号：CHPC 1.924

中文名称：普罗威登斯菌

外文名称：*Providencia* sp.

分类学地位：*Bacteria; Proteobacteria; Gammaproteobacteria; Enterobacterales; Morganellaceae; Providencia*

生物危害程度：第三类

分离时间：2008

分离地址：中国天津市

分离基物：腹泻患者粪便

致病名称：尿路感染

致病对象：人

456 普罗威登斯菌属

平台资源号：NPRC 1.1.632

保藏编号：CHPC 1.930

中文名称：普罗威登斯菌

外文名称：*Providencia* sp.

分类学地位：*Bacteria; Proteobacteria; Gammaproteobacteria; Enterobacterales; Morganellaceae; Providencia*

生物危害程度：第三类

分离时间：2008

分离地址：中国天津市

分离基物：腹泻患者粪便

致病名称：尿路感染

致病对象：人

457 普罗威登斯菌属

平台资源号：NPRC 1.1.640

保藏编号：CHPC 1.941

中文名称：普罗威登斯菌

外文名称：*Providencia* sp.

分类学地位：*Bacteria; Proteobacteria; Gammaproteobacteria; Enterobacterales; Morganellaceae; Providencia*

生物危害程度：第三类

分离时间：2008

分离地址：中国山东省青岛市

分离基物：腹泻患者粪便

致病名称：尿路感染

致病对象：人

458 普罗威登斯菌属

平台资源号：NPRC 1.1.641

保藏编号：CHPC 1.942

中文名称：普罗威登斯菌

外文名称：*Providencia* sp.

分类学地位：*Bacteria; Proteobacteria; Gammaproteobacteria; Enterobacterales; Morganellaceae; Providencia*

生物危害程度：第三类

分离时间：2008

分离地址：中国山东省青岛市

分离基物：腹泻患者粪便

致病名称：尿路感染

致病对象：人

459 普罗威登斯菌属

平台资源号：NPRC 1.1.648

保藏编号：CHPC 1.953

中文名称：雷氏普罗威登斯菌

外文名称：*Providencia rettgeri*

分类学地位：*Bacteria; Proteobacteria; Gammaproteobacteria; Enterobacterales; Morganellaceae; Providencia*

生物危害程度：第三类

分离时间：2008

分离地址：中国山东省青岛市

分离基物：腹泻患者粪便

致病名称：尿路感染

致病对象：人

460 普罗威登斯菌属

平台资源号：NPRC 1.1.651

保藏编号：CHPC 1.956

中文名称：产碱普罗威登斯菌

外文名称：*Providencia alcalifaciens*

分类学地位：*Bacteria; Proteobacteria; Gammaproteobacteria; Enterobacterales; Morganellaceae; Providencia*

生物危害程度：第三类

分离时间：2008

分离地址：中国山东省青岛市

分离基物：腹泻患者粪便

致病名称：腹泻、菌血症、尿路感染

致病对象：人

461 普罗威登斯菌属

平台资源号：NPRC 1.1.656

保藏编号：CHPC 1.963

中文名称：雷氏普罗威登斯菌

外文名称：*Providencia rettgeri*

分类学地位：*Bacteria; Proteobacteria; Gammaproteobacteria; Enterobacterales; Morganellaceae; Providencia*

生物危害程度：第三类

分离时间：2008

分离地址：中国天津市

分离基物：腹泻患者粪便

致病名称：尿路感染

致病对象：人

462 普罗威登斯菌属

平台资源号：NPRC 1.1.657

保藏编号：CHPC 1.965

中文名称：雷氏普罗威登斯菌

外文名称：*Providencia rettgeri*

分类学地位：*Bacteria; Proteobacteria; Gammaproteobacteria; Enterobacterales; Morganellaceae; Providencia*

生物危害程度：第三类

分离时间：2008

分离地址：中国天津市

分离基物：腹泻患者粪便

致病名称：尿路感染

致病对象：人

463 普罗威登斯菌属

平台资源号：NPRC 1.1.731

保藏编号：CHPC 1.1296

中文名称：普罗威登斯菌

外文名称：*Providencia* sp.

分类学地位：*Bacteria; Proteobacteria; Gammaproteobacteria; Enterobacterales; Morganellaceae; Providencia*

生物危害程度：第三类

分离时间：2003

分离地址：中国山东省威海市

分离基物：腹泻患者粪便

致病名称：尿路感染

致病对象：人

八、链球菌属

464 链球菌属

平台资源号：NPRC 1.9.1

保藏编号：CMCC(B) 31001

中文名称：肺炎链球菌

外文名称：*Streptococcus pneumoniae*

分类学地位：*Bacteria; Firmicutes; Bacilli; Lactobacillales; Streptococcaceae; Streptococcus*

生物危害程度：第三类

分离时间：未知

分离地址：苏联

分离基物：未知

致病名称：大叶性肺炎、脑膜炎、支气管炎

致病对象：人

465 链球菌属

平台资源号：NPRC 1.9.2

保藏编号：CMCC(B) 33276

中文名称：肺炎链球菌

外文名称：*Streptococcus pneumoniae*

分类学地位：*Bacteria; Firmicutes; Bacilli; Lactobacillales; Streptococcaceae; Streptococcus*

生物危害程度：第三类

分离时间：未知

分离地址：美国

分离基物：未知

致病名称：大叶性肺炎、脑膜炎、支气管炎

致病对象：人

466 链球菌属

平台资源号：NPRC 1.9.3

保藏编号：CMCC(B) 33279

中文名称：肺炎链球菌

外文名称：*Streptococcus pneumoniae*

分类学地位：*Bacteria; Firmicutes; Bacilli; Lactobacillales; Streptococcaceae; Streptococcus*

生物危害程度：第三类

分离时间：未知

分离地址：美国

分离基物：未知

致病名称：大叶性肺炎、脑膜炎、支气管炎

致病对象：人

467 链球菌属

平台资源号：NPRC 1.9.4

保藏编号：CMCC(B) 33284

中文名称：肺炎链球菌

外文名称：*Streptococcus pneumoniae*

分类学地位：*Bacteria; Firmicutes; Bacilli; Lactobacillales; Streptococcaceae; Streptococcus*

生物危害程度：第三类

分离时间：未知

分离地址：美国

分离基物：未知

致病名称：大叶性肺炎、脑膜炎、支气管炎

致病对象：人

468 链球菌属

平台资源号：NPRC 1.9.5

保藏编号：CMCC(B) 33277

中文名称：肺炎链球菌

外文名称：*Streptococcus pneumoniae*

分类学地位：*Bacteria; Firmicutes; Bacilli; Lactoba-*

cillales; *Streptococcaceae*; *Streptococcus*

生物危害程度：第三类

分离时间：未知

分离地址：美国

分离基物：未知

致病名称：大叶性肺炎、脑膜炎、支气管炎

致病对象：人

469 链球菌属

平台资源号：NPRC 1.9.6

保藏编号：CMCC(B) 33278

中文名称：肺炎链球菌

外文名称：*Streptococcus pneumoniae*

分类学地位：*Bacteria*; *Firmicutes*; *Bacilli*; *Lactobacillales*; *Streptococcaceae*; *Streptococcus*

生物危害程度：第三类

分离时间：未知

分离地址：美国

分离基物：未知

致病名称：大叶性肺炎、脑膜炎、支气管炎

致病对象：人

470 链球菌属

平台资源号：NPRC 1.9.7

保藏编号：CMCC(B) 33281

中文名称：肺炎链球菌

外文名称：*Streptococcus pneumoniae*

分类学地位：*Bacteria*; *Firmicutes*; *Bacilli*; *Lactobacillales*; *Streptococcaceae*; *Streptococcus*

生物危害程度：第三类

分离时间：未知

分离地址：美国

分离基物：未知

致病名称：大叶性肺炎、脑膜炎、支气管炎

致病对象：人

471 链球菌属

平台资源号：NPRC 1.9.8

保藏编号：CMCC(B) 33282

中文名称：肺炎链球菌

外文名称：*Streptococcus pneumoniae*

分类学地位：*Bacteria*; *Firmicutes*; *Bacilli*; *Lactobacillales*; *Streptococcaceae*; *Streptococcus*

生物危害程度：第三类

分离时间：未知

分离地址：美国

分离基物：未知

致病名称：大叶性肺炎、脑膜炎、支气管炎

致病对象：人

472 链球菌属

平台资源号：NPRC 1.9.9

保藏编号：CMCC(B) 33283

中文名称：肺炎链球菌

外文名称：*Streptococcus pneumoniae*

分类学地位：*Bacteria*; *Firmicutes*; *Bacilli*; *Lactobacillales*; *Streptococcaceae*; *Streptococcus*

生物危害程度：第三类

分离时间：未知

分离地址：美国

分离基物：未知

致病名称：大叶性肺炎、脑膜炎、支气管炎

致病对象：人

473 链球菌属

平台资源号：NPRC 1.9.10

保藏编号：CMCC(B) 33413

中文名称：肺炎链球菌

外文名称：*Streptococcus pneumoniae*

分类学地位：*Bacteria*; *Firmicutes*; *Bacilli*; *Lactoba-*

细菌

真菌

病毒

cillales; Streptococcaceae; Streptococcus

生物危害程度：第三类

分离时间：未知

分离地址：美国

分离基物：未知

致病名称：大叶性肺炎、脑膜炎、支气管炎

致病对象：人

474 链球菌属

平台资源号：NPRC 1.9.11

保藏编号：CMCC(B) 33414

中文名称：肺炎链球菌

外文名称：*Streptococcus pneumoniae*

分类学地位：*Bacteria; Firmicutes; Bacilli; Lactobacillales; Streptococcaceae; Streptococcus*

生物危害程度：第三类

分离时间：未知

分离地址：美国

分离基物：未知

致病名称：大叶性肺炎、脑膜炎、支气管炎

致病对象：人

475 链球菌属

平台资源号：NPRC 1.9.12

保藏编号：CMCC(B) 33415

中文名称：肺炎链球菌

外文名称：*Streptococcus pneumoniae*

分类学地位：*Bacteria; Firmicutes; Bacilli; Lactobacillales; Streptococcaceae; Streptococcus*

生物危害程度：第三类

分离时间：未知

分离地址：美国

分离基物：未知

致病名称：大叶性肺炎、脑膜炎、支气管炎

致病对象：人

476 链球菌属

平台资源号：NPRC 1.9.13

保藏编号：CMCC(B) 33416

中文名称：肺炎链球菌

外文名称：*Streptococcus pneumoniae*

分类学地位：*Bacteria; Firmicutes; Bacilli; Lactobacillales; Streptococcaceae; Streptococcus*

生物危害程度：第三类

分离时间：未知

分离地址：美国

分离基物：未知

致病名称：大叶性肺炎、脑膜炎、支气管炎

致病对象：人

477 链球菌属

平台资源号：NPRC 1.9.14

保藏编号：CMCC(B) 33417

中文名称：肺炎链球菌

外文名称：*Streptococcus pneumoniae*

分类学地位：*Bacteria; Firmicutes; Bacilli; Lactobacillales; Streptococcaceae; Streptococcus*

生物危害程度：第三类

分离时间：未知

分离地址：美国

分离基物：未知

致病名称：大叶性肺炎、脑膜炎、支气管炎

致病对象：人

478 链球菌属

平台资源号：NPRC 1.9.15

保藏编号：CMCC(B) 33418

中文名称：肺炎链球菌

外文名称：*Streptococcus pneumoniae*

分类学地位：*Bacteria; Firmicutes; Bacilli; Lactoba-*

cillales; Streptococcaceae; Streptococ-cus

生物危害程度：第三类

分离时间：未知

分离地址：美国

分离基物：未知

致病名称：大叶性肺炎、脑膜炎、支气管炎

致病对象：人

479 链球菌属

平台资源号：NPRC 1.9.16

保藏编号：CMCC(B) 33425

中文名称：肺炎链球菌

外文名称：*Streptococcus pneumoniae*

分类学地位：*Bacteria; Firmicutes; Bacilli; Lactoba-cillales; Streptococcaceae; Streptococcus*

生物危害程度：第三类

分离时间：未知

分离地址：美国

分离基物：未知

致病名称：大叶性肺炎、脑膜炎、支气管炎

致病对象：人

480 链球菌属

平台资源号：NPRC 1.9.17

保藏编号：CMCC(B) 33274

中文名称：肺炎链球菌

外文名称：*Streptococcus pneumoniae*

分类学地位：*Bacteria; Firmicutes; Bacilli; Lactoba-cillales; Streptococcaceae; Streptococcus*

生物危害程度：第三类

分离时间：未知

分离地址：美国

分离基物：未知

致病名称：大叶性肺炎、脑膜炎、支气管炎

致病对象：人

481 链球菌属

平台资源号：NPRC 1.9.18

保藏编号：CMCC(B) 33275

中文名称：肺炎链球菌

外文名称：*Streptococcus pneumoniae*

分类学地位：*Bacteria; Firmicutes; Bacilli; Lactoba-cillales; Streptococcaceae; Streptococcus*

生物危害程度：第三类

分离时间：未知

分离地址：美国

分离基物：未知

致病名称：大叶性肺炎、脑膜炎、支气管炎

致病对象：人

482 链球菌属

平台资源号：NPRC 1.9.19

保藏编号：CMCC(B) 33280

中文名称：肺炎链球菌

外文名称：*Streptococcus pneumoniae*

分类学地位：*Bacteria; Firmicutes; Bacilli; Lactoba-cillales; Streptococcaceae; Streptococcus*

生物危害程度：第三类

分离时间：未知

分离地址：美国

分离基物：未知

致病名称：大叶性肺炎、脑膜炎、支气管炎

致病对象：人

483 链球菌属

平台资源号：NPRC 1.9.20

保藏编号：CMCC(B) 33419

中文名称：肺炎链球菌

外文名称：*Streptococcus pneumoniae*

分类学地位：*Bacteria; Firmicutes; Bacilli; Lactoba-*

细菌

真菌

病毒

cillales; Streptococcaceae; Streptococcus

生物危害程度：第三类

分离时间：未知

分离地址：美国

分离基物：未知

致病名称：大叶性肺炎、脑膜炎、支气管炎

致病对象：人

484 链球菌属

平台资源号：NPRC 1.9.21

保藏编号：CMCC(B) 33420

中文名称：肺炎链球菌

外文名称：*Streptococcus pneumoniae*

分类学地位：*Bacteria; Firmicutes; Bacilli; Lactobacillales; Streptococcaceae; Streptococcus*

生物危害程度：第三类

分离时间：未知

分离地址：美国

分离基物：未知

致病名称：大叶性肺炎、脑膜炎、支气管炎

致病对象：人

485 链球菌属

平台资源号：NPRC 1.9.22

保藏编号：CMCC(B) 33421

中文名称：肺炎链球菌

外文名称：*Streptococcus pneumoniae*

分类学地位：*Bacteria; Firmicutes; Bacilli; Lactobacillales; Streptococcaceae; Streptococcus*

生物危害程度：第三类

分离时间：未知

分离地址：美国

分离基物：未知

致病名称：大叶性肺炎、脑膜炎、支气管炎

致病对象：人

486 链球菌属

平台资源号：NPRC 1.9.23

保藏编号：CMCC(B) 33422

中文名称：肺炎链球菌

外文名称：*Streptococcus pneumoniae*

分类学地位：*Bacteria; Firmicutes; Bacilli; Lactobacillales; Streptococcaceae; Streptococcus*

生物危害程度：第三类

分离时间：未知

分离地址：美国

分离基物：未知

致病名称：大叶性肺炎、脑膜炎、支气管炎

致病对象：人

487 链球菌属

平台资源号：NPRC 1.9.24

保藏编号：CMCC(B) 33423

中文名称：肺炎链球菌

外文名称：*Streptococcus pneumoniae*

分类学地位：*Bacteria; Firmicutes; Bacilli; Lactobacillales; Streptococcaceae; Streptococcus*

生物危害程度：第三类

分离时间：未知

分离地址：美国

分离基物：未知

致病名称：大叶性肺炎、脑膜炎、支气管炎

致病对象：人

488 链球菌属

平台资源号：NPRC 1.9.25

保藏编号：CMCC(B) 33424

中文名称：肺炎链球菌

外文名称：*Streptococcus pneumoniae*

分类学地位：*Bacteria; Firmicutes; Bacilli; Lactoba-*

cillales; *Streptococcaceae*; *Streptococcus*

生物危害程度：第三类

分离时间：未知

分离地址：美国

分离基物：未知

致病名称：大叶性肺炎、脑膜炎、支气管炎

致病对象：人

489　链球菌属

平台资源号：NPRC 1.9.26

保藏编号：CMCC(B) 33285

中文名称：肺炎链球菌

外文名称：*Streptococcus pneumoniae*

分类学地位：*Bacteria*; *Firmicutes*; *Bacilli*; *Lactobacillales*; *Streptococcaceae*; *Streptococcus*

生物危害程度：第三类

分离时间：未知

分离地址：美国

分离基物：未知

致病名称：大叶性肺炎、脑膜炎、支气管炎

致病对象：人

490　链球菌属

平台资源号：NPRC 1.9.27

保藏编号：CMCC(B) 33426

中文名称：肺炎链球菌

外文名称：*Streptococcus pneumoniae*

分类学地位：*Bacteria*; *Firmicutes*; *Bacilli*; *Lactobacillales*; *Streptococcaceae*; *Streptococcus*

生物危害程度：第三类

分离时间：未知

分离地址：美国

分离基物：未知

致病名称：大叶性肺炎、脑膜炎、支气管炎

致病对象：人

491　链球菌属

平台资源号：NPRC 1.9.42

保藏编号：CMCC(B) 32213

中文名称：甲型溶血性链球菌

外文名称：*α-Streptococcus hemolytic*

分类学地位：*Bacteria*; *Firmicutes*; *Bacilli*; *Lactobacillales*; *Streptococcaceae*; *Streptococcus*

生物危害程度：第三类

分离时间：未知

分离地址：中国山东省威海市

分离基物：未知

致病名称：化脓性炎症

致病对象：人

492　链球菌属

平台资源号：NPRC 1.9.43

保藏编号：CMCC(B) 32210

中文名称：乙型溶血性链球菌

外文名称：*β-Streptococcus hemolytic*

分类学地位：*Bacteria*; *Firmicutes*; *Bacilli*; *Lactobacillales*; *Streptococcaceae*; *Streptococcus*

生物危害程度：第三类

分离时间：未知

分离地址：中国贵州省贵阳市

分离基物：未知

致病名称：化脓性炎症

致病对象：人

九、气单胞菌属

493　气单胞菌属

平台资源号：NPRC 1.1.221

保藏编号：CHPC 1.261

中文名称：嗜水气单胞菌

细菌

真菌

病毒

外文名称：*Aeromonas hydrophila*

分类学地位：*Bacteria; Proteobacteria; Gammapro-teobacteria; Aeromonadales; Aero-monadaceae; Aeromonas*

生物危害程度：第三类

分离时间：2007

分离地址：中国山东省威海市

分离基物：腹泻患者粪便

致病名称：肠炎、败血症

致病对象：人、动物

494 气单胞菌属

平台资源号：NPRC 1.1.222

保藏编号：CHPC 1.262

中文名称：嗜水气单胞菌

外文名称：*Aeromonas hydrophila*

分类学地位：*Bacteria; Proteobacteria; Gammapro-teobacteria; Aeromonadales; Aero-monadaceae; Aeromonas*

生物危害程度：第三类

分离时间：2007

分离地址：中国山东省威海市

分离基物：腹泻患者粪便

致病名称：肠炎、败血症

致病对象：人、动物

495 气单胞菌属

平台资源号：NPRC 1.1.264

保藏编号：CHPC 1.314

中文名称：气单胞菌

外文名称：*Aeromonas* sp.

分类学地位：*Bacteria; Proteobacteria; Gammapro-teobacteria; Aeromonadales; Aero-monadaceae; Aeromonas*

生物危害程度：第三类

分离时间：2007

分离地址：中国天津市

分离基物：腹泻患者粪便

致病名称：肠炎、败血症

致病对象：人

496 气单胞菌属

平台资源号：NPRC 1.1.371

保藏编号：CHPC 1.578

中文名称：嗜水气单胞菌

外文名称：*Aeromonas hydrophila*

分类学地位：*Bacteria; Proteobacteria; Gammapro-teobacteria; Aeromonadales; Aero-monadaceae; Aeromonas*

生物危害程度：第三类

分离时间：2014

分离地址：中国山东省威海市

分离基物：腹泻患者粪便

致病名称：肠炎、败血症

致病对象：人

497 气单胞菌属

平台资源号：NPRC 1.1.718

保藏编号：CHPC 1.1069

中文名称：嗜水气单胞菌

外文名称：*Aeromonas hydrophila*

分类学地位：*Bacteria; Proteobacteria; Gammapro-teobacteria; Aeromonadales; Aero-monadaceae; Aeromonas*

生物危害程度：第三类

分离时间：2009

分离地址：中国广东省广州市

分离基物：患者

致病名称：胃肠炎、感染、败血症

致病对象：人

498 气单胞菌属

平台资源号：NPRC 1.1.729

保藏编号：CHPC 1.1237

中文名称：嗜水气单胞菌

外文名称：*Aeromonas hydrophila*

分类学地位：*Bacteria*; *Proteobacteria*; *Gammapro-teobacteria*; *Aeromonadales*; *Aero-monadaceae*; *Aeromonas*

生物危害程度：第三类

分离时间：2011-07-21

分离地址：中国辽宁省丹东市

分离基物：水体

致病名称：胃肠炎、感染、败血症

致病对象：人

499　气单胞菌属

平台资源号：NPRC 1.12.6

保藏编号：L-AM04

中文名称：嗜水气单胞菌

外文名称：*Aeromonas hydrophila*

分类学地位：*Bacteria*; *Proteobacteria*; *Gammapro-teobacteria*; *Aeromonadales*; *Aero-monadaceae*; *Aeromonas*

生物危害程度：第三类

分离时间：2009-12-02

分离地址：中国广东省

分离基物：患者粪便

致病名称：肠炎、败血症

致病对象：人

500　气单胞菌属

平台资源号：NPRC 1.12.7

保藏编号：GD19_AER_014

中文名称：豚鼠气单胞菌

外文名称：*Aeromonas caviae*

分类学地位：*Bacteria*; *Proteobacteria*; *Gammapro-teobacteria*; *Aeromonadales*; *Aero-monadaceae*; *Aeromonas*

生物危害程度：第三类

分离时间：2019-08-27

分离地址：中国广东省

分离基物：受检人员粪便

致病名称：肠炎、败血症

致病对象：人

501　气单胞菌属

平台资源号：NPRC 1.12.8

保藏编号：GD19_AER_001

中文名称：温和气单胞菌

外文名称：*Aeromonas sobria*

分类学地位：*Bacteria*; *Proteobacteria*; *Gammapro-teobacteria*; *Aeromonadales*; *Aero-monadaceae*; *Aeromonas*

生物危害程度：第三类

分离时间：2019-02-22

分离地址：中国广东省

分离基物：受检人员粪便

致病名称：肠炎、败血症

致病对象：人

十、葡萄球菌属

502　葡萄球菌属

平台资源号：NPRC 1.12.5

保藏编号：GD18_SA_014

中文名称：金黄色葡萄球菌

外文名称：*Staphylococcus aureus*

分类学地位：*Bacteria*; *Firmicutes*; *Bacilli*; *Caryo-phanales*; *Staphylococcaceae*; *Staphylo-coccus*

生物危害程度：第三类

分离时间：2017-12-26

分离地址：中国广东省湛江市

分离基物：患者尿液

致病名称：食物中毒、化脓性炎症

致病对象：人

503　葡萄球菌属

平台资源号：NPRC 1.9.44

细菌

真菌

病毒

保藏编号：CMCC(B) 26003

中文名称：金黄色葡萄球菌

外文名称：*Staphylococcus aureus*

分类学地位：*Bacteria; Firmicutes; Bacilli; Caryophanales; Staphylococcaceae; Staphylococcus*

生物危害程度：第三类

分离时间：未知

分离地址：苏联

分离基物：未知

致病名称：食物中毒、化脓性炎症

致病对象：人

504 葡萄球菌属

平台资源号：NPRC 1.9.45

保藏编号：CMCC(B) 26001

中文名称：金黄色葡萄球菌

外文名称：*Staphylococcus aureus*

分类学地位：*Bacteria; Firmicutes; Bacilli; Caryophanales; Staphylococcaceae; Staphylococcus*

生物危害程度：第三类

分离时间：未知

分离地址：中国山东省威海市

分离基物：未知

致病名称：食物中毒、化脓性炎症

致病对象：人

505 葡萄球菌属

平台资源号：NPRC 1.9.57

保藏编号：ATCC BAA-1708

中文名称：金黄色葡萄球菌

外文名称：*Staphylococcus aureus*

分类学地位：*Bacteria; Firmicutes; Bacilli; Caryophanales; Staphylococcaceae; Staphylococcus*

生物危害程度：第三类

分离时间：未知

分离地址：未知

分离基物：未知

致病名称：食物中毒、化脓性炎症

致病对象：人

506 葡萄球菌属

平台资源号：NPRC 1.9.58

保藏编号：ATCC BAA-976

中文名称：金黄色葡萄球菌

外文名称：*Staphylococcus aureus*

分类学地位：*Bacteria; Firmicutes; Bacilli; Caryophanales; Staphylococcaceae; Staphylococcus*

生物危害程度：第三类

分离时间：未知

分离地址：未知

分离基物：未知

致病名称：食物中毒、化脓性炎症

致病对象：人

507 葡萄球菌属

平台资源号：NPRC 1.9.59

保藏编号：ATCC BAA-977

中文名称：金黄色葡萄球菌

外文名称：*Staphylococcus aureus*

分类学地位：*Bacteria; Firmicutes; Bacilli; Caryophanales; Staphylococcaceae; Staphylococcus*

生物危害程度：第三类

分离时间：未知

分离地址：未知

分离基物：未知

致病名称：食物中毒、化脓性炎症

致病对象：人

508 葡萄球菌属

平台资源号：NPRC 1.9.60

保藏编号：ATCC 700698

中文名称：金黄色葡萄球菌

外文名称：*Staphylococcus aureus*

分类学地位：*Bacteria; Firmicutes; Bacilli; Caryophanales; Staphylococcaceae; Staphylococcus*

生物危害程度：第三类

分离时间：未知

分离地址：未知

分离基物：未知

致病名称：食物中毒、化脓性炎症

致病对象：人

509 葡萄球菌属

平台资源号：NPRC 1.9.61

保藏编号：ATCC 700699

中文名称：金黄色葡萄球菌

外文名称：*Staphylococcus aureus*

分类学地位：*Bacteria; Firmicutes; Bacilli; Caryophanales; Staphylococcaceae; Staphylococcus*

生物危害程度：第三类

分离时间：未知

分离地址：未知

分离基物：未知

致病名称：化脓性炎症

致病对象：人

510 葡萄球菌属

平台资源号：NPRC 1.9.62

保藏编号：ATCC 700788

中文名称：金黄色葡萄球菌

外文名称：*Staphylococcus aureus*

分类学地位：*Bacteria; Firmicutes; Bacilli; Caryophanales; Staphylococcaceae; Staphylococcus*

生物危害程度：第三类

分离时间：未知

分离地址：未知

分离基物：未知

致病名称：化脓性炎症

致病对象：人

511 葡萄球菌属

平台资源号：NPRC 1.9.63

保藏编号：ATCC 33591

中文名称：金黄色葡萄球菌

外文名称：*Staphylococcus aureus*

分类学地位：*Bacteria; Firmicutes; Bacilli; Caryophanales; Staphylococcaceae; Staphylococcus*

生物危害程度：第三类

分离时间：未知

分离地址：未知

分离基物：未知

致病名称：食物中毒

致病对象：人

512 葡萄球菌属

平台资源号：NPRC 1.9.64

保藏编号：ATCC 43300

中文名称：金黄色葡萄球菌

外文名称：*Staphylococcus aureus*

分类学地位：*Bacteria; Firmicutes; Bacilli; Caryophanales; Staphylococcaceae; Staphylococcus*

生物危害程度：第三类

分离时间：未知

分离地址：未知

分离基物：未知

致病名称：食物中毒

致病对象：人

513 葡萄球菌属

平台资源号：NPRC 1.9.65

细菌

真菌

病毒

保藏编号：ATCC 25923

中文名称：金黄色葡萄球菌

外文名称：*Staphylococcus aureus*

分类学地位：*Bacteria; Firmicutes; Bacilli; Caryo-phanales; Staphylococcaceae; Staphylococcus*

生物危害程度：第三类

分离时间：未知

分离地址：未知

分离基物：未知

致病名称：食物中毒、化脓性炎症

致病对象：人

514 葡萄球菌属

平台资源号：NPRC 1.9.66

保藏编号：ATCC 13709

中文名称：金黄色葡萄球菌

外文名称：*Staphylococcus aureus*

分类学地位：*Bacteria; Firmicutes; Bacilli; Caryo-phanales; Staphylococcaceae; Staphylococcus*

生物危害程度：第三类

分离时间：未知

分离地址：未知

分离基物：未知

致病名称：食物中毒、化脓性炎症

致病对象：人

515 葡萄球菌属

平台资源号：NPRC 1.9.67

保藏编号：ATCC 29213

中文名称：金黄色葡萄球菌

外文名称：*Staphylococcus aureus*

分类学地位：*Bacteria; Firmicutes; Bacilli; Caryo-phanales; Staphylococcaceae; Staphylococcus*

生物危害程度：第三类

分离时间：未知

分离地址：未知

分离基物：未知

致病名称：食物中毒、化脓性炎症

致病对象：人

十一、不动杆菌属

516 不动杆菌属

平台资源号：NPRC 1.12.1

保藏编号：GD19_AB_002

中文名称：鲍曼不动杆菌

外文名称：*Acinetobacter baumanmii*

分类学地位：*Bacteria; Proteobacteria; Gammaproteobacteria; Pseudomonadales; Moraxellaceae; Acinetobacter*

生物危害程度：第三类

分离时间：未知

分离地址：中国广东省东莞市

分离基物：患者痰液

致病名称：菌血症、尿路感染

致病对象：人

517 不动杆菌属

平台资源号：NPRC 1.9.46

保藏编号：CMCC(B) 25001

中文名称：硝酸盐阴性不动杆菌

外文名称：*Acinetobacter anitratum*

分类学地位：*Bacteria; Proteobacteria; Gammaproteobacteria; Pseudomonadales; Moraxellaceae; Acinetobacter*

生物危害程度：第三类

分离时间：未知

分离地址：中国山东省德州市

分离基物：患者咽部

致病名称：肺炎

致病对象：人

518 不动杆菌属

平台资源号：NPRC 1.9.47

保藏编号：CMCC(B) 25016

中文名称：皮特不动杆菌

外文名称：*Acinetobacter pittii*

分类学地位：*Bacteria*; *Proteobacteria*; *Gammaproteobacteria*; *Pseudomonadales*; *Moraxellaceae*; *Acinetobacter*

生物危害程度：第三类

分离时间：未知

分离地址：中国山东省

分离基物：未知

致病名称：菌血症

致病对象：人

519 不动杆菌属

平台资源号：NPRC 1.9.48

保藏编号：CMCC(B) 25017

中文名称：皮特不动杆菌

外文名称：*Acinetobacter pittii*

分类学地位：*Bacteria*; *Proteobacteria*; *Gammaproteobacteria*; *Pseudomonadales*; *Moraxellaceae*; *Acinetobacter*

生物危害程度：第三类

分离时间：未知

分离地址：中国河北省

分离基物：未知

致病名称：菌血症、尿路感染

致病对象：人

520 不动杆菌属

平台资源号：NPRC 1.9.49

保藏编号：CMCC(B) 25018

中文名称：皮特不动杆菌

外文名称：*Acinetobacter pittii*

分类学地位：*Bacteria*; *Proteobacteria*; *Gammaproteobacteria*; *Pseudomonadales*; *Mo-*

raxellaceae; *Acinetobacter*

生物危害程度：未分类

分离时间：未知

分离地址：中国河北省

分离基物：未知

致病名称：菌血症、尿路感染

致病对象：人

521 不动杆菌属

平台资源号：NPRC 1.9.50

保藏编号：CMCC(B) 25010

中文名称：医院内不动杆菌

外文名称：*Acinetobacter nosocomialis*

分类学地位：*Bacteria*; *Proteobacteria*; *Gammaproteobacteria*; *Pseudomonadales*; *Moraxellaceae*; *Acinetobacter*

生物危害程度：第三类

分离时间：未知

分离地址：中国山东省

分离基物：未知

致病名称：菌血症、尿路感染

致病对象：人

522 不动杆菌属

平台资源号：NPRC 1.9.77

保藏编号：ATCC 19606

中文名称：鲍曼不动杆菌

外文名称：*Acinetobacter baumannii*

分类学地位：*Bacteria*; *Proteobacteria*; *Gammaproteobacteria*; *Pseudomonadales*; *Moraxellaceae*; *Acinetobacter*

生物危害程度：第三类

分离时间：未知

分离地址：未知

分离基物：未知

致病名称：菌血症、尿路感染

致病对象：人

细菌

真菌

病毒

十二、摩根菌属

523 摩根菌属

平台资源号：NPRC 1.1.341

保藏编号：CHPC 1.431

中文名称：摩氏摩根菌

外文名称：*Morganella morganii*

分类学地位：*Bacteria; Proteobacteria; Gammaproteobacteria; Enterobacterales; Morganellaceae; Morganella*

生物危害程度：第三类

分离时间：2008

分离地址：中国天津市

分离基物：腹泻患者粪便

致病名称：尿路感染、肺炎、败血症、腹泻

致病对象：人

524 摩根菌属

平台资源号：NPRC 1.1.364

保藏编号：CHPC 1.463

中文名称：摩根菌

外文名称：*Morganella* sp.

分类学地位：*Bacteria; Proteobacteria; Gammaproteobacteria; Enterobacterales; Morganellaceae; Morganella*

生物危害程度：第三类

分离时间：2008

分离地址：中国广东省广州市

分离基物：腹泻患者粪便

致病名称：尿路感染、肺炎、败血症、腹泻

致病对象：人

525 摩根菌属

平台资源号：NPRC 1.1.421

保藏编号：CHPC 1.631

中文名称：摩氏摩根菌

外文名称：*Morganella morganii*

分类学地位：*Bacteria; Proteobacteria; Gammaproteobacteria; Enterobacterales; Morganellaceae; Morganella*

生物危害程度：第三类

分离时间：2007

分离地址：中国天津市

分离基物：腹泻患者粪便

致病名称：尿路感染、肺炎、败血症、腹泻

致病对象：人

526 摩根菌属

平台资源号：NPRC 1.1.428

保藏编号：CHPC 1.639

中文名称：摩氏摩根菌

外文名称：*Morganella morganii*

分类学地位：*Bacteria; Proteobacteria; Gammaproteobacteria; Enterobacterales; Morganellaceae; Morganella*

生物危害程度：第三类

分离时间：2007

分离地址：中国天津市

分离基物：腹泻患者粪便

致病名称：尿路感染、肺炎、败血症、腹泻

致病对象：人

527 摩根菌属

平台资源号：NPRC 1.1.464

保藏编号：CHPC 1.683

中文名称：摩氏摩根菌

外文名称：*Morganella morganii*

分类学地位：*Bacteria; Proteobacteria; Gammaproteobacteria; Enterobacterales; Morganellaceae; Morganella*

生物危害程度：第三类

分离时间：2006

分离地址：中国天津市

分离基物：腹泻患者粪便

致病名称：尿路感染、肺炎、败血症、腹泻

致病对象：人

528　摩根菌属

平台资源号：NPRC 1.1.480

保藏编号：CHPC 1.704

中文名称：摩氏摩根菌

外文名称：*Morganella morganii*

分类学地位：*Bacteria*; *Proteobacteria*; *Gammaproteobacteria*; *Enterobacterales*; *Morganellaceae*; *Morganella*

生物危害程度：第三类

分离时间：2007

分离地址：中国山东省青岛市

分离基物：腹泻患者粪便

致病名称：尿路感染、肺炎、败血症、腹泻

致病对象：人

529　摩根菌属

平台资源号：NPRC 1.1.492

保藏编号：CHPC 1.717

中文名称：摩氏摩根菌

外文名称：*Morganella morganii*

分类学地位：*Bacteria*; *Proteobacteria*; *Gammaproteobacteria*; *Enterobacterales*; *Morganellaceae*; *Morganella*

生物危害程度：第三类

分离时间：2006

分离地址：中国山东省威海市

分离基物：腹泻患者粪便

致病名称：尿路感染、肺炎、败血症、腹泻

致病对象：人

530　摩根菌属

平台资源号：NPRC 1.1.592

保藏编号：CHPC 1.862

中文名称：摩氏摩根菌

外文名称：*Morganella morganii*

分类学地位：*Bacteria*; *Proteobacteria*; *Gammaproteobacteria*; *Enterobacterales*; *Morganellaceae*; *Morganella*

生物危害程度：第三类

分离时间：2013

分离地址：中国山东省青岛市

分离基物：腹泻患者粪便

致病名称：尿路感染、肺炎、败血症、腹泻

致病对象：人

531　摩根菌属

平台资源号：NPRC 1.1.608

保藏编号：CHPC 1.890

中文名称：摩氏摩根菌

外文名称：*Morganella morganii*

分类学地位：*Bacteria*; *Proteobacteria*; *Gammaproteobacteria*; *Enterobacterales*; *Morganellaceae*; *Morganella*

生物危害程度：第三类

分离时间：2008

分离地址：中国山东省青岛市

分离基物：腹泻患者粪便

致病名称：尿路感染、肺炎、败血症、腹泻

致病对象：人

532　摩根菌属

平台资源号：NPRC 1.1.636

保藏编号：CHPC 1.937

中文名称：摩氏摩根菌

外文名称：*Morganella morganii*

分类学地位：*Bacteria*; *Proteobacteria*; *Gammaproteobacteria*; *Enterobacterales*; *Morganellaceae*; *Morganella*

生物危害程度：第三类

分离时间：2008

细菌

真菌

病毒

分离地址：中国山东省威海市

分离基物：腹泻患者粪便

致病名称：尿路感染、肺炎、败血症、腹泻

致病对象：人

533 摩根菌属

平台资源号：NPRC 1.1.653

保藏编号：CHPC 1.959

中文名称：摩氏摩根菌

外文名称：*Morganella morganii*

分类学地位：*Bacteria; Proteobacteria; Gammaproteobacteria; Enterobacterales; Morganellaceae; Morganella*

生物危害程度：第三类

分离时间：2008

分离地址：中国山东省青岛市

分离基物：腹泻患者粪便

致病名称：尿路感染、肺炎、败血症、腹泻

致病对象：人

十三、沙门菌属

534 沙门菌属

平台资源号：NPRC 1.1.216

保藏编号：CHPC 1.250

中文名称：肠炎沙门菌

外文名称：*Salmonella enteritidis*

分类学地位：*Bacteria; Proteobacteria; Gammaproteobacteria; Enterobacterales; Enterobacteriaceae; Salmonella*

生物危害程度：第三类

分离时间：2010

分离地址：中国山东省青岛市

分离基物：腹泻患者粪便

致病名称：急性胃肠炎

致病对象：人、动物

535 沙门菌属

平台资源号：NPRC 1.1.239

保藏编号：CHPC 1.285

中文名称：肠炎沙门菌

外文名称：*Salmonella enteritidis*

分类学地位：*Bacteria; Proteobacteria; Gammaproteobacteria; Enterobacterales; Enterobacteriaceae; Salmonella*

生物危害程度：第三类

分离时间：2003

分离地址：中国天津市

分离基物：腹泻患者粪便

致病名称：急性胃肠炎

致病对象：人、动物

536 沙门菌属

平台资源号：NPRC 1.1.362

保藏编号：CHPC 1.459

中文名称：肠炎沙门菌

外文名称：*Salmonella enterica*

分类学地位：*Bacteria; Proteobacteria; Gammaproteobacteria; Enterobacterales; Enterobacteriaceae; Salmonella*

生物危害程度：第三类

分离时间：2008

分离地址：中国天津市

分离基物：腹泻患者粪便

致病名称：急性胃肠炎

致病对象：人

537 沙门菌属

平台资源号：NPRC 1.1.506

保藏编号：CHPC 1.733

中文名称：肠炎沙门菌

外文名称：*Salmonella enteritidis*

分类学地位：*Bacteria; Proteobacteria; Gammaproteobacteria; Enterobacterales; Enter-*

obacteriaceae; Salmonella

生物危害程度：第三类

分离时间：2005

分离地址：中国天津市

分离基物：腹泻患者粪便

致病名称：急性胃肠炎

致病对象：人

538 沙门菌属

平台资源号：NPRC 1.1.626

保藏编号：CHPC 1.914

中文名称：肠炎沙门菌

外文名称：*Salmonella enterica*

分类学地位：*Bacteria; Proteobacteria; Gammaproteobacteria; Enterobacterales; Enterobacteriaceae; Salmonella*

生物危害程度：第三类

分离时间：2008

分离地址：中国山东省威海市

分离基物：腹泻患者粪便

致病名称：急性胃肠炎

致病对象：人

539 沙门菌属

平台资源号：NPRC 1.1.650

保藏编号：CHPC 1.955

中文名称：肠炎沙门菌

外文名称：*Salmonella enterica*

分类学地位：*Bacteria; Proteobacteria; Gammaproteobacteria; Enterobacterales; Enterobacteriaceae; Salmonella*

生物危害程度：第三类

分离时间：2008

分离地址：中国山东省青岛市

分离基物：腹泻患者粪便

致病名称：急性胃肠炎

致病对象：人

540 沙门菌属

平台资源号：NPRC 1.1.226

保藏编号：CHPC 1.271

中文名称：肠炎沙门菌亚种

外文名称：*Salmonella enterica* subsp.

分类学地位：*Bacteria; Proteobacteria; Gammaproteobacteria; Enterobacterales; Enterobacteriaceae; Salmonella*

生物危害程度：第三类

分离时间：2003

分离地址：中国山东省烟台市

分离基物：腹泻患者粪便

致病名称：急性胃肠炎

致病对象：人、动物

十四、奈瑟氏菌属

541 奈瑟氏菌属

平台资源号：NPRC 1.9.35

保藏编号：CMCC(B) 29022

中文名称：脑膜炎奈瑟菌

外文名称：*Neisseria meningitidis*

分类学地位：*Bacteria; Proteobacteria; Betaproteobacteria; Neisseriales; Neisseriaceae; Neisseria*

生物危害程度：第三类

分离时间：1971

分离地址：中国山东省潍坊市

分离基物：带菌者咽部

致病名称：流行性脑脊髓膜炎

致病对象：人

542 奈瑟氏菌属

平台资源号：NPRC 1.9.36

保藏编号：CMCC(B) 29025

中文名称：脑膜炎奈瑟菌

细菌

真菌

病毒

外文名称：*Neisseria meningitidis*

分类学地位：*Bacteria; Proteobacteria; Betaproteobacteria; Neisseriales; Neisseriaceae; Neisseria*

生物危害程度：第三类

分离时间：1966

分离地址：中国河北省秦皇岛市

分离基物：带菌者咽部

致病名称：流行性脑脊髓膜炎

致病对象：人

543 奈瑟氏菌属

平台资源号：NPRC 1.9.37

保藏编号：CMCC(B) 29032

中文名称：脑膜炎奈瑟菌

外文名称：*Neisseria meningitidis*

分类学地位：*Bacteria; Proteobacteria; Betaproteobacteria; Neisseriales; Neisseriaceae; Neisseria*

生物危害程度：第三类

分离时间：未知

分离地址：中国山东省潍坊市

分离基物：带菌者咽部

致病名称：流行性脑脊髓膜炎

致病对象：人

544 奈瑟氏菌属

平台资源号：NPRC 1.9.38

保藏编号：CMCC(B) 29040

中文名称：脑膜炎奈瑟菌

外文名称：*Neisseria meningitidis*

分类学地位：*Bacteria; Proteobacteria; Betaproteobacteria; Neisseriales; Neisseriaceae; Neisseria*

生物危害程度：第三类

分离时间：1963

分离地址：中国贵州省

分离基物：带菌者咽部

致病名称：流行性脑脊髓膜炎

致病对象：人

545 奈瑟氏菌属

平台资源号：NPRC 1.9.39

保藏编号：CMCC(B) 29044

中文名称：脑膜炎奈瑟菌

外文名称：*Neisseria meningitidis*

分类学地位：*Bacteria; Proteobacteria; Betaproteobacteria; Neisseriales; Neisseriaceae; Neisseria*

生物危害程度：第三类

分离时间：未知

分离地址：中国山西省

分离基物：带菌者咽部

致病名称：流行性脑脊髓膜炎

致病对象：人

546 奈瑟氏菌属

平台资源号：NPRC 1.9.40

保藏编号：CMCC(B) 29047

中文名称：脑膜炎奈瑟菌

外文名称：*Neisseria meningitidis*

分类学地位：*Bacteria; Proteobacteria; Betaproteobacteria; Neisseriales; Neisseriaceae; Neisseria*

生物危害程度：第三类

分离时间：未知

分离地址：中国山东省青岛市

分离基物：未知

致病名称：流行性脑脊髓膜炎

致病对象：人

547 奈瑟氏菌属

平台资源号：NPRC 1.9.41

保藏编号：CMCC(B) 29704

中文名称：脑膜炎奈瑟菌

外文名称：*Neisseria meningitidis*

分类学地位：*Bacteria*; *Proteobacteria*; *Betaproteobacteria*; *Neisseriales*; *Neisseriaceae*; *Neisseria*

生物危害程度：第三类

分离时间：1972

分离地址：中国山东省

分离基物：未知

致病名称：流行性脑脊髓膜炎

致病对象：人

十五、邻单胞菌属

548 邻单胞菌属

平台资源号：NPRC 1.1.217

保藏编号：CHPC 1.255

中文名称：类志贺邻单胞菌

外文名称：*Plesiomonas shigelloides*

分类学地位：*Bacteria*; *Proteobacteria*; *Gammaproteobacteria*; *Enterobacterales*; *Plesiomonas*

生物危害程度：第三类

分离时间：2010

分离地址：中国山东省青岛市

分离基物：腹泻患者粪便

致病名称：食物中毒、腹泻

致病对象：人、动物

549 邻单胞菌属

平台资源号：NPRC 1.1.218

保藏编号：CHPC 1.256

中文名称：类志贺邻单胞菌

外文名称：*Plesiomonas shigelloides*

分类学地位：*Bacteria*; *Proteobacteria*; *Gammaproteobacteria*; *Enterobacterales*; *Plesiomonas*

生物危害程度：第三类

分离时间：2010

分离地址：中国天津市

分离基物：腹泻患者粪便

致病名称：食物中毒、腹泻

致病对象：人、动物

550 邻单胞菌属

平台资源号：NPRC 1.1.489

保藏编号：CHPC 1.714

中文名称：类志贺邻单胞菌

外文名称：*Plesiomonas shigelloides*

分类学地位：*Bacteria*; *Proteobacteria*; *Gammaproteobacteria*; *Enterobacterales*; *Plesiomonas*

生物危害程度：第三类

分离时间：2010

分离地址：中国天津市

分离基物：腹泻患者粪便

致病名称：食物中毒、腹泻

致病对象：人

551 邻单胞菌属

平台资源号：NPRC 1.1.505

保藏编号：CHPC 1.732

中文名称：类志贺邻单胞菌

外文名称：*Plesiomonas shigelloides*

分类学地位：*Bacteria*; *Proteobacteria*; *Gammaproteobacteria*; *Enterobacterales*; *Plesiomonas*

生物危害程度：第三类

分离时间：2005

分离地址：中国天津市

分离基物：腹泻患者粪便

致病名称：食物中毒、腹泻

致病对象：人

552 邻单胞菌属

平台资源号：NPRC 1.1.664

保藏编号：CHPC 1.973

中文名称：类志贺邻单胞菌

外文名称：*Plesiomonas shigelloides*

分类学地位：*Bacteria; Proteobacteria; Gammaproteobacteria; Enterobacterales; Plesiomonas*

生物危害程度：第三类

分离时间：2008

分离地址：中国山东省青岛市

分离基物：腹泻患者粪便

致病名称：食物中毒、腹泻

致病对象：人

十六、李斯特菌属

553 李斯特菌属

平台资源号：NPRC 1.12.4

保藏编号：L-LM099

中文名称：单增李斯特菌

外文名称：*Listeria monocytogenes*

分类学地位：*Bacteria; Firmicutes; Bacilli; Caryophanales; Listeriaceae; Listeria*

生物危害程度：第三类

分离时间：未知

分离地址：未知

分离基物：食物

致病名称：败血症、脑膜炎和单核细胞增多症

致病对象：人

554 李斯特菌属

平台资源号：NPRC 1.12.9

保藏编号：L-LM032

中文名称：伊氏李斯特菌

外文名称：*Listeria ivanovii*

分类学地位：*Bacteria; Firmicutes; Bacilli; Caryophanales; Listeriaceae; Listeria*

生物危害程度：第三类

分离时间：未知

分离地址：中国广东省

分离基物：未知

致病名称：败血症

致病对象：人

十七、嗜血杆菌属

555 嗜血杆菌属

平台资源号：NPRC 1.9.29

保藏编号：CMCC(B) 58580

中文名称：流感嗜血杆菌

外文名称：*Haemophilus influenzae*

分类学地位：*Bacteria; Proteobacteria; Gammaproteobacteria; Pasteurellales; Pasteurellaceae; Haemophilus*

生物危害程度：第三类

分离时间：未知

分离地址：美国

分离基物：未知

致病名称：菌血症、急性细菌性脑膜炎

致病对象：人

556 嗜血杆菌属

平台资源号：NPRC 1.9.30

保藏编号：CMCC(B) 58585

中文名称：流感嗜血杆菌

外文名称：*Haemophilus influenzae*

分类学地位：*Bacteria; Proteobacteria; Gammaproteobacteria; Pasteurellales; Pasteurellaceae; Haemophilus*

生物危害程度：第三类

分离时间：未知

分离地址：美国

分离基物：未知

致病名称：菌血症、急性细菌性脑膜炎

致病对象：人

557 嗜血杆菌属

平台资源号：NPRC 1.9.31

保藏编号：CMCC(B) 58586

中文名称：流感嗜血杆菌

外文名称：*Haemophilus influenzae*

分类学地位：*Bacteria; Proteobacteria; Gammaproteobacteria; Pasteurellales; Pasteurellaceae; Haemophilus*

生物危害程度：第三类

分离时间：未知

分离地址：美国

分离基物：未知

致病名称：菌血症、急性细菌性脑膜炎

致病对象：人

558 嗜血杆菌属

平台资源号：NPRC 1.9.32

保藏编号：CMCC(B) 58587

中文名称：流感嗜血杆菌

外文名称：*Haemophilus influenzae*

分类学地位：*Bacteria; Proteobacteria; Gammaproteobacteria; Pasteurellales; Pasteurellaceae; Haemophilus*

生物危害程度：第三类

分离时间：未知

分离地址：美国

分离基物：未知

致病名称：菌血症、急性细菌性脑膜炎

致病对象：人

559 嗜血杆菌属

平台资源号：NPRC 1.9.33

保藏编号：CMCC(B) 58583

中文名称：流感嗜血杆菌

外文名称：*Haemophilus influenzae*

分类学地位：*Bacteria; Proteobacteria; Gammaproteobacteria; Pasteurellales; Pasteurellaceae; Haemophilus*

生物危害程度：第三类

分离时间：未知

分离地址：美国

分离基物：未知

致病名称：菌血症、急性细菌性脑膜炎

致病对象：人

560 嗜血杆菌属

平台资源号：NPRC 1.9.34

保藏编号：CMCC(B) 58582

中文名称：流感嗜血杆菌

外文名称：*Haemophilus influenzae*

分类学地位：*Bacteria; Proteobacteria; Gammaproteobacteria; Pasteurellales; Pasteurellaceae; Haemophilus*

生物危害程度：第三类

分离时间：未知

分离地址：美国

分离基物：未知

致病名称：菌血症、急性细菌性脑膜炎

致病对象：人

十八、沙雷菌属

561 沙雷菌属

平台资源号：NPRC 1.1.310

保藏编号：CHPC 1.383

中文名称：黏质沙雷菌

外文名称：*Serratia marcescens*

分类学地位：*Bacteria; Proteobacteria; Gammaproteobacteria; Enterobacterales; Yersini-*

细菌

真菌

病毒

aceae; *Serratia*

生物危害程度：第三类

分离时间：2007

分离地址：中国山东省威海市

分离基物：腹泻患者粪便

致病名称：肺炎、败血症、脑膜炎以及各类感染

致病对象：人

562 沙雷菌属

平台资源号：NPRC 1.1.323

保藏编号：CMCC(B) 41002

中文名称：黏质沙雷菌

外文名称：*Serratia marcescens*

分类学地位：*Bacteria*; *Proteobacteria*; *Gammapro-
teobacteria*; *Enterobacterales*; *Yersini-
aceae*; *Serratia*

生物危害程度：第三类

分离时间：未知

分离地址：中国山东省威海市

分离基物：未知

致病名称：肺炎、败血症、脑膜炎及各类感染

致病对象：人

十九、弧菌属

563 弧菌属

平台资源号：NPRC 1.12.3

保藏编号：L-VV001

中文名称：创伤弧菌

外文名称：*Vibrio vulnificus*

分类学地位：*Bacteria*; *Proteobacteria*; *Gammapro-
teobacteria*; *Vibrionales*; *Vibrionaceae*;
Vibrio

生物危害程度：第三类

分离时间：2008-06-10

分离地址：中国广东省广州市

分离基物：太平洋牡蛎

致病名称：蜂窝织炎、骨髓炎

致病对象：人

二十、芽胞杆菌属

564 芽胞杆菌属

平台资源号：NPRC 1.1.322

保藏编号：CHPC 1.403

中文名称：芽胞杆菌

外文名称：*Bacillus* sp.

分类学地位：*Bacteria*; *Firmicutes*; *Bacilli*; *Caryo-
phanales*; *Bacillaceae*; *Bacillus*

生物危害程度：第三类

分离时间：2008

分离地址：中国河北省秦皇岛市

分离基物：腹泻患者粪便

致病名称：腹泻

致病对象：人

第二部分
真　菌

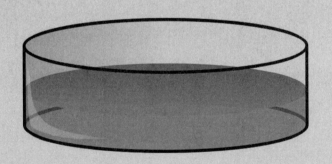

一、白念珠菌

1 白念珠菌

平台资源号：NPRC 3.8.1

保藏编号：C1a

中文名称：白念珠菌

外文名称：*Candida albicans*

分类学地位：*Debaryomycetaceae; Candida*

生物危害程度：第三类

来源历史：←中国医学科学院病原微生物菌（毒）
种保藏中心医学真菌分中心

分离时间：1974-05-03

分离地址：中国江苏省南京市

分离基物：患者

致病名称：皮肤黏膜念珠菌病、念珠菌性肠炎、
念珠菌败血症、念珠菌性脑膜炎

致病对象：人、动物

2 白念珠菌

平台资源号：NPRC 3.8.2

保藏编号：C1b

中文名称：白念珠菌

外文名称：*Candida albicans*

分类学地位：*Debaryomycetaceae; Candida*

生物危害程度：第三类

来源历史：←中国医学科学院病原微生物菌（毒）
种保藏中心医学真菌分中心←中国科
学院微生物研究所

分离时间：1978-12-18

分离地址：中国北京市

分离基物：未知

致病名称：皮肤黏膜念珠菌病、念珠菌性肠炎、
念珠菌败血症、念珠菌性脑膜炎

致病对象：人、动物

3 白念珠菌

平台资源号：NPRC 3.8.3

保藏编号：C1c

中文名称：白念珠菌

外文名称：*Candida albicans*

分类学地位：*Debaryomycetaceae; Candida*

生物危害程度：第三类

来源历史：←中国医学科学院病原微生物菌（毒）
种保藏中心医学真菌分中心

分离时间：1985-04-13

分离地址：中国江苏省南京市

分离基物：患者

致病名称：皮肤黏膜念珠菌病、念珠菌性肠炎、
念珠菌败血症、念珠菌性脑膜炎

致病对象：人、动物

4 白念珠菌

平台资源号：NPRC 3.8.4

保藏编号：C1d

中文名称：白念珠菌

外文名称：*Candida albicans*

分类学地位：*Debaryomycetaceae; Candida*

生物危害程度：第三类

来源历史：←中国医学科学院病原微生物菌（毒）
种保藏中心医学真菌分中心

分离时间：1985-05-29

分离地址：中国江苏省南京市

分离基物：患者

致病名称：皮肤黏膜念珠菌病、念珠菌性肠炎、
念珠菌败血症、念珠菌性脑膜炎

致病对象：人、动物

5 白念珠菌

平台资源号：NPRC 3.8.5

保藏编号：C1e

中文名称：白念珠菌

外文名称：*Candida albicans*

分类学地位：*Debaryomycetaceae*; *Candida*

生物危害程度：第三类

来源历史：←中国医学科学院病原微生物菌（毒）
种保藏中心医学真菌分中心

分离时间：1986-04-05

分离地址：中国江苏省南京市

分离基物：患者

致病名称：皮肤黏膜念珠菌病、念珠菌性肠炎、
念珠菌败血症、念珠菌性脑膜炎

致病对象：人、动物

6　白念珠菌

平台资源号：NPRC 3.8.6

保藏编号：C1f

中文名称：白念珠菌

外文名称：*Candida albicans*

分类学地位：*Debaryomycetaceae*; *Candida*

生物危害程度：第三类

来源历史：←中国医学科学院病原微生物菌（毒）
种保藏中心医学真菌分中心←原北京
医学院附属第一医院

分离时间：1987-10-05

分离地址：中国北京市

分离基物：患者

致病名称：皮肤黏膜念珠菌病、念珠菌性肠炎、
念珠菌败血症、念珠菌性脑膜炎

致病对象：人、动物

7　白念珠菌

平台资源号：NPRC 3.8.7

保藏编号：C1g

中文名称：白念珠菌

外文名称：*Candida albicans*

分类学地位：*Debaryomycetaceae*; *Candida*

生物危害程度：第三类

来源历史：←中国医学科学院病原微生物菌（毒）
种保藏中心医学真菌分中心←日本大

坂发酵研究所

分离时间：1988-03-01

分离地址：日本

分离基物：未知

致病名称：皮肤黏膜念珠菌病、念珠菌性肠炎、
念珠菌败血症、念珠菌性脑膜炎

致病对象：人、动物

8　白念珠菌

平台资源号：NPRC 3.8.8

保藏编号：C1h

中文名称：白念珠菌

外文名称：*Candida albicans*

分类学地位：*Debaryomycetaceae*; *Candida*

生物危害程度：第三类

来源历史：←中国医学科学院病原微生物菌（毒）
种保藏中心医学真菌分中心←日本大
坂发酵研究所

分离时间：1988-03-01

分离地址：日本

分离基物：未知

致病名称：皮肤黏膜念珠菌病、念珠菌性肠炎、
念珠菌败血症、念珠菌性脑膜炎

致病对象：人、动物

9　白念珠菌

平台资源号：NPRC 3.8.9

保藏编号：C1i

中文名称：白念珠菌

外文名称：*Candida albicans*

分类学地位：*Debaryomycetaceae*; *Candida*

生物危害程度：第三类

来源历史：←中国医学科学院病原微生物菌（毒）
种保藏中心医学真菌分中心←原北京
医学院附属第一医院

分离时间：1987-10-05

分离地址：中国北京市

细
菌

真
菌

病
毒

分离基物：患者

致病名称： 皮肤黏膜念珠菌病、念珠菌性肠炎、
念珠菌败血症、念珠菌性脑膜炎

致病对象：人、动物

10 白念珠菌

平台资源号：NPRC 3.8.10

保藏编号：C1l

中文名称：白念珠菌

外文名称：*Candida albicans*

分类学地位：*Debaryomycetaceae; Candida*

生物危害程度：第三类

来源历史：未知

分离时间：2003-07-01

分离地址：比利时安特卫普

分离基物：患者

致病名称： 皮肤黏膜念珠菌病、念珠菌性肠炎、
念珠菌败血症、念珠菌性脑膜炎

致病对象：人、动物

11 白念珠菌

平台资源号：NPRC 3.8.11

保藏编号：C1m

中文名称：白念珠菌

外文名称：*Candida albicans*

分类学地位：*Debaryomycetaceae; Candida*

生物危害程度：第三类

来源历史：未知

分离时间：2003-07-01

分离地址：比利时安特卫普

分离基物：患者

致病名称： 皮肤黏膜念珠菌病、念珠菌性肠炎、
念珠菌败血症、念珠菌性脑膜炎

致病对象：人、动物

12 白念珠菌

平台资源号：NPRC 3.8.12

保藏编号：C1n

中文名称：白念珠菌

外文名称：*Candida albicans*

分类学地位：*Debaryomycetaceae; Candida*

生物危害程度：第三类

来源历史：未知

分离时间：2003-07-01

分离地址：比利时安特卫普

分离基物：患者

致病名称： 皮肤黏膜念珠菌病、念珠菌性肠炎、
念珠菌败血症、念珠菌性脑膜炎

致病对象：人、动物

13 白念珠菌

平台资源号：NPRC 3.8.13

保藏编号：C1o

中文名称：白念珠菌

外文名称：*Candida albicans*

分类学地位：*Debaryomycetaceae; Candida*

生物危害程度：第三类

来源历史：未知

分离时间：2003-07-01

分离地址：比利时安特卫普

分离基物：患者

致病名称： 皮肤黏膜念珠菌病、念珠菌性肠炎、
念珠菌败血症、念珠菌性脑膜炎

致病对象：人、动物

14 白念珠菌

平台资源号：NPRC 3.8.14

保藏编号：C1p= CBS 8838

中文名称：白念珠菌

外文名称：*Candida albicans*

分类学地位：*Debaryomycetaceae; Candida*

生物危害程度：第三类

来源历史：←中国医学科学院病原微生物菌
（毒）种保藏中心医学真菌分中心←
荷兰皇家科学院真菌生物多样性研究
中心（CBS-KNAW）

分离时间：2009-05-01

分离地址：美国

分离基物：未知

致病名称：皮肤黏膜念珠菌病、念珠菌性肠炎、念珠菌败血症、念珠菌性脑膜炎

致病对象：人、动物

15 白念珠菌

平台资源号：NPRC 3.8.15

保藏编号：C1q=CBS 8837

中文名称：白念珠菌

外文名称：*Candida albicans*

分类学地位：*Debaryomycetaceae; Candida*

生物危害程度：第三类

来源历史：←中国医学科学院病原微生物菌（毒）种保藏中心医学真菌分中心← CBS-KNAW

分离时间：2009-05-01

分离地址：美国爱荷华州

分离基物：未知

致病名称：皮肤黏膜念珠菌病、念珠菌性肠炎、念珠菌败血症、念珠菌性脑膜炎

致病对象：人、动物

16 白念珠菌

平台资源号：NPRC 3.8.16

保藏编号：C1r

中文名称：白念珠菌

外文名称：*Candida albicans*

分类学地位：*Debaryomycetaceae; Candida*

生物危害程度：第三类

来源历史：←中国医学科学院病原微生物菌（毒）种保藏中心医学真菌分中心←无锡市第二人民医院

分离时间：2009-05-01

分离地址：中国江苏省无锡市

分离基物：患者

致病名称：皮肤黏膜念珠菌病、念珠菌性肠炎、

念珠菌败血症、念珠菌性脑膜炎

致病对象：人、动物

17 白念珠菌

平台资源号：NPRC 3.8.17

保藏编号：C1s= ATCC SC5314

中文名称：白念珠菌

外文名称：*Candida albicans*

分类学地位：*Debaryomycetaceae; Candida*

生物危害程度：第三类

来源历史：←中国医学科学院病原微生物菌（毒）种保藏中心医学真菌分中心←美国典型菌种保藏中心（ATCC）

分离时间：2010-01-20

分离地址：未知

分离基物：未知

致病名称：皮肤黏膜念珠菌病、念珠菌性肠炎、念珠菌败血症、念珠菌性脑膜炎

致病对象：人、动物

18 白念珠菌

平台资源号：NPRC 3.8.18

保藏编号：C1t

中文名称：白念珠菌

外文名称：*Candida albicans*

分类学地位：*Debaryomycetaceae; Candida*

生物危害程度：第三类

来源历史：←中国医学科学院病原微生物菌（毒）种保藏中心医学真菌分中心

分离时间：2010-12-29

分离地址：中国江苏省南京市

分离基物：患者咽部

致病名称：皮肤黏膜念珠菌病、念珠菌性肠炎、念珠菌败血症、念珠菌性脑膜炎

致病对象：人、动物

19 白念珠菌

平台资源号：NPRC 3.8.19

细菌

真菌

病毒

保藏编号：C1u

中文名称：白念珠菌

外文名称：*Candida albicans*

分类学地位：*Debaryomycetaceae; Candida*

生物危害程度：第三类

来源历史：←中国医学科学院病原微生物菌（毒）种保藏中心医学真菌分中心←东南大学附属中大医院

分离时间：2011-12-03

分离地址：中国江苏省南京市

分离基物：患者关节肿抽取液

致病名称：皮肤黏膜念珠菌病、念珠菌性肠炎、念珠菌败血症、念珠菌性脑膜炎

致病对象：人、动物

20 白念珠菌

平台资源号：NPRC 3.8.20

保藏编号：C1v

中文名称：白念珠菌

外文名称：*Candida albicans*

分类学地位：*Debaryomycetaceae; Candida*

生物危害程度：第三类

来源历史：←中国医学科学院病原微生物菌（毒）种保藏中心医学真菌分中心←上海华山医院

分离时间：2013-08-01

分离地址：中国上海市

分离基物：患者血液

致病名称：皮肤黏膜念珠菌病、念珠菌性肠炎、念珠菌败血症、念珠菌性脑膜炎

致病对象：人、动物

21 白念珠菌

平台资源号：NPRC 3.8.21

保藏编号：C1w

中文名称：白念珠菌

外文名称：*Candida albicans*

分类学地位：*Debaryomycetaceae; Candida*

生物危害程度：第三类

来源历史：←中国医学科学院病原微生物菌（毒）种保藏中心医学真菌分中心←江苏省人民医院

分离时间：2013-09-01

分离地址：中国江苏省南京市

分离基物：患者血液

致病名称：皮肤黏膜念珠菌病、念珠菌性肠炎、念珠菌败血症、念珠菌性脑膜炎

致病对象：人、动物

22 白念珠菌

平台资源号：NPRC 3.8.22

保藏编号：C1x

中文名称：白念珠菌

外文名称：*Candida albicans*

分类学地位：*Debaryomycetaceae; Candida*

生物危害程度：第三类

来源历史：←中国医学科学院病原微生物菌（毒）种保藏中心医学真菌分中心←江苏省人民医院

分离时间：2013-09-01

分离地址：中国江苏省南京市

分离基物：患者肺泡

致病名称：皮肤黏膜念珠菌病、念珠菌性肠炎、念珠菌败血症、念珠菌性脑膜炎

致病对象：人、动物

23 白念珠菌

平台资源号：NPRC 3.8.23

保藏编号：C1y

中文名称：白念珠菌

外文名称：*Candida albicans*

分类学地位：*Debaryomycetaceae; Candida*

生物危害程度：第三类

来源历史：←中国医学科学院病原微生物菌（毒）种保藏中心医学真菌分中心

分离时间：2014-07-01

分离地址：中国江苏省南京市

分离基物：患者口腔

致病名称：皮肤黏膜念珠菌病、念珠菌性肠炎、
　　　　　念珠菌败血症、念珠菌性脑膜炎

致病对象：人、动物

24　白念珠菌

平台资源号：NPRC 3.8.24

保藏编号：C1z= CMCC(F) 98001

中文名称：白念珠菌

外文名称：*Candida albicans*

生物学分类：*Debaryomycetaceae; Candida*

生物危害程度：第三类

来源历史：←中国医学科学院病原微生物菌（毒）
　　　　　种保藏中心医学真菌分中心←中国医
　　　　　学培养物保藏管理中心（真菌中心）
　　　　　[CMCC（F）]

分离时间：2017-09

分离地址：未知

分离基物：未知

致病名称：皮肤黏膜念珠菌病、念珠菌性肠炎、
　　　　　念珠菌败血症、念珠菌性脑膜炎

致病对象：人、动物

25　白念珠菌

平台资源号：NPRC 3.8.25

保藏编号：C1-01= ATCC MYA-24433

中文名称：白念珠菌

外文名称：*Candida albicans*

分类学地位：*Debaryomycetaceae; Candida*

生物危害程度：第三类

来源历史：←中国医学科学院病原微生物菌（毒）
　　　　　种保藏中心医学真菌分中心← ATCC

分离时间：2011-06

分离地址：未知

分离基物：未知

致病名称：皮肤黏膜念珠菌病、念珠菌性肠炎、
　　　　　念珠菌败血症、念珠菌性脑膜炎

致病对象：人、动物

26　白念珠菌

平台资源号：NPRC 3.8.26

保藏编号：C1-03= ATCC MYA-90028

中文名称：白念珠菌

外文名称：*Candida albicans*

分类学地位：*Debaryomycetaceae; Candida*

生物危害程度：第三类

来源历史：←中国医学科学院病原微生物菌（毒）
　　　　　种保藏中心医学真菌分中心← ATCC

分离时间：2011-06

分离地址：未知

分离基物：未知

致病名称：皮肤黏膜念珠菌病、念珠菌性肠炎、
　　　　　念珠菌败血症、念珠菌性脑膜炎

致病对象：人、动物

27　白念珠菌

平台资源号：NPRC 3.8.27

保藏编号：C1-05= ATCC MYA-44505

中文名称：白念珠菌

外文名称：*Candida albicans*

分类学地位：*Debaryomycetaceae; Candida*

生物危害程度：第三类

来源历史：←中国医学科学院病原微生物菌（毒）
　　　　　种保藏中心医学真菌分中心← ATCC

分离时间：2011-06

分离地址：未知

分离基物：未知

致病名称：皮肤黏膜念珠菌病、念珠菌性肠炎、
　　　　　念珠菌败血症、念珠菌性脑膜炎

致病对象：人、动物

28　白念珠菌

平台资源号：NPRC 3.8.28

保藏编号：C1-06= ATCC MYA-64550

中文名称：白念珠菌

细菌

真菌

病毒

外文名称：*Candida albicans*

分类学地位：*Debaryomycetaceae; Candida*

生物危害程度：第三类

来源历史：←中国医学科学院病原微生物菌（毒）种保藏中心医学真菌分中心←ATCC

分离时间：2011-06

分离地址：未知

分离基物：未知

致病名称： 皮肤黏膜念珠菌病、念珠菌性肠炎、念珠菌败血症、念珠菌性脑膜炎

致病对象：人、动物

29 白念珠菌

平台资源号：NPRC 3.8.29

保藏编号：C1-08= ATCC MYA-64548

中文名称：白念珠菌

外文名称：*Candida albicans*

分类学地位：*Debaryomycetaceae; Candida*

生物危害程度：第三类

来源历史：←中国医学科学院病原微生物菌（毒）种保藏中心医学真菌分中心←ATCC

分离时间：2011-06

分离地址：未知

分离基物：未知

致病名称： 皮肤黏膜念珠菌病、念珠菌性肠炎、念珠菌败血症、念珠菌性脑膜炎

致病对象：人、动物

30 白念珠菌

平台资源号：NPRC 3.8.30

保藏编号：C1-10= ATCC MYA-62342

中文名称：白念珠菌

外文名称：*Candida albicans*

分类学地位：*Debaryomycetaceae; Candida*

生物危害程度：第三类

来源历史：←中国医学科学院病原微生物菌（毒）种保藏中心医学真菌分中心←ATCC

分离时间：2011-06

分离地址：未知

分离基物：未知

致病名称： 皮肤黏膜念珠菌病、念珠菌性肠炎、念珠菌败血症、念珠菌性脑膜炎

致病对象：人、动物

31 白念珠菌

平台资源号：NPRC 3.8.31

保藏编号：C1-11

中文名称：白念珠菌（耐药株）

外文名称：*Candida albicans*

分类学地位：*Debaryomycetaceae; Candida*

生物危害程度：第三类

来源历史：←中国医学科学院病原微生物菌（毒）种保藏中心医学真菌分中心←山东大学齐鲁医院

分离时间：2009-03

分离地址：中国山东省济南市

分离基物：患者

致病名称： 皮肤黏膜念珠菌病、念珠菌性肠炎、念珠菌败血症、念珠菌性脑膜炎

致病对象：人、动物

32 白念珠菌

平台资源号：NPRC 3.8.32

保藏编号：C1-12

中文名称：白念珠菌（耐药株）

外文名称：*Candida albicans*

分类学地位：*Debaryomycetaceae; Candida*

生物危害程度：第三类

来源历史：←中国医学科学院病原微生物菌（毒）种保藏中心医学真菌分中心←山东大学齐鲁医院

分离时间：2009-03

分离地址：中国山东省济南市

分离基物：患者

致病名称：皮肤黏膜念珠菌病、念珠菌性肠炎、
　　　　　念珠菌败血症、念珠菌性脑膜炎

致病对象：人、动物

33　白念珠菌

平台资源号：NPRC 3.8.33

保藏编号：C1-13

中文名称：白念珠菌（耐药株）

外文名称：*Candida albicans*

分类学地位：*Debaryomycetaceae; Candida*

生物危害程度：第三类

来源历史：←中国医学科学院病原微生物菌（毒）
　　　　　种保藏中心医学真菌分中心←山东大
　　　　　学齐鲁医院

分离时间：2009-03

分离地址：中国山东省济南市

分离基物：患者

致病名称：皮肤黏膜念珠菌病、念珠菌性肠炎、
　　　　　念珠菌败血症、念珠菌性脑膜炎

致病对象：人、动物

34　白念珠菌

平台资源号：NPRC 3.8.34

保藏编号：C1-14

中文名称：白念珠菌（耐药株）

外文名称：*Candida albicans*

分类学地位：*Debaryomycetaceae; Candida*

生物危害程度：第三类

来源历史：←中国医学科学院病原微生物菌（毒）
　　　　　种保藏中心医学真菌分中心←山东大
　　　　　学齐鲁医院

分离时间：2009-03

分离地址：中国山东省济南市

分离基物：患者

致病名称：皮肤黏膜念珠菌病、念珠菌性肠炎、
　　　　　念珠菌败血症、念珠菌性脑膜炎

致病对象：人、动物

35　白念珠菌

平台资源号：NPRC 3.8.35

保藏编号：C1-15

中文名称：白念珠菌（耐药株）

外文名称：*Candida albicans*

分类学地位：*Debaryomycetaceae; Candida*

生物危害程度：第三类

来源历史：←中国医学科学院病原微生物菌（毒）
　　　　　种保藏中心医学真菌分中心←山东大
　　　　　学齐鲁医院

分离时间：2009-03

分离地址：中国山东省济南市

分离基物：患者

致病名称：皮肤黏膜念珠菌病、念珠菌性肠炎、
　　　　　念珠菌败血症、念珠菌性脑膜炎

致病对象：人、动物

36　白念珠菌

平台资源号：NPRC 3.8.36

保藏编号：C1-16

中文名称：白念珠菌（耐药株）

外文名称：*Candida albicans*

分类学地位：*Debaryomycetaceae; Candida*

生物危害程度：第三类

来源历史：←中国医学科学院病原微生物菌（毒）
　　　　　种保藏中心医学真菌分中心←山东大
　　　　　学齐鲁医院

分离时间：2009-03

分离地址：中国山东省济南市

分离基物：患者

致病名称：皮肤黏膜念珠菌病、念珠菌性肠炎、
　　　　　念珠菌败血症、念珠菌性脑膜炎

致病对象：人、动物

37　白念珠菌

平台资源号：NPRC 3.8.37

保藏编号：C1-17

细菌

真菌

病毒

中文名称：白念珠菌（耐药株）

外文名称：*Candida albicans*

分类学地位：*Debaryomycetaceae; Candida*

生物危害程度：第三类

来源历史：←中国医学科学院病原微生物菌（毒）种保藏中心医学真菌分中心←山东大学齐鲁医院

分离时间：2009-03

分离地址：中国山东省济南市

分离基物：患者

致病名称：皮肤黏膜念珠菌病、念珠菌性肠炎、念珠菌败血症、念珠菌性脑膜炎

致病对象：人、动物

38 白念珠菌

平台资源号：NPRC 3.8.38

保藏编号：C1-18

中文名称：白念珠菌（耐药株）

外文名称：*Candida albicans*

分类学地位：*Debaryomycetaceae; Candida*

生物危害程度：第三类

来源历史：←中国医学科学院病原微生物菌（毒）种保藏中心医学真菌分中心←山东大学齐鲁医院

分离时间：2009-03

分离地址：中国山东省济南市

分离基物：患者

致病名称：皮肤黏膜念珠菌病、念珠菌性肠炎、念珠菌败血症、念珠菌性脑膜炎

致病对象：人、动物

39 白念珠菌

平台资源号：NPRC 3.8.39

保藏编号：C1-19

中文名称：白念珠菌（耐药株）

外文名称：*Candida albicans*

分类学地位：*Debaryomycetaceae; Candida*

生物危害程度：第三类

来源历史：←中国医学科学院病原微生物菌（毒）种保藏中心医学真菌分中心←山东大学齐鲁医院

分离时间：2009-03

分离地址：中国山东省济南市

分离基物：患者

致病名称：皮肤黏膜念珠菌病、念珠菌性肠炎、念珠菌败血症、念珠菌性脑膜炎

致病对象：人、动物

40 白念珠菌

平台资源号：NPRC 3.8.40

保藏编号：C1-20

中文名称：白念珠菌（耐药株）

外文名称：*Candida albicans*

分类学地位：*Debaryomycetaceae; Candida*

生物危害程度：第三类

来源历史：←中国医学科学院病原微生物菌（毒）种保藏中心医学真菌分中心←山东大学齐鲁医院

分离时间：2009-03

分离地址：中国山东省济南市

分离基物：患者

致病名称：皮肤黏膜念珠菌病、念珠菌性肠炎、念珠菌败血症、念珠菌性脑膜炎

致病对象：人、动物

41 白念珠菌

平台资源号：NPRC 3.8.41

保藏编号：C1-21

中文名称：白念珠菌（耐药株）

外文名称：*Candida albicans*

分类学地位：*Debaryomycetaceae; Candida*

生物危害程度：第三类

来源历史：←中国医学科学院病原微生物菌（毒）种保藏中心医学真菌分中心←山东大学齐鲁医院

分离时间：2009-03

分离地址：中国山东省济南市

分离基物：患者

致病名称：皮肤黏膜念珠菌病、念珠菌性肠炎、
念珠菌败血症、念珠菌性脑膜炎

致病对象：人、动物

42 白念珠菌

平台资源号：NPRC 3.8.42

保藏编号：C1-22

中文名称：白念珠菌（耐药株）

外文名称：*Candida albicans*

分类学地位：*Debaryomycetaceae; Candida*

生物危害程度：第三类

来源历史：←中国医学科学院病原微生物菌（毒）
种保藏中心医学真菌分中心←山东大
学齐鲁医院

分离时间：2009-03

分离地址：中国山东省济南市

分离基物：患者

致病名称：皮肤黏膜念珠菌病、念珠菌性肠炎、
念珠菌败血症、念珠菌性脑膜炎

致病对象：人、动物

43 白念珠菌

平台资源号：NPRC 3.8.43

保藏编号：C1-23

中文名称：白念珠菌（耐药株）

外文名称：*Candida albicans*

分类学地位：*Debaryomycetaceae; Candida*

生物危害程度：第三类

来源历史：←中国医学科学院病原微生物菌（毒）
种保藏中心医学真菌分中心←山东大
学齐鲁医院

分离时间：2009-03

分离地址：中国山东省济南市

分离基物：患者

致病名称：皮肤黏膜念珠菌病、念珠菌性肠炎、
念珠菌败血症、念珠菌性脑膜炎

致病对象：人、动物

44 白念珠菌

平台资源号：NPRC 3.8.44

保藏编号：C1-24

中文名称：白念珠菌（耐药株）

外文名称：*Candida albicans*

分类学地位：*Debaryomycetaceae; Candida*

生物危害程度：第三类

来源历史：←中国医学科学院病原微生物菌（毒）
种保藏中心医学真菌分中心←山东大
学齐鲁医院

分离时间：2009-03

分离地址：中国山东省济南市

分离基物：患者

致病名称：皮肤黏膜念珠菌病、念珠菌性肠炎、
念珠菌败血症、念珠菌性脑膜炎

致病对象：人、动物

45 白念珠菌

平台资源号：NPRC 3.8.45

保藏编号：C1-25

中文名称：白念珠菌（耐药株）

外文名称：*Candida albicans*

分类学地位：*Debaryomycetaceae; Candida*

生物危害程度：第三类

来源历史：←中国医学科学院病原微生物菌（毒）
种保藏中心医学真菌分中心←山东大
学齐鲁医院

分离时间：2009-03

分离地址：中国山东省济南市

分离基物：患者

致病名称：皮肤黏膜念珠菌病、念珠菌性肠炎、
念珠菌败血症、念珠菌性脑膜炎

致病对象：人、动物

46 白念珠菌

平台资源号：NPRC 3.8.46

保藏编号：C1-26

中文名称：白念珠菌

外文名称：*Candida albicans*

分类学地位：*Debaryomycetaceae; Candida*

生物危害程度：第三类

来源历史：未知

分离时间：2015-07

分离地址：中国

分离基物：患者肺泡灌洗液

致病名称： 皮肤黏膜念珠菌病、念珠菌性肠炎、
念珠菌败血症、念珠菌性脑膜炎

致病对象：人、动物

47 白念珠菌

平台资源号：NPRC 3.8.47

保藏编号：C1-27

中文名称：白念珠菌

外文名称：*Candida albicans*

分类学地位：*Debaryomycetaceae; Candida*

生物危害程度：第三类

来源历史：未知

分离时间：2015-07

分离地址：中国

分离基物：患者肺泡灌洗液

致病名称： 皮肤黏膜念珠菌病、念珠菌性肠炎、
念珠菌败血症、念珠菌性脑膜炎

致病对象：人、动物

48 白念珠菌

平台资源号：NPRC 3.8.48

保藏编号：C1-28

中文名称：白念珠菌

外文名称：*Candida albicans*

分类学地位：*Debaryomycetaceae; Candida*

生物危害程度：第三类

来源历史：未知

分离时间：2015-07

分离地址：中国

分离基物：患者肺泡灌洗液

致病名称： 皮肤黏膜念珠菌病、念珠菌性肠炎、
念珠菌败血症、念珠菌性脑膜炎

致病对象：人、动物

49 白念珠菌

平台资源号：NPRC 3.8.49

保藏编号：C1-29

中文名称：白念珠菌

外文名称：*Candida albicans*

分类学地位：*Debaryomycetaceae; Candida*

生物危害程度：第三类

来源历史：未知

分离时间：2015-07

分离地址：中国

分离基物：患者肺泡灌洗液

致病名称： 皮肤黏膜念珠菌病、念珠菌性肠炎、
念珠菌败血症、念珠菌性脑膜炎

致病对象：人、动物

50 白念珠菌

平台资源号：NPRC 3.8.50

保藏编号：C1-30

中文名称：白念珠菌

外文名称：*Candida albicans*

分类学地位：*Debaryomycetaceae; Candida*

生物危害程度：第三类

来源历史：未知

分离时间：2015-07

分离地址：中国

分离基物：患者血液

致病名称： 皮肤黏膜念珠菌病、念珠菌性肠炎、
念珠菌败血症、念珠菌性脑膜炎

致病对象：人、动物

51 白念珠菌

平台资源号：NPRC 3.8.51

保藏编号：C1-31

中文名称：白念珠菌

外文名称：*Candida albicans*

分类学地位：*Debaryomycetaceae*; *Candida*

生物危害程度：第三类

来源历史：未知

分离时间：2015-07

分离地址：中国

分离基物：患者血液

致病名称：皮肤黏膜念珠菌病、念珠菌性肠炎、
　　　　　念珠菌败血症、念珠菌性脑膜炎

致病对象：人、动物

52 白念珠菌

平台资源号：NPRC 3.8.52

保藏编号：C1-32

中文名称：白念珠菌

外文名称：*Candida albicans*

分类学地位：*Debaryomycetaceae*; *Candida*

生物危害程度：第三类

来源历史：未知

分离时间：2015-07

分离地址：中国

分离基物：患者血液

致病名称：皮肤黏膜念珠菌病、念珠菌性肠炎、
　　　　　念珠菌败血症、念珠菌性脑膜炎

致病对象：人、动物

53 白念珠菌

平台资源号：NPRC 3.8.53

保藏编号：C1-33

中文名称：白念珠菌

外文名称：*Candida albicans*

分类学地位：*Debaryomycetaceae*; *Candida*

生物危害程度：第三类

来源历史：未知

分离时间：2015-07

分离地址：中国

分离基物：患者血液

致病名称：皮肤黏膜念珠菌病、念珠菌性肠炎、
　　　　　念珠菌败血症、念珠菌性脑膜炎

致病对象：人、动物

54 白念珠菌

平台资源号：NPRC 3.8.54

保藏编号：C1-35

中文名称：白念珠菌

外文名称：*Candida albicans*

分类学地位：*Debaryomycetaceae*; *Candida*

生物危害程度：第三类

来源历史：←中国医学科学院病原微生物菌（毒）
　　　　　种保藏中心医学真菌分中心←辉瑞制
　　　　　药有限公司

分离时间：1989-05

分离地址：未知

分离基物：未知

致病名称：皮肤黏膜念珠菌病、念珠菌性肠炎、
　　　　　念珠菌败血症、念珠菌性脑膜炎

致病对象：人、动物

55 白念珠菌

平台资源号：NPRC 3.8.55

保藏编号：C1-36

中文名称：白念珠菌

外文名称：*Candida albicans*

分类学地位：*Debaryomycetaceae*; *Candida*

生物危害程度：第三类

来源历史：←中国医学科学院病原微生物菌（毒）
　　　　　种保藏中心医学真菌分中心←辉瑞制
　　　　　药有限公司

分离时间：1989-05

分离地址：未知

分离基物：未知

致病名称：皮肤黏膜念珠菌病、念珠菌性肠炎、

细菌

真菌

病毒

念珠菌败血症、念珠菌性脑膜炎

致病对象：人、动物

二、热带念珠菌

56 热带念珠菌

平台资源号：NPRC 3.8.56

保藏编号：C2a

中文名称：热带念珠菌

外文名称：*Candida tropicalis*

分类学地位：*Debaryomycetaceae; Candida*

生物危害程度：第三类

来源历史：←中国医学科学院病原微生物菌（毒）
种保藏中心医学真菌分中心

分离时间：1982-04-22

分离地址：中国江苏省南京市

分离基物：未知

致病名称：播散性念珠菌病

致病对象：人、动物

57 热带念珠菌

平台资源号：NPRC 3.8.57

保藏编号：C2b

中文名称：热带念珠菌

外文名称：*Candida tropicalis*

分类学地位：*Debaryomycetaceae; Candida*

生物危害程度：第三类

来源历史：←中国医学科学院病原微生物菌（毒）
种保藏中心医学真菌分中心

分离时间：1982-07-11

分离地址：中国江苏省南京市

分离基物：未知

致病名称：播散性念珠菌病

致病对象：人、动物

58 热带念珠菌

平台资源号：NPRC 3.8.58

保藏编号：C2c

中文名称：热带念珠菌

外文名称：*Candida tropicalis*

分类学地位：*Debaryomycetaceae; Candida*

生物危害程度：第三类

来源历史：←中国医学科学院病原微生物菌（毒）
种保藏中心医学真菌分中心

分离时间：1982-05-16

分离地址：中国江苏省南京市

分离基物：未知

致病名称：播散性念珠菌病

致病对象：人、动物

59 热带念珠菌

平台资源号：NPRC 3.8.59

保藏编号：C2d

中文名称：热带念珠菌

外文名称：*Candida tropicalis*

分类学地位：*Debaryomycetaceae; Candida*

生物危害程度：第三类

来源历史：←中国医学科学院病原微生物菌（毒）
种保藏中心医学真菌分中心←日本大
坂发酵研究所

分离时间：1987-01-01

分离地址：日本

分离基物：未知

致病名称：播散性念珠菌病

致病对象：人、动物

60 热带念珠菌

平台资源号：NPRC 3.8.60

保藏编号：C2e

中文名称：热带念珠菌

外文名称：*Candida tropicalis*

分类学地位：*Debaryomycetaceae; Candida*

生物危害程度：第三类

来源历史：←中国医学科学院病原微生物菌（毒）

种保藏中心医学真菌分中心←东部战
区总医院

分离时间：2008-02-01

分离地址：中国江苏省南京市

分离基物：患者血液

致病名称：播散性念珠菌病

致病对象：人、动物

61　热带念珠菌

平台资源号：NPRC 3.8.61

保藏编号：C2f= CBS 8072

中文名称：热带念珠菌

外文名称：*Candida tropicalis*

分类学地位：*Debaryomycetaceae*; *Candida*

生物危害程度：第三类

来源历史：←中国医学科学院病原微生物菌（毒）
　　　　　种保藏中心医学真菌分中心← CBS-
　　　　　KNAW

分离时间：2009-05-01

分离地址：美国纽约

分离基物：未知

致病名称：播散性念珠菌病

致病对象：人、动物

62　热带念珠菌

平台资源号：NPRC 3.8.62

保藏编号：C2g=

外文名称：*Candida tropicalis*

分类学地位：*Debaryomycetaceae*; *Candida*

生物危害程度：第三类

来源历史：←中国医学科学院病原微生物菌（毒）
　　　　　种保藏中心医学真菌分中心← CBS-
　　　　　KNAW

分离时间：2009-05-01

分离地址：未知

分离基物：未知

致病名称：播散性念珠菌病

致病对象：人、动物

63　热带念珠菌

平台资源号：NPRC 3.8.63

保藏编号：C2h

中文名称：热带念珠菌

外文名称：*Candida tropicalis*

分类学地位：*Debaryomycetaceae*; *Candida*

生物危害程度：第三类

来源历史：←中国医学科学院病原微生物菌（毒）
　　　　　种保藏中心医学真菌分中心←无锡市
　　　　　第二人民医院

分离时间：2009-03-01

分离地址：中国江苏省无锡市

分离基物：患者

致病名称：播散性念珠菌病

致病对象：人、动物

64　热带念珠菌

平台资源号：NPRC 3.8.64

保藏编号：C2i= ATCC-MYA-750

中文名称：热带念珠菌

外文名称：*Candida tropicalis*

分类学地位：*Debaryomycetaceae*; *Candida*

生物危害程度：第三类

来源历史：←中国医学科学院病原微生物菌（毒）
　　　　　种保藏中心医学真菌分中心← ATCC

分离时间：2017-06

分离地址：未知

分离基物：未知

致病名称：播散性念珠菌病

致病对象：人、动物

三、近平滑念珠菌

65　近平滑念珠菌

平台资源号：NPRC 3.8.65

保藏编号：C1j

中文名称：近平滑念珠菌

外文名称：*Candida parapsilosis*

分类学地位：*Debaryomycetaceae; Candida*

生物危害程度：第三类

来源历史：←中国医学科学院病原微生物菌（毒）种保藏中心医学真菌分中心←北京医科大学第一临床医学院（1987年称呼）

分离时间：1987-10-05

分离地址：中国北京市

分离基物：患者

致病名称：皮肤黏膜念珠菌病、甲癣、心内膜炎、眼内炎、念珠菌败血症

致病对象：人、动物

66 近平滑念珠菌

平台资源号：NPRC 3.8.66

保藏编号：C3b

中文名称：近平滑念珠菌

外文名称：*Candida parapsilosis*

分类学地位：*Debaryomycetaceae; Candida*

生物危害程度：第三类

来源历史：←中国医学科学院病原微生物菌（毒）种保藏中心医学真菌分中心←北京医科大学第一临床医学院（1987年称呼）

分离时间：1987-10-05

分离地址：中国北京市

分离基物：患者

致病名称：皮肤黏膜念珠菌病、甲癣、心内膜炎、眼内炎、念珠菌败血症

致病对象：人、动物

67 近平滑念珠菌

平台资源号：NPRC 3.8.67

保藏编号：C4a

中文名称：近平滑念珠菌

外文名称：*Candida parapsilosis*

分类学地位：*Debaryomycetaceae; Candida*

生物危害程度：第三类

来源历史：←中国医学科学院病原微生物菌（毒）种保藏中心医学真菌分中心←中国医学科学院

分离时间：1956-01-01

分离地址：中国北京市

分离基物：患者

致病名称：皮肤黏膜念珠菌病、甲癣、心内膜炎、眼内炎、念珠菌败血症

致病对象：人、动物

68 近平滑念珠菌

平台资源号：NPRC 3.8.68

保藏编号：C4b

中文名称：近平滑念珠菌

外文名称：*Candida parapsilosis*

分类学地位：*Debaryomycetaceae; Candida*

生物危害程度：第三类

来源历史：←中国医学科学院病原微生物菌（毒）种保藏中心医学真菌分中心←原流行病研究所

分离时间：1976-05-22

分离地址：中国北京市

分离基物：患者

致病名称：皮肤黏膜念珠菌病、甲癣、心内膜炎、眼内炎、念珠菌败血症

致病对象：人、动物

69 近平滑念珠菌

平台资源号：NPRC 3.8.69

保藏编号：C4c

中文名称：近平滑念珠菌

外文名称：*Candida parapsilosis*

分类学地位：*Debaryomycetaceae; Candida*

生物危害程度：第三类

来源历史：←中国医学科学院病原微生物菌（毒）种保藏中心医学真菌分中心←世界卫生组织（WHO）

分离时间：1977-08-16

分离地址：未知

分离基物：未知

致病名称：皮肤黏膜念珠菌病、甲癣、心内膜炎、
　　　　　眼内炎、念珠菌败血症

致病对象：人、动物

70　近平滑念珠菌

平台资源号：NPRC 3.8.70

保藏编号：C4d

中文名称：近平滑念珠菌

外文名称：*Candida parapsilosis*

分类学地位：*Debaryomycetaceae; Candida*

生物危害程度：第三类

来源历史：←中国医学科学院病原微生物菌（毒）
　　　　　种保藏中心医学真菌分中心←原北京
　　　　　医学院附属第一医院

分离时间：1987-10-05

分离地址：中国北京市

分离基物：患者

致病名称：皮肤黏膜念珠菌病、甲癣、心内膜炎、
　　　　　眼内炎、念珠菌败血症

致病对象：人、动物

71　近平滑念珠菌

平台资源号：NPRC 3.8.71

保藏编号：C4e

中文名称：近平滑念珠菌

外文名称：*Candida parapsilosis*

分类学地位：*Debaryomycetaceae; Candida*

生物危害程度：第三类

来源历史：←中国医学科学院病原微生物菌（毒）
　　　　　种保藏中心医学真菌分中心←日本大
　　　　　坂发酵研究所

分离时间：1987-03-01

分离地址：日本

分离基物：未知

致病名称：皮肤黏膜念珠菌病、甲癣、心内膜炎、
　　　　　眼内炎、念珠菌败血症

致病对象：人、动物

72　近平滑念珠菌

平台资源号：NPRC 3.8.72

保藏编号：C4f= ATCC 22019

中文名称：近平滑念珠菌

外文名称：*Candida parapsilosis*

分类学地位：*Debaryomycetaceae; Candida*

生物危害程度：第三类

来源历史：←中国医学科学院病原微生物菌（毒）
　　　　　种保藏中心医学真菌分中心← ATCC

分离时间：2003-07-01

分离地址：未知

分离基物：未知

致病名称：皮肤黏膜念珠菌病、甲癣、心内膜炎、
　　　　　眼内炎、念珠菌败血症

致病对象：人、动物

73　近平滑念珠菌

平台资源号：NPRC 3.8.73

保藏编号：C4g= CBS 604

中文名称：近平滑念珠菌

外文名称：*Candida parapsilosis*

分类学地位：*Debaryomycetaceae; Candida*

生物危害程度：第三类

来源历史：←中国医学科学院病原微生物菌（毒）
　　　　　种保藏中心医学真菌分中心← CBS-
　　　　　KNAW

分离时间：2009-05-01

分离地址：波多黎各

分离基物：未知

致病名称：皮肤黏膜念珠菌病、甲癣、心内膜炎、
　　　　　眼内炎、念珠菌败血症

致病对象：人、动物

74　近平滑念珠菌

平台资源号：NPRC 3.8.74

保藏编号：C4h= CBS 8836

细
菌

真
菌

病
毒

中文名称：近平滑念珠菌

外文名称：*Candida parapsilosis*

分类学地位：*Debaryomycetaceae*; *Candida*

生物危害程度：第三类

来源历史：←中国医学科学院病原微生物菌（毒）种保藏中心医学真菌分中心←CBS-KNAW

分离时间：2009-05-01

分离地址：美国弗吉尼亚州

分离基物：未知

致病名称：皮肤黏膜念珠菌病、甲癣、心内膜炎、眼内炎、念珠菌败血症

致病对象：人、动物

75 近平滑念珠菌

平台资源号：NPRC 3.8.75

保藏编号：C4l

中文名称：近平滑念珠菌

外文名称：*Candida parapsilosis*

分类学地位：*Debaryomycetaceae*; *Candida*

生物危害程度：第三类

来源历史：←中国医学科学院病原微生物菌（毒）种保藏中心医学真菌分中心←山东大学齐鲁医院

分离时间：2010-06-01

分离地址：中国山东省济南市

分离基物：患者

致病名称：皮肤黏膜念珠菌病、甲癣、心内膜炎、眼内炎、念珠菌败血症

致病对象：人、动物

76 近平滑念珠菌

平台资源号：NPRC 3.8.76

保藏编号：C4m

中文名称：近平滑念珠菌

外文名称：*Candida parapsilosis*

分类学地位：*Debaryomycetaceae*; *Candida*

生物危害程度：第三类

来源历史：←中国医学科学院病原微生物菌（毒）种保藏中心医学真菌分中心←山东大学齐鲁医院

分离时间：2010-06-01

分离地址：中国山东省济南市

分离基物：患者

致病名称：皮肤黏膜念珠菌病、甲癣、心内膜炎、眼内炎、念珠菌败血症

致病对象：人、动物

77 近平滑念珠菌

平台资源号：NPRC 3.8.77

保藏编号：C4n

中文名称：近平滑念珠菌

外文名称：*Candida parapsilosis*

分类学地位：*Debaryomycetaceae*; *Candida*

生物危害程度：第三类

来源历史：←中国医学科学院病原微生物菌（毒）种保藏中心医学真菌分中心←山东大学齐鲁医院

分离时间：2010-06-08

分离地址：中国山东省济南市

分离基物：患者

致病名称：皮肤黏膜念珠菌病、甲癣、心内膜炎、眼内炎、念珠菌败血症

致病对象：人、动物

78 近平滑念珠菌

平台资源号：NPRC 3.8.78

保藏编号：C4o= ATCC 90018

中文名称：近平滑念珠菌

外文名称：*Candida parapsilosis*

分类学地位：*Debaryomycetaceae*; *Candida*

生物危害程度：第三类

来源历史：←中国医学科学院病原微生物菌（毒）种保藏中心医学真菌分中心← ATCC

分离时间：2010-06-09

分离地址：未知

分离基物：未知

致病名称：皮肤黏膜念珠菌病、甲癣、心内膜炎、眼内炎、念珠菌败血症

致病对象：人、动物

79　近平滑念珠菌

平台资源号：NPRC 3.8.79

保藏编号：C7a

中文名称：近平滑念珠菌

外文名称：*Candida parapsilosis*

分类学地位：*Debaryomycetaceae; Candida*

生物危害程度：第三类

来源历史：←中国医学科学院病原微生物菌（毒）种保藏中心医学真菌分中心←日本大坂发酵研究所

分离时间：1988-10-01

分离地址：日本

分离基物：未知

致病名称：皮肤黏膜念珠菌病、甲癣、心内膜炎、眼内炎、念珠菌败血症

致病对象：人、动物

80　近平滑念珠菌

平台资源号：NPRC 3.8.80

保藏编号：C7b

中文名称：近平滑念珠菌

外文名称：*Candida parapsilosis*

分类学地位：*Debaryomycetaceae; Candida*

生物危害程度：第三类

来源历史：未知

分离时间：2017-10

分离地址：未知

分离基物：患者

致病名称：皮肤黏膜念珠菌病、甲癣、心内膜炎、眼内炎、念珠菌败血症

致病对象：人、动物

四、克柔念珠菌

81　克柔念珠菌

平台资源号：NPRC 3.8.81

保藏编号：C6a

中文名称：库德里阿兹氏毕赤酵母（克柔念珠菌）

外文名称：*Pichia kudriavzevii(Candida krusei)*

分类学地位：*Pichiaceae; Pichia*

生物危害程度：第三类

来源历史：←中国医学科学院病原微生物菌（毒）种保藏中心医学真菌分中心←原北京医学院附属第一医院

分离时间：1987-10-05

分离地址：中国北京市

分离基物：患者

致病名称：念珠菌败血症、眼内炎、关节炎、心内膜炎

致病对象：人、动物

82　克柔念珠菌

平台资源号：NPRC 3.8.82

保藏编号：C6b

中文名称：库德里阿兹氏毕赤酵母（克柔念珠菌）

外文名称：*Pichia kudriavzevii(Candida krusei)*

分类学地位：*Pichiaceae; Pichia*

生物危害程度：第三类

来源历史：←中国医学科学院病原微生物菌（毒）种保藏中心医学真菌分中心←日本大坂发酵研究所

分离时间：1988-10-01

分离地址：日本

分离基物：患者

致病名称：念珠菌败血症、眼内炎、关节炎、心内膜炎

致病对象：人、动物

细菌

真菌

病毒

83 克柔念珠菌

平台资源号：NPRC 3.8.83

保藏编号：C6d=ATCC6258

中文名称：库德里阿兹氏毕赤酵母（克柔念珠菌）

外文名称：*Pichia kudriavzevii(Candida krusei)*

分类学地位：*Pichiaceae; Pichia*

生物危害程度：第三类

来源历史：←中国医学科学院病原微生物菌（毒）种保藏中心医学真菌分中心← ATCC

分离时间：2003-07-01

分离地址：未知

分离基物：未知

致病名称：念珠菌败血症、眼内炎、关节炎、心内膜炎

致病对象：人、动物

84 克柔念珠菌

平台资源号：NPRC 3.8.84

保藏编号：C6e2=CBS 6451

中文名称：库德里阿兹氏毕赤酵母（克柔念珠菌）

外文名称：*Pichia kudriavzevii(Candida krusei)*

分类学地位：*Pichiaceae; Pichia*

生物危害程度：第三类

来源历史：←中国医学科学院病原微生物菌（毒）种保藏中心医学真菌分中心← CBS-KNAW

分离时间：2017-10

分离地址：荷兰

分离基物：未知

致病名称：念珠菌败血症、眼内炎、关节炎、心内膜炎

致病对象：人、动物

五、季也蒙念珠菌

85 季也蒙念珠菌

平台资源号：NPRC 3.8.85

保藏编号：C5a

中文名称：季也蒙念珠菌

外文名称：*Meyerozyma guilliermondii (Candida guilliermondii)*

分类学地位：*Debaryomycetaceae; Meyerozyma*

生物危害程度：第三类

来源历史：←中国医学科学院病原微生物菌（毒）种保藏中心医学真菌分中心←流行病研究所

分离时间：1977-08-12

分离地址：中国北京市

分离基物：患者

致病名称：心内膜炎、骨髓炎、尿路感染

致病对象：人、动物

86 季也蒙念珠菌

平台资源号：NPRC 3.8.86

保藏编号：C5b

中文名称：季也蒙念珠菌

外文名称：*Meyerozyma guilliermondii (Candida guilliermondii)*

分类学地位：*Debaryomycetaceae; Meyerozyma*

生物危害程度：第三类

来源历史：←中国医学科学院病原微生物菌（毒）种保藏中心医学真菌分中心←原北京医学院附属第一医院

分离时间：1987-10-01

分离地址：中国北京市

分离基物：患者

致病名称：心内膜炎、骨髓炎、尿路感染

致病对象：人、动物

87 季也蒙念珠菌

平台资源号：NPRC 3.8.87

保藏编号：C5c

中文名称：季也蒙念珠菌

外文名称：*Meyerozyma guilliermondii (Candida guilliermondii)*

分类学地位：*Debaryomycetaceae; Meyerozyma*

生物危害程度：第三类

来源历史：←中国医学科学院病原微生物菌（毒）种保藏中心医学真菌分中心←日本大坂发酵研究所

分离时间：1988-10-01

分离地址：日本

分离基物：未知

致病名称：心内膜炎、骨髓炎、尿路感染

致病对象：人、动物

88 季也蒙念珠菌

平台资源号：NPRC 3.8.88

保藏编号：C5d=CBS 566

中文名称：季也蒙念珠菌

外文名称：*Meyerozyma guilliermondii (Candida guilliermondii)*

分类学地位：*Debaryomycetaceae; Meyerozyma*

生物危害程度：第三类

来源历史：←中国医学科学院病原微生物菌（毒）种保藏中心医学真菌分中心←CBS-KNAW

分离时间：1988-10-01

分离地址：未知

分离基物：未知

致病名称：心内膜炎、骨髓炎、尿路感染

致病对象：人、动物

六、马克斯克鲁维酵母（乳酒念珠菌）

89 马克斯克鲁维酵母（乳酒念珠菌）

平台资源号：NPRC 3.8.290

保藏编号：C3c

中文名称：马克斯克鲁维酵母（乳酒念珠菌）

外文名称：*Kluyveromyces marxianus (Candida pseudotropicalis)*

分类学地位：*Saccharomycetaceae; Kluyveromyces*

生物危害程度：第三类

来源历史：←中国医学科学院病原微生物菌（毒）种保藏中心医学真菌分中心←日本大坂发酵研究所

分离时间：1987-01-01

分离地址：日本

分离基物：未知

致病名称：皮肤黏膜念珠菌病

致病对象：人、动物

90 马克斯克鲁维酵母（乳酒念珠菌）

平台资源号：NPRC 3.8.291

保藏编号：C3d= CBS 396

中文名称：马克斯克鲁维酵母（乳酒念珠菌）

外文名称：*Kluyveromyces marxianus (Candida pseudotropicalis)*

分类学地位：*Saccharomycetaceae; Kluyveromyces*

生物危害程度：第三类

来源历史：←中国医学科学院病原微生物菌（毒）种保藏中心医学真菌分中心← CBS-KNAW

分离时间：2017-10

分离地址：荷兰

分离基物：未知

致病名称：皮肤黏膜念珠菌病

致病对象：人、动物

七、都柏林念珠菌

91 都柏林念珠菌

平台资源号：NPRC 3.8.292

保藏编号：C8a

中文名称：都柏林念珠菌

外文名称：*Candida dubliniensis*

分类学地位：*Debaryomycetaceae; Candida*

生物危害程度：第三类

来源历史：←中国医学科学院病原微生物菌（毒）

种保藏中心医学真菌分中心←原西安
医科大学

分离时间：1997-05-19

分离地址：中国陕西省西安市

分离基物：患者

致病名称：皮肤黏膜念珠菌病

致病对象：人、动物

92 都柏林念珠菌

平台资源号：NPRC 3.8.293

保藏编号：C8b

中文名称：都柏林念珠菌

外文名称：*Candida dubliniensis*

分类学地位：*Debaryomycetaceae; Candida*

生物危害程度：第三类

来源历史：←中国医学科学院病原微生物菌（毒）
种保藏中心医学真菌分中心←原西安
医科大学

分离时间：1997-05-19

分离地址：中国陕西省西安市

分离基物：患者

致病名称：皮肤黏膜念珠菌病

致病对象：人、动物

93 都柏林念珠菌

平台资源号：NPRC 3.8.294

保藏编号：C8c

中文名称：都柏林念珠菌

外文名称：*Candida dubliniensis*

分类学地位：*Debaryomycetaceae; Candida*

生物危害程度：第三类

来源历史：←中国医学科学院病原微生物菌（毒）
种保藏中心医学真菌分中心←原西安
医科大学

分离时间：1997-05-19

分离地址：中国陕西省西安市

分离基物：患者

致病名称：皮肤黏膜念珠菌病

致病对象：人、动物

94 都柏林念珠菌

平台资源号：NPRC 3.8.295

保藏编号：C8d

中文名称：都柏林念珠菌

外文名称：*Candida dubliniensis*

分类学地位：*Debaryomycetaceae; Candida*

生物危害程度：第三类

来源历史：←中国医学科学院病原微生物菌（毒）
种保藏中心医学真菌分中心←原西安
医科大学

分离时间：1997-05-19

分离地址：中国陕西省西安市

分离基物：患者

致病名称：皮肤黏膜念珠菌病

致病对象：人、动物

95 都柏林念珠菌

平台资源号：NPRC 3.8.296

保藏编号：C8e

中文名称：都柏林念珠菌

外文名称：*Candida dubliniensis*

分类学地位：*Debaryomycetaceae; Candida*

生物危害程度：第三类

来源历史：←中国医学科学院病原微生物菌（毒）
种保藏中心医学真菌分中心←原西安
医科大学

分离时间：1997-05-19

分离地址：中国陕西省西安市

分离基物：患者

致病名称：皮肤黏膜念珠菌病

致病对象：人、动物

96 都柏林念珠菌

平台资源号：NPRC 3.8.297

保藏编号：C8f

中文名称：都柏林念珠菌

外文名称：*Candida dubliniensis*

分类学地位：*Debaryomycetaceae; Candida*

生物危害程度：第三类

来源历史：未知

分离时间：1997-05-19

分离地址：荷兰

分离基物：患者

致病名称：皮肤黏膜念珠菌病

致病对象：人、动物

八、链状念珠菌

97　链状念珠菌

平台资源号：NPRC 3.8.298

保藏编号：C9a= CBS 565

中文名称：链状念珠菌

外文名称：*Diutina catenulata（Candida catenulate）*

分类学地位：*Saccharomycetales; Diutina*

生物危害程度：第三类

来源历史：←中国医学科学院病原微生物菌（毒）
种保藏中心医学真菌分中心← CBS-
KNAW

分离时间：2009-05-01

分离地址：荷兰

分离基物：未知

致病名称：甲真菌病

致病对象：人、动物

九、曲廊念珠菌

98　曲廊念珠菌

平台资源号：NPRC 3.8.299

保藏编号：C10a= CBS 6064

中文名称：曲廊念珠菌

外文名称：*Blastobotrys chiropterorum*

分类学地位：*Trichomonascaceae; Blastobotrys*

生物危害程度：第三类

来源历史：←中国医学科学院病原微生物菌（毒）
种保藏中心医学真菌分中心← CBS-
KNAW

分离时间：2009-05-01

分离地址：荷兰

分离基物：未知

致病名称：深部真菌病

致病对象：人、动物

十、希木龙念珠菌

99　希木龙念珠菌

平台资源号：NPRC 3.8.300

保藏编号：C11a=CBS 5149

中文名称：希木龙念珠菌

外文名称：*Candida haemulonis*

分类学地位：*Debaryomycetaceae; Candida*

生物危害程度：第三类

来源历史：←中国医学科学院病原微生物菌（毒）
种保藏中心医学真菌分中心← CBS-
KNAW

分离时间：2009-05-01

分离地址：荷兰

分离基物：未知

致病名称：深部真菌病

致病对象：人、动物

十一、皱落念珠菌

100　皱落念珠菌

平台资源号：NPRC 3.8.301

保藏编号：C13a= CBS 613

中文名称：皱落念珠菌

细菌

真菌

病毒

外文名称：*Diutina rugosa*（*Candida rugosa var.*）

分类学地位：*Saccharomycetales*; *Diutina*

生物危害程度：第三类

来源历史：←中国医学科学院病原微生物菌（毒）种保藏中心医学真菌分中心←CBS-KNAW

分离时间：2009-05-01

分离地址：荷兰

分离基物：未知

致病名称：深部真菌病

致病对象：人、动物

十二、维斯旺念珠菌

101 维斯旺念珠菌

平台资源号：NPRC 3.8.302

保藏编号：C14a= CBS 4024

中文名称：维斯旺念珠菌

外文名称：*Candida viswanathii*

分类学地位：*Debaryomycetaceae*; *Candida*

生物危害程度：第三类

来源历史：←中国医学科学院病原微生物菌（毒）种保藏中心医学真菌分中心←CBS-KNAW

分离时间：2009-05-01

分离地址：荷兰

分离基物：未知

致病名称：脑膜炎

致病对象：人、动物

十三、涎沫念珠菌

102 涎沫念珠菌

平台资源号：NPRC 3.8.303

保藏编号：C15a= CBS 619

中文名称：涎沫念珠菌

外文名称：*Candida zeylanoides*

分类学地位：*Debaryomycetaceae*; *Candida*

生物危害程度：第三类

来源历史：←中国医学科学院病原微生物菌（毒）种保藏中心医学真菌分中心←CBS-KNAW

分离时间：2009-05-01

分离地址：荷兰

分离基物：未知

致病名称：心内膜炎

致病对象：人、动物

十四、葡萄牙念珠菌

103 葡萄牙念珠菌

平台资源号：NPRC 3.8.304

保藏编号：C16a= CBS 5901

中文名称：葡萄牙念珠菌

外文名称：*Clavispora lusitaniae*

分类学地位：*Metschnikowiaceae*; *Clavispora*

生物危害程度：第三类

来源历史：←中国医学科学院病原微生物菌（毒）种保藏中心医学真菌分中心←CBS-KNAW

分离时间：2009-05-01

分离地址：荷兰

分离基物：未知

致病名称：深部真菌病

致病对象：人、动物

十五、厚皮马拉色菌

104 厚皮马拉色菌

平台资源号：NPRC 3.8.143

保藏编号：Y14b

中文名称：厚皮马拉色菌

外文名称：*Malassezia pachydermatis*

分类学地位：*Malasseziaceae; Malassezia*

生物危害程度：第三类

来源历史：未知

分离时间：2011-02-28

分离地址：荷兰

分离基物：患者

致病名称：外耳炎、中耳炎、毛囊炎

致病对象：人、动物

105 厚皮马拉色菌

平台资源号：NPRC 3.8.144

保藏编号：Y14a2

中文名称：厚皮马拉色菌

外文名称：*Malassezia pachydermatis*

分类学地位：*Malasseziaceae; Malassezia*

生物危害程度：第三类

来源历史：未知

分离时间：2017-10

分离地址：荷兰

分离基物：患者

致病名称：外耳炎、中耳炎、毛囊炎

致病对象：人、动物

106 厚皮马拉色菌

平台资源号：NPRC 3.8.145

保藏编号：Y15b1= ATCC HYA-4791

中文名称：厚皮马拉色菌

外文名称：*Malassezia pachydermatis*

分类学地位：*Malasseziaceae; Malassezia*

生物危害程度：第三类

来源历史：←中国医学科学院病原微生物菌（毒）
种保藏中心医学真菌分中心← ATCC

分离时间：2011-11-29

分离地址：美国

分离基物：未知

致病名称：外耳炎、中耳炎、毛囊炎

致病对象：人、动物

107 厚皮马拉色菌

平台资源号：NPRC 3.8.146

保藏编号：Y15a2= CBS 1879

中文名称：厚皮马拉色菌

外文名称：*Malassezia pachydermatis*

分类学地位：*Malasseziaceae; Malassezia*

生物危害程度：第三类

来源历史：←中国医学科学院病原微生物菌（毒）
种保藏中心医学真菌分中心← CBS-
KNAW

分离时间：2017-10

分离地址：瑞士

分离基物：动物

致病名称：外耳炎、中耳炎、毛囊炎

致病对象：人、动物

108 厚皮马拉色菌

平台资源号：NPRC 3.8.147

保藏编号：Y16c

中文名称：厚皮马拉色菌

外文名称：*Malassezia pachydermatis*

分类学地位：*Malasseziaceae; Malassezia*

生物危害程度：第三类

来源历史：未知

分离时间：2017-10

分离地址：荷兰

分离基物：患者

致病名称：外耳炎、中耳炎、毛囊炎

致病对象：人、动物

十六、斯洛菲马拉色菌

109 斯洛菲马拉色菌

平台资源号：NPRC 3.8.148

保藏编号：Y16a2= CBS 7956

中文名称：斯洛菲马拉色菌

外文名称：*Malassezia slooffiae*

分类学地位：*Malasseziaceae; Malassezia*

生物危害程度：第三类

来源历史：←中国医学科学院病原微生物菌（毒）种保藏中心医学真菌分中心←CBS-KNAW

分离时间：2017-10

分离地址：法国

分离基物：未知

致病名称：毛囊炎、脂溢性皮炎

致病对象：人、动物

110 斯洛菲马拉色菌

平台资源号：NPRC 3.8.149

保藏编号：Y16b= ATCC96808

中文名称：斯洛菲马拉色菌

外文名称：*Malassezia slooffiae*

分类学地位：*Malasseziaceae; Malassezia*

生物危害程度：第三类

来源历史：←中国医学科学院病原微生物菌（毒）种保藏中心医学真菌分中心← ATCC

分离时间：2011-06-01

分离地址：美国

分离基物：未知

致病名称：毛囊炎、脂溢性皮炎

致病对象：人、动物

111 斯洛菲马拉色菌

平台资源号：NPRC 3.8.150

保藏编号：Y17b

中文名称：斯洛菲马拉色菌

外文名称：*Malassezia slooffiae*

分类学地位：*Malasseziaceae; Malassezia*

生物危害程度：第三类

来源历史：未知

分离时间：2009-05-01

分离地址：荷兰

分离基物：患者

致病名称：毛囊炎、脂溢性皮炎

致病对象：人、动物

十七、糠秕马拉色菌

112 糠秕马拉色菌

平台资源号：NPRC 3.8.151

保藏编号：Y17a

中文名称：糠秕马拉色菌

外文名称：*Malassezia furfur*

分类学地位：*Malasseziaceae; Malassezia*

生物危害程度：第三类

来源历史：未知

分离时间：2009-05-01

分离地址：荷兰

分离基物：患者头屑

致病名称：毛囊炎、花斑癣、脂溢性皮炎

致病对象：人、动物

113 糠秕马拉色菌

平台资源号：NPRC 3.8.152

保藏编号：Y17c= ATCC MYA4790

中文名称：糠秕马拉色菌

外文名称：*Malassezia furfur*

分类学地位：*Malasseziaceae; Malassezia*

生物危害程度：第三类

来源历史：←中国医学科学院病原微生物菌（毒）种保藏中心医学真菌分中心← ATCC

分离时间：2011-11-29

分离地址：美国

分离基物：未知

致病名称：毛囊炎、花斑癣、脂溢性皮炎

致病对象：人、动物

114 糠秕马拉色菌

平台资源号：NPRC 3.8.153

保藏编号：Y17d

中文名称：糠秕马拉色菌

外文名称：*Malassezia furfur*

分类学地位：*Malasseziaceae; Malassezia*

生物危害程度：第三类

来源历史：←中国医学科学院病原微生物菌（毒）种保藏中心医学真菌分中心←江苏省人民医院

分离时间：2014-11

分离地址：中国江苏省南京市

分离基物：患者

致病名称：毛囊炎、花斑癣、脂溢性皮炎

致病对象：人、动物

115 糠秕马拉色菌

平台资源号：NPRC 3.8.154

保藏编号：Y17e= CBS 9580

中文名称：糠秕马拉色菌

外文名称：*Malassezia furfur*

分类学地位：*Malasseziaceae; Malassezia*

生物危害程度：第三类

来源历史：←中国医学科学院病原微生物菌（毒）种保藏中心医学真菌分中心← CBS-KNAW

分离时间：2019-10-10

分离地址：罗马尼亚

分离基物：患者

致病名称：毛囊炎、花斑癣、脂溢性皮炎

致病对象：人、动物

116 糠秕马拉色菌

平台资源号：NPRC 3.8.155

保藏编号：Y19b= CBS9597

中文名称：糠秕马拉色菌

外文名称：*Malassezia furfur*

分类学地位：*Malasseziaceae; Malassezia*

生物危害程度：第三类

来源历史：←中国医学科学院病原微生物菌（毒）种保藏中心医学真菌分中心← CBS-KNAW

分离时间：2011-02-28

分离地址：希腊雅典

分离基物：患者

致病名称：毛囊炎、花斑癣、脂溢性皮炎

致病对象：人、动物

117 糠秕马拉色菌

平台资源号：NPRC 3.8.157

保藏编号：Y20a

中文名称：糠秕马拉色菌

外文名称：*Malassezia furfur*

分类学地位：*Malasseziaceae; Malassezia*

生物危害程度：第三类

来源历史：未知

分离时间：2009-08-01

分离地址：未知

分离基物：患者

致病名称：毛囊炎、花斑癣、脂溢性皮炎

致病对象：人、动物

十八、球形马拉色菌

118 球形马拉色菌

平台资源号：NPRC 3.8.156

保藏编号：Y19c

中文名称：球形马拉色菌

外文名称：*Malassezia globosa*

分类学地位：*Malasseziaceae; Malassezia*

生物危害程度：第三类

来源历史：←中国医学科学院病原微生物菌（毒）种保藏中心医学真菌分中心

细菌

真菌

病毒

分离时间：2017-10

分离地址：中国江苏省南京市

分离基物：患者

致病名称：花斑癣、特应性皮炎

致病对象：人、动物

十九、日本马拉色菌

119 日本马拉色菌

平台资源号：NPRC 3.8.158

保藏编号：Y21a= CBS 9432

中文名称：日本马拉色菌

外文名称：*Malassezia japonica*

分类学地位：*Malasseziaceae; Malassezia*

生物危害程度：第三类

来源历史：←中国医学科学院病原微生物菌（毒）
种保藏中心医学真菌分中心←CBS-KNAW

分离时间：2009-05-01

分离地址：日本

分离基物：患者

致病名称：毛囊炎、特应性皮炎

致病对象：人、动物

120 日本马拉色菌

平台资源号：NPRC 3.8.159

保藏编号：Y21b

中文名称：日本马拉色菌

外文名称：*Malassezia japonica*

分类学地位：*Malasseziaceae; Malassezia*

生物危害程度：第三类

来源历史：←中国医学科学院病原微生物菌（毒）
种保藏中心医学真菌分中心←上海华山医院

分离时间：2010-11-20

分离地址：中国上海市

分离基物：患者

致病名称：毛囊炎、特应性皮炎

致病对象：人、动物

121 日本马拉色菌

平台资源号：NPRC 3.8.160

保藏编号：Y21c= ATCC MYA-4793

中文名称：日本马拉色菌

外文名称：*Malassezia japonica*

分类学地位：*Malasseziaceae; Malassezia*

生物危害程度：第三类

来源历史：←中国医学科学院病原微生物菌（毒）
种保藏中心医学真菌分中心← ATCC

分离时间：2011-11-29

分离地址：美国

分离基物：未知

致病名称：毛囊炎、特应性皮炎

致病对象：人、动物

122 日本马拉色菌

平台资源号：NPRC 3.8.161

保藏编号：Y21d= CBS 4167

中文名称：日本马拉色菌

外文名称：*Malassezia japonica*

分类学地位：*Malasseziaceae; Malassezia*

生物危害程度：第三类

来源历史：←中国医学科学院病原微生物菌（毒）
种保藏中心医学真菌分中心← CBS-KNAW

分离时间：2017-10

分离地址：荷兰

分离基物：患者

致病名称：毛囊炎、特应性皮炎

致病对象：人、动物

123 日本马拉色菌

平台资源号：NPRC 3.8.162

保藏编号：Y22a1

中文名称：日本马拉色菌

外文名称：*Malassezia japonica*

分类学地位：*Malasseziaceae; Malassezia*

生物危害程度：第三类

来源历史：未知

分离时间：2009-05-01

分离地址：日本

分离基物：患者

致病名称：毛囊炎、特应性皮炎

致病对象：人、动物

124 日本马拉色菌

平台资源号：NPRC 3.8.163

保藏编号：Y23a1

中文名称：日本马拉色菌

外文名称：*Malassezia japonica*

分类学地位：*Malasseziaceae; Malassezia*

生物危害程度：第三类

来源历史：未知

分离时间：2009-08-01

分离地址：日本

分离基物：患者

致病名称：毛囊炎、特应性皮炎

致病对象：人、动物

二十、大和马拉色菌

125 大和马拉色菌

平台资源号：NPRC 3.8.164

保藏编号：Y22a2= CBS 9725

中文名称：大和马拉色菌

外文名称：*Malassezia yamatoensis*

分类学地位：*Malasseziaceae; Malassezia*

生物危害程度：第三类

来源历史：←中国医学科学院病原微生物菌（毒）种保藏中心医学真菌分中心← CBS-KNAW

分离时间：2017-10

分离地址：日本

分离基物：未知

致病名称：毛囊炎

致病对象：人、动物

二十一、烟曲霉

126 烟曲霉

平台资源号：NPRC 3.8.89

保藏编号：A1g=ATCC MYA3626

中文名称：烟曲霉

外文名称：*Aspergillus fumigatus*

分类学地位：*Aspergillaceae; Aspergillus*

生物危害程度：第三类

来源历史：←中国医学科学院病原微生物菌（毒）种保藏中心医学真菌分中心← ATCC

分离时间：2011-06-01

分离地址：未知

分离基物：未知

致病名称：侵袭性曲霉病

致病对象：人、动物

127 烟曲霉

平台资源号：NPRC 3.8.90

保藏编号：A1a

中文名称：烟曲霉

外文名称：*Aspergillus fumigatus*

分类学地位：*Aspergillaceae; Aspergillus*

生物危害程度：第三类

来源历史：←中国医学科学院病原微生物菌（毒）种保藏中心医学真菌分中心←中国科学院微生物研究所

分离时间：1978-12-18

分离地址：中国北京市

分离基物：未知

细菌

真菌

病毒

致病名称：侵袭性曲霉病

致病对象：人、动物

128 烟曲霉

平台资源号：NPRC 3.8.91

保藏编号：A1b

中文名称：烟曲霉

外文名称：*Aspergillus fumigatus*

分类学地位：*Aspergillaceae; Aspergillus*

生物危害程度：第三类

来源历史：←中国医学科学院病原微生物菌（毒）
种保藏中心医学真菌分中心←中国科
学院微生物研究所

分离时间：2003-09-01

分离地址：中国北京市

分离基物：未知

致病名称：侵袭性曲霉病

致病对象：人、动物

129 烟曲霉

平台资源号：NPRC 3.8.92

保藏编号：A1d

中文名称：烟曲霉

外文名称：*Aspergillus fumigatus*

分类学地位：*Aspergillaceae; Aspergillus*

生物危害程度：第三类

来源历史：←中国医学科学院病原微生物菌（毒）
种保藏中心医学真菌分中心

分离时间：2006-08-01

分离地址：中国江苏省南京市

分离基物：患者

致病名称：侵袭性曲霉病

致病对象：人、动物

130 烟曲霉

平台资源号：NPRC 3.8.93

保藏编号：A1e

中文名称：烟曲霉

外文名称：*Aspergillus fumigatus*

分类学地位：*Aspergillaceae; Aspergillus*

生物危害程度：第三类

来源历史：←中国医学科学院病原微生物菌（毒）
种保藏中心医学真菌分中心

分离时间：2006-10-01

分离地址：中国江苏省南京市

分离基物：患者

致病名称：侵袭性曲霉病

致病对象：人、动物

131 烟曲霉

平台资源号：NPRC 3.8.94

保藏编号：A1f

中文名称：烟曲霉

外文名称：*Aspergillus fumigatus*

分类学地位：*Aspergillaceae; Aspergillus*

生物危害程度：第三类

来源历史：←中国医学科学院病原微生物菌（毒）
种保藏中心医学真菌分中心

分离时间：2008-12-01

分离地址：中国江苏省南京市

分离基物：患者

致病名称：侵袭性曲霉病

致病对象：人、动物

二十二、马尔尼菲篮状菌

132 马尔尼菲篮状菌

平台资源号：NPRC 3.8.109

保藏编号：B33a

中文名称：马尔尼菲篮状菌

外文名称：*Talaromyces marneffei*

分类学地位：*Trichocomaceae; Talaromyces*

生物危害程度：第三类

来源历史：←中国医学科学院病原微生物菌（毒）

种保藏中心医学真菌分中心

分离时间：1983-07-11

分离地址：中国江苏省南京市

分离基物：患者

致病名称：坏死性丘疹、播散性马尔尼菲篮状菌病

致病对象：人、动物

133 马尔尼菲篮状菌

平台资源号：NPRC 3.8.110

保藏编号：B33b

中文名称：马尔尼菲篮状菌

外文名称：*Talaromyces marneffei*

分类学地位：*Trichocomaceae; Talaromyces*

生物危害程度：第三类

来源历史：←中国医学科学院病原微生物菌（毒）
　　　　　种保藏中心医学真菌分中心←原北京
　　　　　医学院附属第一医院

分离时间：1983-07-02

分离地址：中国北京市

分离基物：患者

致病名称：坏死性丘疹、播散性马尔尼菲篮状菌病

致病对象：人、动物

134 马尔尼菲篮状菌

平台资源号：NPRC 3.8.111

保藏编号：B33c

中文名称：马尔尼菲篮状菌

外文名称：*Talaromyces marneffei*

分类学地位：*Trichocomaceae; Talaromyces*

生物危害程度：第三类

来源历史：←中国医学科学院病原微生物菌（毒）
　　　　　种保藏中心医学真菌分中心←原广西
　　　　　医学院附属医院

分离时间：1984-04-17

分离地址：中国广西壮族自治区

分离基物：患者

致病名称：坏死性丘疹、播散性马尔尼菲篮状菌病

致病对象：人、动物

135 马尔尼菲篮状菌

平台资源号：NPRC 3.8.112

保藏编号：B33d

中文名称：马尔尼菲篮状菌

外文名称：*Talaromyces marneffei*

分类学地位：*Trichocomaceae; Talaromyces*

生物危害程度：第三类

来源历史：←中国医学科学院病原微生物菌（毒）
　　　　　种保藏中心医学真菌分中心←原广西
　　　　　医学院附属医院

分离时间：1987-07-01

分离地址：中国广西壮族自治区

分离基物：患者

致病名称：坏死性丘疹、播散性马尔尼菲篮状菌病

致病对象：人、动物

136 马尔尼菲篮状菌

平台资源号：NPRC 3.8.113

保藏编号：B33e

中文名称：马尔尼菲篮状菌

外文名称：*Talaromyces marneffei*

分类学地位：*Trichocomaceae; Talaromyces*

生物危害程度：第三类

来源历史：←中国医学科学院病原微生物菌（毒）
　　　　　种保藏中心医学真菌分中心←江西省
　　　　　皮肤病医院

分离时间：2002-01-01

分离地址：中国江西省南昌市

分离基物：患者

致病名称：坏死性丘疹、播散性马尔尼菲篮状菌病

致病对象：人、动物

137 马尔尼菲篮状菌

平台资源号：NPRC 3.8.114

保藏编号：B33f

中文名称：马尔尼菲篮状菌

细菌

真菌

病毒

外文名称：*Talaromyces marneffei*

分类学地位：*Trichocomaceae; Talaromyces*

生物危害程度：第三类

来源历史：←中国医学科学院病原微生物菌（毒）
种保藏中心医学真菌分中心←江西省
皮肤病医院

分离时间：2002-01-01

分离地址：中国江西省南昌市

分离基物：患者

致病名称：坏死性丘疹、播散性马尔尼菲篮状菌病

致病对象：人、动物

138 马尔尼菲篮状菌

平台资源号：NPRC 3.8.115

保藏编号：B33g

中文名称：马尔尼菲篮状菌

外文名称：*Talaromyces marneffei*

分类学地位：*Trichocomaceae; Talaromyces*

生物危害程度：第三类

来源历史：←中国医学科学院病原微生物菌（毒）
种保藏中心医学真菌分中心←原华西
医科大学

分离时间：2003-01-01

分离地址：中国四川省成都市

分离基物：患者

致病名称：坏死性丘疹、播散性马尔尼菲篮状菌病

致病对象：人、动物

139 马尔尼菲篮状菌

平台资源号：NPRC 3.8.116

保藏编号：B33j

中文名称：马尔尼菲篮状菌

外文名称：*Talaromyces marneffei*

分类学地位：*Trichocomaceae; Talaromyces*

生物危害程度：第三类

来源历史：←中国医学科学院病原微生物菌（毒）
种保藏中心医学真菌分中心←云南省

人民医院

分离时间：2006-01-01

分离地址：中国云南省昆明市

分离基物：患者

致病名称：坏死性丘疹、播散性马尔尼菲篮状菌病

致病对象：人、动物

140 马尔尼菲篮状菌

平台资源号：NPRC 3.8.117

保藏编号：B33k

中文名称：马尔尼菲篮状菌

外文名称：*Talaromyces marneffei*

分类学地位：*Trichocomaceae; Talaromyces*

生物危害程度：第三类

来源历史：←中国医学科学院病原微生物菌（毒）
种保藏中心医学真菌分中心←广东佛
山人民医院

分离时间：2006-01-01

分离地址：中国广东省佛山市

分离基物：患者

致病名称：坏死性丘疹、播散性马尔尼菲篮状菌病

致病对象：人、动物

141 马尔尼菲篮状菌

平台资源号：NPRC 3.8.118

保藏编号：B33l

中文名称：马尔尼菲篮状菌

外文名称：*Talaromyces marneffei*

分类学地位：*Trichocomaceae; Talaromyces*

生物危害程度：第三类

来源历史：←中国医学科学院病原微生物菌（毒）
种保藏中心医学真菌分中心←广东佛
山人民医院

分离时间：2006-01-01

分离地址：中国广东省佛山市

分离基物：患者

致病名称：坏死性丘疹、播散性马尔尼菲篮状菌病

致病对象：人、动物

142 马尔尼菲篮状菌

平台资源号：NPRC 3.8.119

保藏编号：B33m

中文名称：马尔尼菲篮状菌

外文名称：*Talaromyces marneffei*

分类学地位：*Trichocomaceae; Talaromyces*

生物危害程度：第三类

来源历史：←中国医学科学院病原微生物菌（毒）
种保藏中心医学真菌分中心←广东佛
山人民医院

分离时间：2006-01-01

分离地址：中国广东省佛山市

分离基物：患者

致病名称：坏死性丘疹、播散性马尔尼菲篮状菌病

致病对象：人、动物

143 马尔尼菲篮状菌

平台资源号：NPRC 3.8.120

保藏编号：B33n

中文名称：马尔尼菲篮状菌

外文名称：*Talaromyces marneffei*

分类学地位：*Trichocomaceae; Talaromyces*

生物危害程度：第三类

来源历史：←中国医学科学院病原微生物菌（毒）
种保藏中心医学真菌分中心←江苏省
人民医院

分离时间：2009-01-01

分离地址：中国江苏省南京市

分离基物：患者

致病名称：坏死性丘疹、播散性马尔尼菲篮状菌病

致病对象：人、动物

144 马尔尼菲篮状菌

平台资源号：NPRC 3.8.121

保藏编号：B33o

中文名称：马尔尼菲篮状菌

外文名称：*Talaromyces marneffei*

分类学地位：*Trichocomaceae; Talaromyces*

生物危害程度：第三类

来源历史：←中国医学科学院病原微生物菌（毒）
种保藏中心医学真菌分中心←江苏省
人民医院

分离时间：2009-01-01

分离地址：中国江苏省南京市

分离基物：患者

致病名称：坏死性丘疹、播散性马尔尼菲篮状菌病

致病对象：人、动物

145 马尔尼菲篮状菌

平台资源号：NPRC 3.8.122

保藏编号：B33p

中文名称：马尔尼菲篮状菌

外文名称：*Talaromyces marneffei*

分类学地位：*Trichocomaceae; Talaromyces*

生物危害程度：第三类

来源历史：←中国医学科学院病原微生物菌（毒）
种保藏中心医学真菌分中心←云南省
人民医院

分离时间：2011-02

分离地址：中国云南省昆明市

分离基物：患者

致病名称：坏死性丘疹、播散性马尔尼菲篮状菌病

致病对象：人、动物

146 马尔尼菲篮状菌

平台资源号：NPRC 3.8.123

保藏编号：B33q

中文名称：马尔尼菲篮状菌

外文名称：*Talaromyces marneffei*

分类学地位：*Trichocomaceae; Talaromyces*

生物危害程度：第三类

来源历史：←中国医学科学院病原微生物菌（毒）
种保藏中心医学真菌分中心←河北医

细菌

真菌

病毒

科大学第四医院

分离时间：2011-11

分离地址：中国河北省石家庄市

分离基物：患者

致病名称：坏死性丘疹、播散性马尔尼菲篮状菌病

致病对象：人、动物

147 马尔尼菲篮状菌

平台资源号：NPRC 3.8.124

保藏编号：B33r

中文名称：马尔尼菲篮状菌

外文名称：*Talaromyces marneffei*

分类学地位：*Trichocomaceae; Talaromyces*

生物危害程度：第三类

来源历史：←中国医学科学院病原微生物菌（毒）
种保藏中心医学真菌分中心←上海华
山医院

分离时间：2014-02

分离地址：中国上海市

分离基物：患者

致病名称：坏死性丘疹、播散性马尔尼菲篮状菌病

致病对象：人、动物

148 马尔尼菲篮状菌

平台资源号：NPRC 3.8.125

保藏编号：B33s

中文名称：马尔尼菲篮状菌

外文名称：*Talaromyces marneffei*

分类学地位：*Trichocomaceae; Talaromyces*

生物危害程度：第三类

来源历史：←中国医学科学院病原微生物菌（毒）
种保藏中心医学真菌分中心←杭州市
第三人民医院

分离时间：2014-09

分离地址：中国浙江省杭州市

分离基物：患者

致病名称：坏死性丘疹、播散性马尔尼菲篮状菌病

致病对象：人、动物

149 马尔尼菲篮状菌

平台资源号：NPRC 3.8.126

保藏编号：B33t

中文名称：马尔尼菲篮状菌

外文名称：*Talaromyces marneffei*

分类学地位：*Trichocomaceae; Talaromyces*

生物危害程度：第三类

来源历史：←中国医学科学院病原微生物菌（毒）
种保藏中心医学真菌分中心←杭州市
第三人民医院

分离时间：2014-09

分离地址：中国浙江省杭州市

分离基物：患者

致病名称：坏死性丘疹、播散性马尔尼菲篮状菌病

致病对象：人、动物

150 马尔尼菲篮状菌

平台资源号：NPRC 3.8.127

保藏编号：B33u

中文名称：马尔尼菲篮状菌

外文名称：*Talaromyces marneffei*

分类学地位：*Trichocomaceae; Talaromyces*

生物危害程度：第三类

来源历史：←中国医学科学院病原微生物菌（毒）
种保藏中心医学真菌分中心←江苏省
人民医院

分离时间：2014-10

分离地址：中国江苏省南京市

分离基物：患者

致病名称：坏死性丘疹、播散性马尔尼菲篮状菌病

致病对象：人、动物

151 马尔尼菲篮状菌

平台资源号：NPRC 3.8.128

保藏编号：B33v

中文名称：马尔尼菲篮状菌

外文名称：*Talaromyces marneffei*

分类学地位：*Trichocomaceae*; *Talaromyces*

生物危害程度：第三类

来源历史：←中国医学科学院病原微生物菌（毒）种保藏中心医学真菌分中心←东部战区总医院

分离时间：2017-01-20

分离地址：中国江苏省南京市

分离基物：血培养标本

致病名称：坏死性丘疹、播散性马尔尼菲篮状菌病

致病对象：人、动物

152　马尔尼菲篮状菌

平台资源号：NPRC 3.8.129

保藏编号：B33w= ATCC MYA 24100

中文名称：马尔尼菲篮状菌

外文名称：*Talaromyces marneffei*

分类学地位：*Trichocomaceae*; *Talaromyces*

生物危害程度：第三类

来源历史：←中国医学科学院病原微生物菌（毒）种保藏中心医学真菌分中心← ATCC

分离时间：2017-06-16

分离地址：未知

分离基物：未知

致病名称：坏死性丘疹、播散性马尔尼菲篮状菌病

致病对象：人、动物

153　马尔尼菲篮状菌

平台资源号：NPRC 3.8.130

保藏编号：B33x= ATCC MYA 64101

中文名称：马尔尼菲篮状菌

外文名称：*Talaromyces marneffei*

分类学地位：*Trichocomaceae*; *Talaromyces*

生物危害程度：第三类

来源历史：←中国医学科学院病原微生物菌（毒）种保藏中心医学真菌分中心← ATCC

分离时间：2017-06-16

分离地址：未知

分离基物：未知

致病名称：坏死性丘疹、播散性马尔尼菲篮状菌病

致病对象：人、动物

二十三、裴氏着色霉

154　裴氏着色霉

平台资源号：NPRC 3.8.131

保藏编号：D6a

中文名称：裴氏着色霉

外文名称：*Fonsecaea pedrosoi*

分类学地位：*Herpotrichiellaceae*; *Fonsecaea*

生物危害程度：第三类

来源历史：←中国医学科学院病原微生物菌（毒）种保藏中心医学真菌分中心←流行病研究所

分离时间：1976-05-22

分离地址：中国北京市

分离基物：患者

致病名称：着色芽生菌病

致病对象：人、动物

155　裴氏着色霉

平台资源号：NPRC 3.8.132

保藏编号：D6b

中文名称：裴氏着色霉

外文名称：*Fonsecaea pedrosoi*

分类学地位：*Herpotrichiellaceae*; *Fonsecaea*

生物危害程度：第三类

来源历史：←中国医学科学院病原微生物菌（毒）种保藏中心医学真菌分中心←上海长征医院

分离时间：1983-07-29

分离地址：中国上海市

分离基物：患者

细菌

真菌

病毒

致病名称：着色芽生菌病

致病对象：人、动物

156 裴氏着色霉

平台资源号：NPRC 3.8.133

保藏编号：D6c

中文名称：裴氏着色霉

外文名称：*Fonsecaea pedrosoi*

分类学地位：*Herpotrichiellaceae; Fonsecaea*

生物危害程度：第三类

来源历史：未知

分离时间：1984-01-15

分离地址：比利时安特瑞普

分离基物：未知

致病名称：着色芽生菌病

致病对象：人、动物

157 裴氏着色霉

平台资源号：NPRC 3.8.134

保藏编号：D6d

中文名称：裴氏着色霉

外文名称：*Fonsecaea pedrosoi*

分类学地位：*Herpotrichiellaceae; Fonsecaea*

生物危害程度：第三类

来源历史：←中国医学科学院病原微生物菌（毒）
种保藏中心医学真菌分中心←ATCC

分离时间：1984-01-27

分离地址：美国

分离基物：未知

致病名称：着色芽生菌病

致病对象：人、动物

158 裴氏着色霉

平台资源号：NPRC 3.8.135

保藏编号：D6e

中文名称：裴氏着色霉

外文名称：*Fonsecaea pedrosoi*

分类学地位：*Herpotrichiellaceae; Fonsecaea*

生物危害程度：第三类

来源历史：←中国医学科学院病原微生物菌（毒）
种保藏中心医学真菌分中心

分离时间：1990-06-12

分离地址：中国江苏省南京市

分离基物：患者

致病名称：着色芽生菌病

致病对象：人、动物

二十四、班替枝孢瓶霉

159 斑替枝孢瓶霉

平台资源号：NPRC 3.8.136

保藏编号：D11a

中文名称：斑替枝孢瓶霉

外文名称：*Cladophialophora bantiana*

分类学地位：*Herpotrichiellaceae; Cladophialophora*

生物危害程度：第三类

来源历史：←中国医学科学院病原微生物菌（毒）
种保藏中心医学真菌分中心←上海华
山医院

分离时间：1978-03-14

分离地址：中国上海市

分离基物：患者

致病名称：着色芽生菌病、暗色丝孢霉病、脑脓肿

致病对象：人、动物

160 斑替枝孢瓶霉

平台资源号：NPRC 3.8.137

保藏编号：D11b= WHO1241

中文名称：斑替枝孢瓶霉

外文名称：*Cladophialophora bantiana*

分类学地位：*Herpotrichiellaceae; Cladophialophora*

生物危害程度：第三类

来源历史：←中国医学科学院病原微生物菌（毒）
种保藏中心医学真菌分中心←WHO

分离时间：1978-07-15

分离地址：未知

分离基物：患者

致病名称：着色芽生菌病、暗色丝孢霉病、脑脓肿

致病对象：人、动物

二十五、不规则毛霉

161 不规则毛霉

平台资源号：NPRC 3.8.138

保藏编号：B50e

中文名称：不规则毛霉

外文名称：*Mucor irregularis*

分类学地位：*Mucoraceae; Mucor*

生物危害程度：第三类

来源历史：←中国医学科学院病原微生物菌（毒）种保藏中心医学真菌分中心←上海华山医院

分离时间：2009-06-01

分离地址：中国上海市

分离基物：患者

致病名称：鼻脑毛霉病、肺毛霉菌病

致病对象：人、动物

162 不规则毛霉

平台资源号：NPRC 3.8.139

保藏编号：B50f

中文名称：不规则毛霉

外文名称：*Mucor irregularis*

分类学地位：*Mucoraceae; Mucor*

生物危害程度：第三类

来源历史：←中国医学科学院病原微生物菌（毒）种保藏中心医学真菌分中心←山东大学齐鲁医院

分离时间：2006-01-01

分离地址：中国山东省济南市

分离基物：患者

致病名称：鼻脑毛霉病、肺毛霉菌病

致病对象：人、动物

163 不规则毛霉

平台资源号：NPRC 3.8.140

保藏编号：B50g

中文名称：不规则毛霉

外文名称：*Mucor irregularis*

分类学地位：*Mucoraceae; Mucor*

生物危害程度：第三类

来源历史：←中国医学科学院病原微生物菌（毒）种保藏中心医学真菌分中心←武汉同济医院

分离时间：2006-01-01

分离地址：中国湖北省武汉市

分离基物：患者

致病名称：鼻脑毛霉病、肺毛霉菌病

致病对象：人、动物

164 不规则毛霉

平台资源号：NPRC 3.8.141

保藏编号：B50h

中文名称：不规则毛霉

外文名称：*Mucor irregularis*

分类学地位：*Mucoraceae; Mucor*

生物危害程度：第三类

来源历史：←中国医学科学院病原微生物菌（毒）种保藏中心医学真菌分中心←安徽省人民医院

分离时间：2007-01-01

分离地址：中国安徽省合肥市

分离基物：患者

致病名称：鼻脑毛霉病、肺毛霉菌病

致病对象：人、动物

165 不规则毛霉

平台资源号：NPRC 3.8.142

细菌

真菌

病毒

保藏编号：B50i

中文名称：不规则毛霉

外文名称：*Mucor irregularis*

分类学地位：*Mucoraceae; Mucor*

生物危害程度：第三类

来源历史：←中国医学科学院病原微生物菌（毒）种保藏中心医学真菌分中心

分离时间：2008-01-01

分离地址：中国江苏省南京市

分离基物：患者

致病名称：鼻脑毛霉病、肺毛霉菌病

致病对象：人、动物

二十六、红色毛癣菌

166 红色毛癣菌

平台资源号：NPRC 3.8.165

保藏编号：ST1a

中文名称：红色毛癣菌

外文名称：*Trichophyton rubrum*

分类学地位：*Arthrodermataceae; Trichophyton*

生物危害程度：第三类

来源历史：←中国医学科学院病原微生物菌（毒）种保藏中心医学真菌分中心

分离时间：1985-03-16

分离地址：中国江苏省南京市

分离基物：患者

致病名称：体股癣、手足癣、甲癣

致病对象：人

167 红色毛癣菌

平台资源号：NPRC 3.8.166

保藏编号：ST1b

中文名称：红色毛癣菌

外文名称：*Trichophyton rubrum*

分类学地位：*Arthrodermataceae; Trichophyton*

生物危害程度：第三类

来源历史：←中国医学科学院病原微生物菌（毒）种保藏中心医学真菌分中心←原北京医科大学附属第一医院←ATCC

分离时间：2001-05-21

分离地址：未知

分离基物：未知

致病名称：体股癣、手足癣、甲癣

致病对象：人

168 红色毛癣菌

平台资源号：NPRC 3.8.167

保藏编号：ST1c

中文名称：红色毛癣菌（耐热）

外文名称：*Trichophyton rubrum*

分类学地位：*Arthrodermataceae; Trichophyton*

生物危害程度：第三类

来源历史：←中国医学科学院病原微生物菌（毒）种保藏中心医学真菌分中心←上海华山医院

分离时间：2003-03-06

分离地址：中国上海市

分离基物：患者

致病名称：体股癣、手足癣、甲癣

致病对象：人

169 红色毛癣菌

平台资源号：NPRC 3.8.168

保藏编号：ST1d

中文名称：红色毛癣菌

外文名称：*Trichophyton rubrum*

分类学地位：*Arthrodermataceae; Trichophyton*

生物危害程度：第三类

来源历史：←中国医学科学院病原微生物菌（毒）种保藏中心医学真菌分中心

分离时间：2007-10-01

分离地址：中国江苏省南京市

分离基物：患者

致病名称：体股癣、手足癣、甲癣

致病对象：人

170 红色毛癣菌

平台资源号：NPRC 3.8.169

保藏编号：ST1e

中文名称：红色毛癣菌

外文名称：*Trichophyton rubrum*

分类学地位：*Arthrodermataceae*; *Trichophyton*

生物危害程度：第三类

来源历史：未知

分离时间：2009-05-01

分离地址：荷兰

分离基物：患者

致病名称：体股癣、手足癣、甲癣

致病对象：人

171 红色毛癣菌

平台资源号：NPRC 3.8.170

保藏编号：ST1f

中文名称：红色毛癣菌

外文名称：*Trichophyton rubrum*

分类学地位：*Arthrodermataceae*; *Trichophyton*

生物危害程度：第三类

来源历史：未知

分离时间：2009-05-01

分离地址：荷兰

分离基物：患者

致病名称：体股癣、手足癣、甲癣

致病对象：人

172 红色毛癣菌

平台资源号：NPRC 3.8.171

保藏编号：ST1g

中文名称：红色毛癣菌

外文名称：*Trichophyton rubrum*

分类学地位：*Arthrodermataceae*; *Trichophyton*

生物危害程度：第三类

来源历史：未知

分离时间：2009-05-01

分离地址：荷兰

分离基物：患者

致病名称：体股癣、手足癣、甲癣

致病对象：人

173 红色毛癣菌

平台资源号：NPRC 3.8.172

保藏编号：ST1h= ATCC MYA 4438

中文名称：红色毛癣菌

外文名称：*Trichophyton rubrum*

分类学地位：*Arthrodermataceae*; *Trichophyton*

生物危害程度：第三类

来源历史：←中国医学科学院病原微生物菌（毒）种保藏中心医学真菌分中心← ATCC

分离时间：2011-06-28

分离地址：未知

分离基物：未知

致病名称：体股癣、手足癣、甲癣

致病对象：人

174 红色毛癣菌

平台资源号：NPRC 3.8.173

保藏编号：ST1i

中文名称：红色毛癣菌

外文名称：*Trichophyton rubrum*

分类学地位：*Arthrodermataceae*; *Trichophyton*

生物危害程度：第三类

来源历史：←中国医学科学院病原微生物菌（毒）种保藏中心医学真菌分中心

分离时间：2012-03-10

分离地址：中国江苏省南京市

分离基物：患者

致病名称：体股癣、手足癣、甲癣

致病对象：人

175 红色毛癣菌

平台资源号：NPRC 3.8.174

细菌

真菌

病毒

保藏编号：ST1j

中文名称：红色毛癣菌

外文名称：*Trichophyton rubrum*

分类学地位：*Arthrodermataceae; Trichophyton*

生物危害程度：第三类

来源历史：←中国医学科学院病原微生物菌（毒）种保藏中心医学真菌分中心←东部战区总医院

分离时间：2013-05-01

分离地址：中国江苏省南京市

分离基物：患者

致病名称：体股癣、手足癣、甲癣

致病对象：人

176 红色毛癣菌

平台资源号：NPRC 3.8.175

保藏编号：ST1k

中文名称：红色毛癣菌

外文名称：*Trichophyton rubrum*

分类学地位：*Arthrodermataceae; Trichophyton*

生物危害程度：第三类

来源历史：←中国医学科学院病原微生物菌（毒）种保藏中心医学真菌分中心←东部战区总医院

分离时间：2013-05-01

分离地址：中国江苏省南京市

分离基物：患者

致病名称：体股癣、手足癣、甲癣

致病对象：人

177 红色毛癣菌

平台资源号：NPRC 3.8.176

保藏编号：ST1l

中文名称：红色毛癣菌（耐热）

外文名称：*Trichophyton rubrum*

分类学地位：*Arthrodermataceae; Trichophyton*

生物危害程度：第三类

来源历史：←中国医学科学院病原微生物菌（毒）种保藏中心医学真菌分中心←上海华山医院

分离时间：2016-09-29

分离地址：中国上海市

分离基物：患者

致病名称：体股癣、手足癣、甲癣

致病对象：人

178 红色毛癣菌

平台资源号：NPRC 3.8.177

保藏编号：01328

中文名称：红色毛癣菌

外文名称：*Trichophyton rubrum*

分类学地位：*Arthrodermataceae; Trichophyton*

生物危害程度：第三类

来源历史：←中国医学科学院病原微生物菌（毒）种保藏中心医学真菌分中心

分离时间：2018-03-26

分离地址：中国江苏省南京市

分离基物：患者

致病名称：体股癣、手足癣、甲癣

致病对象：人

179 红色毛癣菌

平台资源号：NPRC 3.8.178

保藏编号：01329

中文名称：红色毛癣菌

外文名称：*Trichophyton rubrum*

分类学地位：*Arthrodermataceae; Trichophyton*

生物危害程度：第三类

来源历史：←中国医学科学院病原微生物菌（毒）种保藏中心医学真菌分中心

分离时间：2018-03-26

分离地址：中国江苏省南京市

分离基物：患者

致病名称：体股癣、手足癣、甲癣

致病对象：人

180 红色毛癣菌

平台资源号：NPRC 3.8.179

保藏编号：01330

中文名称：红色毛癣菌

外文名称：*Trichophyton rubrum*

分类学地位：*Arthrodermataceae; Trichophyton*

生物危害程度：第三类

来源历史：←中国医学科学院病原微生物菌（毒）
种保藏中心医学真菌分中心

分离时间：2018-03-26

分离地址：中国江苏省南京市

分离基物：患者

致病名称：体股癣、手足癣、甲癣

致病对象：人

181 红色毛癣菌

平台资源号：NPRC 3.8.180

保藏编号：01331

中文名称：红色毛癣菌

外文名称：*Trichophyton rubrum*

分类学地位：*Arthrodermataceae; Trichophyton*

生物危害程度：第三类

来源历史：←中国医学科学院病原微生物菌（毒）
种保藏中心医学真菌分中心

分离时间：2018-03-26

分离地址：中国江苏省南京市

分离基物：患者

致病名称：体股癣、手足癣、甲癣

致病对象：人

182 红色毛癣菌

平台资源号：NPRC 3.8.181

保藏编号：01332

中文名称：红色毛癣菌

外文名称：*Trichophyton rubrum*

分类学地位：*Arthrodermataceae; Trichophyton*

生物危害程度：第三类

来源历史：←中国医学科学院病原微生物菌（毒）
种保藏中心医学真菌分中心

分离时间：2018-03-30

分离地址：中国江苏省南京市

分离基物：患者

致病名称：体股癣、手足癣、甲癣

致病对象：人

183 红色毛癣菌

平台资源号：NPRC 3.8.182

保藏编号：01334

中文名称：红色毛癣菌

外文名称：*Trichophyton rubrum*

分类学地位：*Arthrodermataceae; Trichophyton*

生物危害程度：第三类

来源历史：←中国医学科学院病原微生物菌（毒）
种保藏中心医学真菌分中心

分离时间：2018-04-05

分离地址：中国江苏省南京市

分离基物：患者

致病名称：体股癣、手足癣、甲癣

致病对象：人

184 红色毛癣菌

平台资源号：NPRC 3.8.183

保藏编号：01336

中文名称：红色毛癣菌

外文名称：*Trichophyton rubrum*

分类学地位：*Arthrodermataceae; Trichophyton*

生物危害程度：第三类

来源历史：←中国医学科学院病原微生物菌（毒）
种保藏中心医学真菌分中心

分离时间：2018-04-10

分离地址：中国江苏省南京市

分离基物：患者

致病名称：体股癣、手足癣、甲癣

致病对象：人

185 红色毛癣菌

平台资源号：NPRC 3.8.184

保藏编号：01337

中文名称：红色毛癣菌

外文名称：*Trichophyton rubrum*

分类学地位：*Arthrodermataceae; Trichophyton*

生物危害程度：第三类

来源历史：←中国医学科学院病原微生物菌（毒）
种保藏中心医学真菌分中心

分离时间：2018-04-10

分离地址：中国江苏省南京市

分离基物：患者

致病名称：体股癣、手足癣、甲癣

致病对象：人

186 红色毛癣菌

平台资源号：NPRC 3.8.185

保藏编号：01338

中文名称：红色毛癣菌

外文名称：*Trichophyton rubrum*

分类学地位：*Arthrodermataceae; Trichophyton*

生物危害程度：第三类

来源历史：←中国医学科学院病原微生物菌（毒）
种保藏中心医学真菌分中心

分离时间：2018-04-01

分离地址：中国江苏省南京市

分离基物：患者

致病名称：体股癣、手足癣、甲癣

致病对象：人

187 红色毛癣菌

平台资源号：NPRC 3.8.186

保藏编号：01339

中文名称：红色毛癣菌

外文名称：*Trichophyton rubrum*

分类学地位：*Arthrodermataceae; Trichophyton*

生物危害程度：第三类

来源历史：←中国医学科学院病原微生物菌（毒）
种保藏中心医学真菌分中心

分离时间：2018-04-19

分离地址：中国江苏省南京市

分离基物：患者

致病名称：体股癣、手足癣、甲癣

致病对象：人

188 红色毛癣菌

平台资源号：NPRC 3.8.187

保藏编号：01340

中文名称：红色毛癣菌

外文名称：*Trichophyton rubrum*

分类学地位：*Arthrodermataceae; Trichophyton*

生物危害程度：第三类

来源历史：←中国医学科学院病原微生物菌（毒）
种保藏中心医学真菌分中心

分离时间：2018-04-30

分离地址：中国江苏省南京市

分离基物：患者指甲

致病名称：体股癣、手足癣、甲癣

致病对象：人

189 红色毛癣菌

平台资源号：NPRC 3.8.188

保藏编号：01341

中文名称：红色毛癣菌

外文名称：*Trichophyton rubrum*

分类学地位：*Arthrodermataceae; Trichophyton*

生物危害程度：第三类

来源历史：←中国医学科学院病原微生物菌（毒）
种保藏中心医学真菌分中心

分离时间：2018-04-28

分离地址：中国江苏省南京市

分离基物：患者指甲

致病名称：体股癣、手足癣、甲癣

致病对象：人

190 红色毛癣菌

平台资源号：NPRC 3.8.189

保藏编号：01342

中文名称：红色毛癣菌

外文名称：*Trichophyton rubrum*

分类学地位：*Arthrodermataceae; Trichophyton*

生物危害程度：第三类

来源历史：←中国医学科学院病原微生物菌（毒）
　　　　　种保藏中心医学真菌分中心

分离时间：2018-05-05

分离地址：中国江苏省南京市

分离基物：患者

致病名称：体股癣、手足癣、甲癣

致病对象：人

191 红色毛癣菌

平台资源号：NPRC 3.8.190

保藏编号：01343

中文名称：红色毛癣菌

外文名称：*Trichophyton rubrum*

分类学地位：*Arthrodermataceae; Trichophyton*

生物危害程度：第三类

来源历史：←中国医学科学院病原微生物菌（毒）
　　　　　种保藏中心医学真菌分中心

分离时间：2018-05-12

分离地址：中国江苏省南京市

分离基物：患者指甲

致病名称：体股癣、手足癣、甲癣

致病对象：人

192 红色毛癣菌

平台资源号：NPRC 3.8.191

保藏编号：01344

中文名称：红色毛癣菌

外文名称：*Trichophyton rubrum*

分类学地位：*Arthrodermataceae; Trichophyton*

生物危害程度：第三类

来源历史：←中国医学科学院病原微生物菌（毒）
　　　　　种保藏中心医学真菌分中心

分离时间：2018-05-19

分离地址：中国江苏省南京市

分离基物：患者

致病名称：体股癣、手足癣、甲癣

致病对象：人

193 红色毛癣菌

平台资源号：NPRC 3.8.192

保藏编号：01345

中文名称：红色毛癣菌

外文名称：*Trichophyton rubrum*

分类学地位：*Arthrodermataceae; Trichophyton*

生物危害程度：第三类

来源历史：←中国医学科学院病原微生物菌（毒）
　　　　　种保藏中心医学真菌分中心

分离时间：2018-05-22

分离地址：中国江苏省南京市

分离基物：患者

致病名称：体股癣、手足癣、甲癣

致病对象：人

194 红色毛癣菌

平台资源号：NPRC 3.8.193

保藏编号：01346

中文名称：红色毛癣菌

外文名称：*Trichophyton rubrum*

分类学地位：*Arthrodermataceae; Trichophyton*

生物危害程度：第三类

来源历史：←中国医学科学院病原微生物菌（毒）
　　　　　种保藏中心医学真菌分中心

分离时间：2018-05-22

分离地址：中国江苏省南京市

分离基物：患者

致病名称：体股癣、手足癣、甲癣

细菌

真菌

病毒

致病对象：人

195 红色毛癣菌

平台资源号：NPRC 3.8.194

保藏编号：01347

中文名称：红色毛癣菌

外文名称：*Trichophyton rubrum*

分类学地位：*Arthrodermataceae; Trichophyton*

生物危害程度：第三类

来源历史：←中国医学科学院病原微生物菌（毒）种保藏中心医学真菌分中心

分离时间：2018-05-27

分离地址：中国江苏省南京市

分离基物：患者

致病名称：体股癣、手足癣、甲癣

致病对象：人

196 红色毛癣菌

平台资源号：NPRC 3.8.195

保藏编号：01348

中文名称：红色毛癣菌

外文名称：*Trichophyton rubrum*

分类学地位：*Arthrodermataceae; Trichophyton*

生物危害程度：第三类

来源历史：←中国医学科学院病原微生物菌（毒）种保藏中心医学真菌分中心

分离时间：2018-06-05

分离地址：中国江苏省南京市

分离基物：患者

致病名称：体股癣、手足癣、甲癣

致病对象：人

197 红色毛癣菌

平台资源号：NPRC 3.8.196

保藏编号：01349

中文名称：红色毛癣菌

外文名称：*Trichophyton rubrum*

分类学地位：*Arthrodermataceae; Trichophyton*

生物危害程度：第三类

来源历史：←中国医学科学院病原微生物菌（毒）种保藏中心医学真菌分中心

分离时间：2018-06-07

分离地址：中国江苏省南京市

分离基物：患者

致病名称：体股癣、手足癣、甲癣

致病对象：人

198 红色毛癣菌

平台资源号：NPRC 3.8.197

保藏编号：01350

中文名称：红色毛癣菌

外文名称：*Trichophyton rubrum*

分类学地位：*Arthrodermataceae; Trichophyton*

生物危害程度：第三类

来源历史：←中国医学科学院病原微生物菌（毒）种保藏中心医学真菌分中心

分离时间：2018-06-11

分离地址：中国江苏省南京市

分离基物：患者

致病名称：体股癣、手足癣、甲癣

致病对象：人

199 红色毛癣菌

平台资源号：NPRC 3.8.198

保藏编号：01351

中文名称：红色毛癣菌

外文名称：*Trichophyton rubrum*

分类学地位：*Arthrodermataceae; Trichophyton*

生物危害程度：第三类

来源历史：←中国医学科学院病原微生物菌（毒）种保藏中心医学真菌分中心

分离时间：2018-06-12

分离地址：中国江苏省南京市

分离基物：患者

致病名称：体股癣、手足癣、甲癣

致病对象：人

200 红色毛癣菌

平台资源号：NPRC 3.8.199

保藏编号：01352

中文名称：红色毛癣菌

外文名称：*Trichophyton rubrum*

分类学地位：*Arthrodermataceae; Trichophyton*

生物危害程度：第三类

来源历史：←中国医学科学院病原微生物菌（毒）
　　　　　种保藏中心医学真菌分中心

分离时间：2018-06-12

分离地址：中国江苏省南京市

分离基物：患者

致病名称：体股癣、手足癣、甲癣

致病对象：人

201 红色毛癣菌

平台资源号：NPRC 3.8.200

保藏编号：01353

中文名称：红色毛癣菌

外文名称：*Trichophyton rubrum*

分类学地位：*Arthrodermataceae; Trichophyton*

生物危害程度：第三类

来源历史：←中国医学科学院病原微生物菌（毒）
　　　　　种保藏中心医学真菌分中心

分离时间：2018-06-12

分离地址：中国江苏省南京市

分离基物：患者

致病名称：体股癣、手足癣、甲癣

致病对象：人

202 红色毛癣菌

平台资源号：NPRC 3.8.201

保藏编号：01355

中文名称：红色毛癣菌

外文名称：*Trichophyton rubrum*

分类学地位：*Arthrodermataceae; Trichophyton*

生物危害程度：第三类

来源历史：←中国医学科学院病原微生物菌（毒）
　　　　　种保藏中心医学真菌分中心

分离时间：2018-06-12

分离地址：中国江苏省南京市

分离基物：患者

致病名称：体股癣、手足癣、甲癣

致病对象：人

203 红色毛癣菌

平台资源号：NPRC 3.8.202

保藏编号：01356

中文名称：红色毛癣菌

外文名称：*Trichophyton rubrum*

分类学地位：*Arthrodermataceae; Trichophyton*

生物危害程度：第三类

来源历史：←中国医学科学院病原微生物菌（毒）
　　　　　种保藏中心医学真菌分中心

分离时间：2018-06-12

分离地址：中国江苏省南京市

分离基物：患者指甲

致病名称：体股癣、手足癣、甲癣

致病对象：人

204 红色毛癣菌

平台资源号：NPRC 3.8.203

保藏编号：01357

中文名称：红色毛癣菌

外文名称：*Trichophyton rubrum*

分类学地位：*Arthrodermataceae; Trichophyton*

生物危害程度：第三类

来源历史：←中国医学科学院病原微生物菌（毒）
　　　　　种保藏中心医学真菌分中心

分离时间：2018-06-15

分离地址：中国江苏省南京市

分离基物：患者

致病名称：体股癣、手足癣、甲癣

致病对象：人

细菌

真菌

病毒

205 红色毛癣菌

平台资源号：NPRC 3.8.204

保藏编号：01358

中文名称：红色毛癣菌

外文名称：*Trichophyton rubrum*

分类学地位：*Arthrodermataceae; Trichophyton*

生物危害程度：第三类

来源历史：←中国医学科学院病原微生物菌（毒）
种保藏中心医学真菌分中心

分离时间：2018-06-16

分离地址：中国江苏省南京市

分离基物：患者

致病名称：体股癣、手足癣、甲癣

致病对象：人

206 红色毛癣菌

平台资源号：NPRC 3.8.205

保藏编号：01359

中文名称：红色毛癣菌

外文名称：*Trichophyton rubrum*

分类学地位：*Arthrodermataceae; Trichophyton*

生物危害程度：第三类

来源历史：←中国医学科学院病原微生物菌（毒）
种保藏中心医学真菌分中心

分离时间：2018-06-23

分离地址：中国江苏省南京市

分离基物：患者

致病名称：体股癣、手足癣、甲癣

致病对象：人

207 红色毛癣菌

平台资源号：NPRC 3.8.206

保藏编号：01360

中文名称：红色毛癣菌

外文名称：*Trichophyton rubrum*

分类学地位：*Arthrodermataceae; Trichophyton*

生物危害程度：第三类

来源历史：←中国医学科学院病原微生物菌（毒）
种保藏中心医学真菌分中心

分离时间：2018-06-23

分离地址：中国江苏省南京市

分离基物：患者

致病名称：体股癣、手足癣、甲癣

致病对象：人

二十七、许兰毛癣菌

208 许兰氏毛癣菌

平台资源号：NPRC 3.8.207

保藏编号：ST2a

中文名称：许兰氏毛癣菌

外文名称：*Trichophyton schoenleinii*

分类学地位：*Arthrodermataceae; Trichophyton*

生物危害程度：第三类

来源历史：←中国医学科学院病原微生物菌（毒）
种保藏中心医学真菌分中心

分离时间：1985-03-15

分离地址：中国

分离基物：患者

致病名称：黄癣

致病对象：人

209 许兰氏毛癣菌

平台资源号：NPRC 3.8.208

保藏编号：ST2b

中文名称：许兰氏毛癣菌

外文名称：*Trichophyton schoenleinii*

分类学地位：*Arthrodermataceae; Trichophyton*

生物危害程度：第三类

来源历史：←中国医学科学院病原微生物菌（毒）
种保藏中心医学真菌分中心

分离时间：1987-06-11

分离地址：中国

分离基物：患者

致病名称：黄癣

致病对象：人

210　许兰氏毛癣菌

平台资源号：NPRC 3.8.209

保藏编号：ST2c= CBS 335.32

中文名称：许兰氏毛癣菌

外文名称：*Trichophyton schoenleinii*

分类学地位：*Arthrodermataceae; Trichophyton*

生物危害程度：第三类

来源历史：←中国医学科学院病原微生物菌（毒）
　　　　　种保藏中心医学真菌分中心← CBS-
　　　　　KNAW

分离时间：2009-05-01

分离地址：未知

分离基物：患者

致病名称：黄癣

致病对象：人

211　许兰氏毛癣菌

平台资源号：NPRC 3.8.210

保藏编号：ST2d

中文名称：许兰氏毛癣菌

外文名称：*Trichophyton schoenleinii*

分类学地位：*Arthrodermataceae; Trichophyton*

生物危害程度：第三类

来源历史：←中国医学科学院病原微生物菌（毒）
　　　　　种保藏中心医学真菌分中心←江西省
　　　　　皮肤病医院

分离时间：2009-03-01

分离地址：中国江西省南昌市

分离基物：患者

致病名称：黄癣

致病对象：人

212　许兰氏毛癣菌

平台资源号：NPRC 3.8.211

保藏编号：ST2e

中文名称：许兰氏毛癣菌

外文名称：*Trichophyton schoenleinii*

分类学地位：*Arthrodermataceae; Trichophyton*

生物危害程度：第三类

来源历史：←中国医学科学院病原微生物菌（毒）
　　　　　种保藏中心医学真菌分中心←江西省
　　　　　皮肤病医院

分离时间：2009-03-01

分离地址：中国江西省南昌市

分离基物：患者

致病名称：黄癣

致病对象：人

213　许兰氏毛癣菌

平台资源号：NPRC 3.8.212

保藏编号：ST2f

中文名称：许兰氏毛癣菌

外文名称：*Trichophyton schoenleinii*

分类学地位：*Arthrodermataceae; Trichophyton*

生物危害程度：第三类

来源历史：←中国医学科学院病原微生物菌（毒）
　　　　　种保藏中心医学真菌分中心←江西省
　　　　　皮肤病医院

分离时间：2009-03-01

分离地址：中国江西省南昌市

分离基物：患者

致病名称：黄癣

致病对象：人

214　许兰氏毛癣菌

平台资源号：NPRC 3.8.213

保藏编号：ST2g

中文名称：许兰氏毛癣菌

外文名称：*Trichophyton schoenleinii*

分类学地位：*Arthrodermataceae; Trichophyton*

生物危害程度：第三类

细菌

真菌

病毒

来源历史：←中国医学科学院病原微生物菌（毒）种保藏中心医学真菌分中心←新疆医科大学

分离时间：2009-10-01

分离地址：中国新疆维吾尔自治区乌鲁木齐市

分离基物：患者

致病名称：黄癣

致病对象：人

215 许兰氏毛癣菌

平台资源号：NPRC 3.8.214

保藏编号：ST2h

中文名称：许兰氏毛癣菌

外文名称：*Trichophyton schoenleinii*

分类学地位：*Arthrodermataceae*; *Trichophyton*

生物危害程度：第三类

来源历史：←中国医学科学院病原微生物菌（毒）种保藏中心医学真菌分中心←新疆医科大学

分离时间：2009-10-01

分离地址：中国新疆维吾尔自治区乌鲁木齐市

分离基物：患者

致病名称：黄癣

致病对象：人

216 许兰氏毛癣菌

平台资源号：NPRC 3.8.215

保藏编号：ST2i

中文名称：许兰氏毛癣菌

外文名称：*Trichophyton schoenleinii*

分类学地位：*Arthrodermataceae*; *Trichophyton*

生物危害程度：第三类

来源历史：←中国医学科学院病原微生物菌（毒）种保藏中心医学真菌分中心← 新疆医科大学

分离时间：2009-10-01

分离地址：中国新疆维吾尔自治区乌鲁木齐市

分离基物：患者

致病名称：黄癣

致病对象：人

217 许兰氏毛癣菌

平台资源号：NPRC 3.8.216

保藏编号：ST2j

中文名称：许兰氏毛癣菌

外文名称：*Trichophyton schoenleinii*

分类学地位：*Arthrodermataceae*; *Trichophyton*

生物危害程度：第三类

来源历史：←中国医学科学院病原微生物菌（毒）种保藏中心医学真菌分中心← 新疆医科大学

分离时间：2009-10-01

分离地址：中国新疆维吾尔自治区乌鲁木齐市

分离基物：患者

致病名称：黄癣

致病对象：人

218 许兰氏毛癣菌

平台资源号：NPRC 3.8.217

保藏编号：ST2k

中文名称：许兰氏毛癣菌

外文名称：*Trichophyton schoenleinii*

分类学地位：*Arthrodermataceae*; *Trichophyton*

生物危害程度：第三类

来源历史：←中国医学科学院病原微生物菌（毒）种保藏中心医学真菌分中心← 新疆医科大学

分离时间：2009-10-01

分离地址：中国新疆维吾尔自治区乌鲁木齐市

分离基物：患者

致病名称：黄癣

致病对象：人

219 许兰氏毛癣菌

平台资源号：NPRC 3.8.218

保藏编号：ST2l

中文名称：许兰氏毛癣菌

外文名称：*Trichophyton schoenleinii*

分类学地位：*Arthrodermataceae; Trichophyton*

生物危害程度：第三类

来源历史：←中国医学科学院病原微生物菌（毒）
　　　　　种保藏中心医学真菌分中心←新疆医
　　　　　科大学

分离时间：2009-10-01

分离地址：中国新疆维吾尔自治区乌鲁木齐市

分离基物：患者

致病名称：黄癣

致病对象：人

220 许兰氏毛癣菌

平台资源号：NPRC 3.8.219

保藏编号：ST2m

中文名称：许兰氏毛癣菌

外文名称：*Trichophyton schoenleinii*

分类学地位：*Arthrodermataceae; Trichophyton*

生物危害程度：第三类

来源历史：←中国医学科学院病原微生物菌（毒）
　　　　　种保藏中心医学真菌分中心←新疆医
　　　　　科大学

分离时间：2009-10-01

分离地址：中国新疆维吾尔自治区乌鲁木齐市

分离基物：患者

致病名称：黄癣

致病对象：人

221 许兰氏毛癣菌

平台资源号：NPRC 3.8.220

保藏编号：ST2n

中文名称：许兰氏毛癣菌

外文名称：*Trichophyton schoenleinii*

分类学地位：*Arthrodermataceae; Trichophyton*

生物危害程度：第三类

来源历史：←中国医学科学院病原微生物菌（毒）
　　　　　种保藏中心医学真菌分中心←新疆医
　　　　　科大学

分离时间：2009-10-01

分离地址：中国新疆维吾尔自治区乌鲁木齐市

分离基物：患者

致病名称：黄癣

致病对象：人

222 许兰氏毛癣菌

平台资源号：NPRC 3.8.221

保藏编号：ST2o

中文名称：许兰氏毛癣菌

外文名称：*Trichophyton schoenleinii*

分类学地位：*Arthrodermataceae; Trichophyton*

生物危害程度：第三类

来源历史：←中国医学科学院病原微生物菌（毒）
　　　　　种保藏中心医学真菌分中心←新疆医
　　　　　科大学

分离时间：2009-10-01

分离地址：中国新疆维吾尔自治区乌鲁木齐市

分离基物：患者

致病名称：黄癣

致病对象：人

223 许兰氏毛癣菌

平台资源号：NPRC 3.8.222

保藏编号：ST2p

中文名称：许兰氏毛癣菌

外文名称：*Trichophyton schoenleinii*

分类学地位：*Arthrodermataceae; Trichophyton*

生物危害程度：第三类

来源历史：←中国医学科学院病原微生物菌（毒）
　　　　　种保藏中心医学真菌分中心←新疆医
　　　　　科大学

分离时间：2009-10-01

分离地址：中国新疆维吾尔自治区乌鲁木齐市

细菌

真菌

病毒

分离基物：患者

致病名称：黄癣

致病对象：人

224 许兰氏毛癣菌

平台资源号：NPRC 3.8.223

保藏编号：ST2q

中文名称：许兰氏毛癣菌

外文名称：*Trichophyton schoenleinii*

分类学地位：*Arthrodermataceae; Trichophyton*

生物危害程度：第三类

来源历史：←中国医学科学院病原微生物菌（毒）
种保藏中心医学真菌分中心

分离时间：2009-10-19

分离地址：中国江苏省南京市

分离基物：患者

致病名称：黄癣

致病对象：人

225 许兰氏毛癣菌

平台资源号：NPRC 3.8.224

保藏编号：ST2r

中文名称：许兰氏毛癣菌

外文名称：*Trichophyton schoenleinii*

分类学地位：*Arthrodermataceae; Trichophyton*

生物危害程度：第三类

来源历史：←中国医学科学院病原微生物菌（毒）
种保藏中心医学真菌分中心←上海华
山医院

分离时间：2013-01-01

分离地址：中国上海市

分离基物：患者

致病名称：黄癣

致病对象：人

226 许兰氏毛癣菌

平台资源号：NPRC 3.8.225

保藏编号：ST2s

中文名称：许兰氏毛癣菌

外文名称：*Trichophyton schoenleinii*

分类学地位：*Arthrodermataceae; Trichophyton*

生物危害程度：第三类

来源历史：←中国医学科学院病原微生物菌（毒）
种保藏中心医学真菌分中心←上海华
山医院

分离时间：2014-02-01

分离地址：中国上海市

分离基物：患者、女、毛发

致病名称：黄癣

致病对象：人

二十八、须癣毛癣菌

227 须癣毛癣菌

平台资源号：NPRC 3.8.226

保藏编号：01931

中文名称：须癣毛癣菌

外文名称：*Trichophyton mentagrophytes*

分类学地位：*Arthrodermataceae; Trichophyton*

生物危害程度：第三类

来源历史：←中国医学科学院病原微生物菌（毒）
种保藏中心医学真菌分中心

分离时间：2016-07-08

分离地址：中国江苏省南京市

分离基物：患者

致病名称：足癣、面癣、甲癣

致病对象：人、动物

228 须癣毛癣菌

平台资源号：NPRC 3.8.227

保藏编号：01932

中文名称：须癣毛癣菌

外文名称：*Trichophyton mentagrophytes*

分类学地位：*Arthrodermataceae; Trichophyton*

生物危害程度：第三类

来源历史：←中国医学科学院病原微生物菌（毒）
种保藏中心医学真菌分中心

分离时间：2016-08-23

分离地址：中国江苏省南京市

分离基物：患者

致病名称：足癣、面癣、甲癣

致病对象：人、动物

229 须癣毛癣菌

平台资源号：NPRC 3.8.228

保藏编号：01933

中文名称：须癣毛癣菌

外文名称：*Trichophyton mentagrophytes*

分类学地位：*Arthrodermataceae; Trichophyton*

生物危害程度：第三类

来源历史：←中国医学科学院病原微生物菌（毒）
种保藏中心医学真菌分中心

分离时间：2016-04-05

分离地址：中国江苏省南京市

分离基物：患者

致病名称：足癣、面癣、甲癣

致病对象：人、动物

230 须癣毛癣菌

平台资源号：NPRC 3.8.229

保藏编号：01934

中文名称：须癣毛癣菌

外文名称：*Trichophyton mentagrophytes*

分类学地位：*Arthrodermataceae; Trichophyton*

生物危害程度：第三类

来源历史：←中国医学科学院病原微生物菌（毒）
种保藏中心医学真菌分中心

分离时间：2016-04-13

分离地址：中国江苏省南京市

分离基物：患者

致病名称：足癣、面癣、甲癣

致病对象：人、动物

231 须癣毛癣菌

平台资源号：NPRC 3.8.230

保藏编号：01935

中文名称：须癣毛癣菌

外文名称：*Trichophyton mentagrophytes*

分类学地位：*Arthrodermataceae; Trichophyton*

生物危害程度：第三类

来源历史：←中国医学科学院病原微生物菌（毒）
种保藏中心医学真菌分中心

分离时间：2016-03-14

分离地址：中国江苏省南京市

分离基物：患者

致病名称：足癣、面癣、甲癣

致病对象：人、动物

232 须癣毛癣菌

平台资源号：NPRC 3.8.231

保藏编号：01936

中文名称：须癣毛癣菌

外文名称：*Trichophyton mentagrophytes*

分类学地位：*Arthrodermataceae; Trichophyton*

生物危害程度：第三类

来源历史：←中国医学科学院病原微生物菌（毒）
种保藏中心医学真菌分中心

分离时间：2016-04-28

分离地址：中国江苏省南京市

分离基物：患者

致病名称：足癣、面癣、甲癣

致病对象：人、动物

233 须癣毛癣菌

平台资源号：NPRC 3.8.232

保藏编号：01962

中文名称：须癣毛癣菌

外文名称：*Trichophyton mentagrophytes*

分类学地位：*Arthrodermataceae; Trichophyton*

生物危害程度：第三类

来源历史：←中国医学科学院病原微生物菌（毒）
种保藏中心医学真菌分中心

分离时间：2017-06-01

分离地址：中国江苏省南京市

分离基物：患者

致病名称：足癣、面癣、甲癣

致病对象：人、动物

234 须癣毛癣菌

平台资源号：NPRC 3.8.233

保藏编号：01963

中文名称：须癣毛癣菌

外文名称：*Trichophyton mentagrophytes*

分类学地位：*Arthrodermataceae; Trichophyton*

生物危害程度：第三类

来源历史：←中国医学科学院病原微生物菌（毒）
种保藏中心医学真菌分中心

分离时间：2017-06-01

分离地址：中国江苏省南京市

分离基物：患者

致病名称：足癣、面癣、甲癣

致病对象：人、动物

235 须癣毛癣菌

平台资源号：NPRC 3.8.234

保藏编号：01964

中文名称：须癣毛癣菌

外文名称：*Trichophyton mentagrophytes*

分类学地位：*Arthrodermataceae; Trichophyton*

生物危害程度：第三类

来源历史：←中国医学科学院病原微生物菌（毒）
种保藏中心医学真菌分中心←上海华
山医院

分离时间：2016-02-26

分离地址：中国上海市

分离基物：患者

致病名称：足癣、面癣、甲癣

致病对象：人、动物

236 须癣毛癣菌

平台资源号：NPRC 3.8.235

保藏编号：01965

中文名称：须癣毛癣菌

外文名称：*Trichophyton mentagrophytes*

分类学地位：*Arthrodermataceae; Trichophyton*

生物危害程度：第三类

来源历史：←中国医学科学院病原微生物菌（毒）
种保藏中心医学真菌分中心←上海华
山医院

分离时间：2015-09-01

分离地址：中国上海市

分离基物：患者

致病名称：足癣、面癣、甲癣

致病对象：人、动物

237 须癣毛癣菌

平台资源号：NPRC 3.8.236

保藏编号：01966

中文名称：须癣毛癣菌

外文名称：*Trichophyton mentagrophytes*

分类学地位：*Arthrodermataceae; Trichophyton*

生物危害程度：第三类

来源历史：←中国医学科学院病原微生物菌（毒）
种保藏中心医学真菌分中心←上海华
山医院

分离时间：2016-03-28

分离地址：中国上海市

分离基物：患者

致病名称：足癣、面癣、甲癣

致病对象：人、动物

238 须癣毛癣菌

平台资源号：NPRC 3.8.237

保藏编号：01968

中文名称：须癣毛癣菌

外文名称：*Trichophyton mentagrophytes*

分类学地位：*Arthrodermataceae; Trichophyton*

生物危害程度：第三类

来源历史：←中国医学科学院病原微生物菌（毒）种保藏中心医学真菌分中心←上海华山医院

分离时间：2016-04-12

分离地址：中国上海市

分离基物：患者

致病名称：足癣、面癣、甲癣

致病对象：人、动物

239　须癣毛癣菌

平台资源号：NPRC 3.8.238

保藏编号：01969

中文名称：须癣毛癣菌

外文名称：*Trichophyton mentagrophytes*

分类学地位：*Arthrodermataceae; Trichophyton*

生物危害程度：第三类

来源历史：←中国医学科学院病原微生物菌（毒）种保藏中心医学真菌分中心←上海华山医院

分离时间：2016-05-05

分离地址：中国上海市

分离基物：患者

致病名称：足癣、面癣、甲癣

致病对象：人、动物

240　须癣毛癣菌

平台资源号：NPRC 3.8.239

保藏编号：01970

中文名称：须癣毛癣菌

外文名称：*Trichophyton mentagrophytes*

分类学地位：*Arthrodermataceae; Trichophyton*

生物危害程度：第三类

来源历史：←中国医学科学院病原微生物菌（毒）种保藏中心医学真菌分中心←上海华山医院

分离时间：2016-04-26

分离地址：中国上海市

分离基物：患者

致病名称：足癣、面癣、甲癣

致病对象：人、动物

241　须癣毛癣菌

平台资源号：NPRC 3.8.240

保藏编号：01972

中文名称：须癣毛癣菌

外文名称：*Trichophyton mentagrophytes*

分类学地位：*Arthrodermataceae; Trichophyton*

生物危害程度：第三类

来源历史：←中国医学科学院病原微生物菌（毒）种保藏中心医学真菌分中心

分离时间：2017-06-17

分离地址：中国江苏省南京市

分离基物：患者

致病名称：足癣、面癣、甲癣

致病对象：人、动物

242　须癣毛癣菌

平台资源号：NPRC 3.8.241

保藏编号：01974

中文名称：须癣毛癣菌

外文名称：*Trichophyton mentagrophytes*

分类学地位：*Arthrodermataceae; Trichophyton*

生物危害程度：第三类

来源历史：←中国医学科学院病原微生物菌（毒）种保藏中心医学真菌分中心

分离时间：2017-07-03

分离地址：中国江苏省南京市

分离基物：患者

致病名称：足癣、面癣、甲癣

致病对象：人、动物

243　须癣毛癣菌

平台资源号：NPRC 3.8.242

细菌　真菌　病毒

保藏编号：01976

中文名称：须癣毛癣菌

外文名称：*Trichophyton mentagrophytes*

分类学地位：*Arthrodermataceae; Trichophyton*

生物危害程度：第三类

来源历史：←中国医学科学院病原微生物菌（毒）
　　　　　种保藏中心医学真菌分中心

分离时间：2016-09-30

分离地址：中国江苏省南京市

分离基物：患者

致病名称：足癣、面癣、甲癣

致病对象：人、动物

244 须癣毛癣菌

平台资源号：NPRC 3.8.243

保藏编号：01977

中文名称：须癣毛癣菌

外文名称：*Trichophyton mentagrophytes*

分类学地位：*Arthrodermataceae; Trichophyton*

生物危害程度：第三类

来源历史：←中国医学科学院病原微生物菌（毒）
　　　　　种保藏中心医学真菌分中心

分离时间：2018-03-11

分离地址：中国江苏省南京市

分离基物：患者

致病名称：足癣、面癣、甲癣

致病对象：人、动物

245 须癣毛癣菌

平台资源号：NPRC 3.8.244

保藏编号：01980

中文名称：须癣毛癣菌

外文名称：*Trichophyton mentagrophytes*

分类学地位：*Arthrodermataceae; Trichophyton*

生物危害程度：第三类

来源历史：←中国医学科学院病原微生物菌（毒）
　　　　　种保藏中心医学真菌分中心

分离时间：2016-01-17

分离地址：中国江苏省南京市

分离基物：患者

致病名称：足癣、面癣、甲癣

致病对象：人、动物

246 须癣毛癣菌

平台资源号：NPRC 3.8.245

保藏编号：01981

中文名称：须癣毛癣菌

外文名称：*Trichophyton mentagrophytes*

分类学地位：*Arthrodermataceae; Trichophyton*

生物危害程度：第三类

来源历史：←中国医学科学院病原微生物菌（毒）
　　　　　种保藏中心医学真菌分中心

分离时间：2018-09-30

分离地址：中国江苏省南京市

分离基物：患者

致病名称：足癣、面癣、甲癣

致病对象：人、动物

247 须癣毛癣菌

平台资源号：NPRC 3.8.246

保藏编号：01982

中文名称：须癣毛癣菌

外文名称：*Trichophyton mentagrophytes*

分类学地位：*Arthrodermataceae; Trichophyton*

生物危害程度：第三类

来源历史：←中国医学科学院病原微生物菌（毒）
　　　　　种保藏中心医学真菌分中心

分离时间：2017-08-22

分离地址：中国江苏省南京市

分离基物：患者

致病名称：足癣、面癣、甲癣

致病对象：人、动物

248 须癣毛癣菌

平台资源号：NPRC 3.8.247

保藏编号：01983

中文名称：须癣毛癣菌

外文名称：*Trichophyton mentagrophytes*

分类学地位：*Arthrodermataceae; Trichophyton*

生物危害程度：第三类

来源历史：←中国医学科学院病原微生物菌（毒）
种保藏中心医学真菌分中心

分离时间：2017-08-19

分离地址：中国江苏省南京市

分离基物：患者

致病名称：足癣、面癣、甲癣

致病对象：人、动物

249 须癣毛癣菌

平台资源号：NPRC 3.8.248

保藏编号：01984

中文名称：须癣毛癣菌

外文名称：*Trichophyton mentagrophytes*

分类学地位：*Arthrodermataceae; Trichophyton*

生物危害程度：第三类

来源历史：←中国医学科学院病原微生物菌（毒）
种保藏中心医学真菌分中心

分离时间：2017-05-20

分离地址：中国江苏省南京市

分离基物：患者

致病名称：足癣、面癣、甲癣

致病对象：人、动物

250 须癣毛癣菌

平台资源号：NPRC 3.8.249

保藏编号：01985

中文名称：须癣毛癣菌

外文名称：*Trichophyton mentagrophytes*

分类学地位：*Arthrodermataceae; Trichophyton*

生物危害程度：第三类

来源历史：←中国医学科学院病原微生物菌（毒）
种保藏中心医学真菌分中心

分离时间：2018-01-10

分离地址：中国江苏省南京市

分离基物：患者

致病名称：足癣、面癣、甲癣

致病对象：人、动物

251 须癣毛癣菌

平台资源号：NPRC 3.8.250

保藏编号：01986

中文名称：须癣毛癣菌

外文名称：*Trichophyton mentagrophytes*

分类学地位：*Arthrodermataceae; Trichophyton*

生物危害程度：第三类

来源历史：←中国医学科学院病原微生物菌（毒）
种保藏中心医学真菌分中心

分离时间：2018-04-24

分离地址：中国江苏省南京市

分离基物：患者

致病名称：足癣、面癣、甲癣

致病对象：人、动物

252 须癣毛癣菌

平台资源号：NPRC 3.8.251

保藏编号：01987

中文名称：须癣毛癣菌

外文名称：*Trichophyton mentagrophytes*

分类学地位：*Arthrodermataceae; Trichophyton*

生物危害程度：第三类

来源历史：←中国医学科学院病原微生物菌（毒）
种保藏中心医学真菌分中心

分离时间：2018-06-09

分离地址：中国江苏省南京市

分离基物：患者

致病名称：足癣、面癣、甲癣

致病对象：人、动物

253 须癣毛癣菌

平台资源号：NPRC 3.8.252

保藏编号：01988

中文名称：须癣毛癣菌

外文名称：*Trichophyton mentagrophytes*

分类学地位：*Arthrodermataceae; Trichophyton*

生物危害程度：第三类

来源历史：←中国医学科学院病原微生物菌（毒）
　　　　　种保藏中心医学真菌分中心

分离时间：2018-04-25

分离地址：中国江苏省南京市

分离基物：患者

致病名称：足癣、面癣、甲癣

致病对象：人、动物

254 须癣毛癣菌

平台资源号：NPRC 3.8.253

保藏编号：01989

中文名称：须癣毛癣菌

外文名称：*Trichophyton mentagrophytes*

分类学地位：*Arthrodermataceae; Trichophyton*

生物危害程度：第三类

来源历史：←中国医学科学院病原微生物菌（毒）
　　　　　种保藏中心医学真菌分中心

分离时间：2018-05-12

分离地址：中国江苏省南京市

分离基物：患者

致病名称：足癣、面癣、甲癣

致病对象：人、动物

255 须癣毛癣菌

平台资源号：NPRC 3.8.254

保藏编号：01991

中文名称：须癣毛癣菌

外文名称：*Trichophyton mentagrophytes*

分类学地位：*Arthrodermataceae; Trichophyton*

生物危害程度：第三类

来源历史：←中国医学科学院病原微生物菌（毒）
　　　　　种保藏中心医学真菌分中心

分离时间：2018-07-13

分离地址：中国江苏省南京市

分离基物：患者

致病名称：足癣、面癣、甲癣

致病对象：人、动物

256 须癣毛癣菌

平台资源号：NPRC 3.8.255

保藏编号：01992

中文名称：须癣毛癣菌

外文名称：*Trichophyton mentagrophytes*

分类学地位：*Arthrodermataceae; Trichophyton*

生物危害程度：第三类

来源历史：←中国医学科学院病原微生物菌（毒）
　　　　　种保藏中心医学真菌分中心

分离时间：2018-07-27

分离地址：中国江苏省南京市

分离基物：患者

致病名称：足癣、面癣、甲癣

致病对象：人、动物

257 须癣毛癣菌

平台资源号：NPRC 3.8.256

保藏编号：ST5a

中文名称：须癣毛癣菌

外文名称：*Trichophyton mentagrophytes*

分类学地位：*Arthrodermataceae; Trichophyton*

生物危害程度：第三类

来源历史：未知

分离时间：1973-05-04

分离地址：中国

分离基物：患者

致病名称：足癣、面癣、甲癣

致病对象：人、动物

258 须癣毛癣菌

平台资源号：NPRC 3.8.257

保藏编号：ST5b

中文名称：须癣毛癣菌

外文名称：*Trichophyton mentagrophytes*

分类学地位：*Arthrodermataceae; Trichophyton*

生物危害程度：第三类

来源历史：←中国医学科学院病原微生物菌（毒）种保藏中心医学真菌分中心←上海华山医院

分离时间：1985-09-17

分离地址：中国上海市

分离基物：患者

致病名称：足癣、面癣、甲癣

致病对象：人、动物

259　须癣毛癣菌

平台资源号：NPRC 3.8.258

保藏编号：ST5e2=ATCC MYA 4439

中文名称：须癣毛癣菌

外文名称：*Trichophyton mentagrophytes*

分类学地位：*Arthrodermataceae; Trichophyton*

生物危害程度：第三类

来源历史：←中国医学科学院病原微生物菌（毒）种保藏中心医学真菌分中心← ATCC

分离时间：2017

分离地址：未知

分离基物：未知

致病名称：足癣、面癣、甲癣

致病对象：人、动物

二十九、紫毛毛癣菌

260　紫色毛癣菌

平台资源号：NPRC 3.8.259

保藏编号：ST3a

中文名称：紫色毛癣菌

外文名称：*Trichophyton violaceum*

分类学地位：*Arthrodermataceae; Trichophyton*

生物危害程度：第三类

来源历史：未知

分离时间：1985-04-04

分离地址：中国

分离基物：患者

致病名称：头癣、体癣

致病对象：人

261　紫色毛癣菌

平台资源号：NPRC 3.8.260

保藏编号：ST3d

中文名称：紫色毛癣菌

外文名称：*Trichophyton violaceum*

分类学地位：*Arthrodermataceae; Trichophyton*

生物危害程度：第三类

来源历史：未知

分离时间：1987-04-15

分离地址：中国

分离基物：患者

致病名称：头癣、体癣

致病对象：人

262　紫色毛癣菌

平台资源号：NPRC 3.8.261

保藏编号：ST3e

中文名称：紫色毛癣菌

外文名称：*Trichophyton violaceum*

分类学地位：*Arthrodermataceae; Trichophyton*

生物危害程度：第三类

来源历史：未知

分离时间：1987-08-11

分离地址：中国

分离基物：患者

致病名称：头癣、体癣

致病对象：人

263　紫色毛癣菌

平台资源号：NPRC 3.8.262

细菌

真·菌

病毒

保藏编号：ST3g

中文名称：紫色毛癣菌

外文名称：*Trichophyton violaceum*

分类学地位：*Arthrodermataceae; Trichophyton*

生物危害程度：第三类

来源历史：←中国医学科学院病原微生物菌（毒）
种保藏中心医学真菌分中心←上海华
山医院

分离时间：2003-03-24

分离地址：中国上海市

分离基物：患者

致病名称：头癣、体癣

致病对象：人

264 紫色毛癣菌

平台资源号：NPRC 3.8.263

保藏编号：ST3h= CBS 374.92

中文名称：紫色毛癣菌

外文名称：*Trichophyton violaceum*

分类学地位：*Arthrodermataceae; Trichophyton*

生物危害程度：第三类

来源历史：←中国医学科学院病原微生物菌（毒）
种保藏中心医学真菌分中心←CBS-
KNAW

分离时间：2009-05-01

分离地址：荷兰

分离基物：患者、皮肤

致病名称：头癣、体癣

致病对象：人

265 紫色毛癣菌

平台资源号：NPRC 3.8.264

保藏编号：ST3i= CBS 201.88

中文名称：紫色毛癣菌

外文名称：*Trichophyton violaceum*

分类学地位：*Arthrodermataceae; Trichophyton*

生物危害程度：第三类

来源历史：←中国医学科学院病原微生物菌（毒）
种保藏中心医学真菌分中心←CBS-
KNAW

分离时间：2009-05-01

分离地址：加拿大多伦多

分离基物：患者面部

致病名称：头癣、体癣

致病对象：人

266 紫色毛癣菌

平台资源号：NPRC 3.8.265

保藏编号：ST3l

中文名称：紫色毛癣菌

外文名称：*Trichophyton violaceum*

分类学地位：*Arthrodermataceae; Trichophyton*

生物危害程度：第三类

来源历史：←中国医学科学院病原微生物菌（毒）
种保藏中心医学真菌分中心←江西省
皮肤病医院

分离时间：2014-10-13

分离地址：中国江西省南昌市

分离基物：患者

致病名称：头癣、体癣

致病对象：人

三十、断发毛癣菌

267 断发毛癣菌

平台资源号：NPRC 3.8.266

保藏编号：ST4b

中文名称：断发毛癣菌

外文名称：*Trichophyton tonsurans*

分类学地位：*Arthrodermataceae; Trichophyton*

生物危害程度：第三类

来源历史：←中国医学科学院病原微生物菌（毒）
种保藏中心医学真菌分中心←上海华

山医院

分离时间：1985-09-17

分离地址：中国上海市

分离基物：患者

致病名称：头癣、体癣

致病对象：人

268 断发毛癣菌

平台资源号：NPRC 3.8.267

保藏编号：ST4d= CBS 171.65

中文名称：断发毛癣菌

外文名称：*Trichophyton tonsurans*

分类学地位：*Arthrodermataceae*; *Trichophyton*

生物危害程度：第三类

来源历史：←中国医学科学院病原微生物菌（毒）
　　　　　种保藏中心医学真菌分中心← CBS-
　　　　　KNAW

分离时间：2009-05-01

分离地址：印度

分离基物：患者头癣

致病名称：头癣、体癣

致病对象：人

269 断发毛癣菌

平台资源号：NPRC 3.8.268

保藏编号：ST4g

中文名称：断发毛癣菌

外文名称：*Trichophyton tonsurans*

分类学地位：*Arthrodermataceae*; *Trichophyton*

生物危害程度：第三类

来源历史：←中国医学科学院病原微生物菌（毒）
　　　　　种保藏中心医学真菌分中心←上海市
　　　　　皮肤病医院

分离时间：2016-06

分离地址：中国上海市

分离基物：患者

致病名称：头癣、体癣

致病对象：人

三十一、同心性毛癣菌

270 同心性毛癣菌

平台资源号：NPRC 3.8.269

保藏编号：ST6a

中文名称：同心性毛癣菌

外文名称：*Trichophyton concentricum*

分类学地位：*Arthrodermataceae*; *Trichophyton*

生物危害程度：第三类

来源历史：未知

分离时间：1973-03-01

分离地址：中国

分离基物：患者

致病名称：体癣

致病对象：人

271 同心性毛癣菌

平台资源号：NPRC 3.8.270

保藏编号：ST6b

中文名称：同心性毛癣菌

外文名称：*Trichophyton concentricum*

分类学地位：*Arthrodermataceae*; *Trichophyton*

生物危害程度：第三类

来源历史：未知

分离时间：1987-02-04

分离地址：中国

分离基物：患者

致病名称：体癣

致病对象：人

272 同心性毛癣菌

平台资源号：NPRC 3.8.271

保藏编号：ST6c= CBS 196.26

中文名称：同心性毛癣菌

外文名称：*Trichophyton concentricum*

分类学地位：*Arthrodermataceae; Trichophyton*

生物危害程度：第三类

来源历史：←中国医学科学院病原微生物菌（毒）种保藏中心医学真菌分中心←CBS-KNAW

分离时间：2009-05-01

分离地址：未知

分离基物：患者

致病名称：体癣

致病对象：人

三十二、疣状毛癣菌

273 疣状毛癣菌

平台资源号：NPRC 3.8.272

保藏编号：ST7f= CBS 571.80

中文名称：疣状毛癣菌

外文名称：*Trichophyton verrucosum*

分类学地位：*Arthrodermataceae; Trichophyton*

生物危害程度：第三类

来源历史：←中国医学科学院病原微生物菌（毒）种保藏中心医学真菌分中心←CBS-KNAW

分离时间：2009-05-01

分离地址：未知

分离基物：患者胸部

致病名称：头癣、股癣、须癣

致病对象：人、动物

274 疣状毛癣菌

平台资源号：NPRC 3.8.273

保藏编号：ST7g= CBS 554.84

中文名称：疣状毛癣菌

外文名称：*Trichophyton verrucosum*

分类学地位：*Arthrodermataceae; Trichophyton*

生物危害程度：第三类

来源历史：←中国医学科学院病原微生物菌（毒）种保藏中心医学真菌分中心←CBS-KNAW

分离时间：2011-10-01

分离地址：荷兰

分离基物：患者，皮肤

致病名称：头癣、股癣、须癣

致病对象：人、动物

275 疣状毛癣菌

平台资源号：NPRC 3.8.274

保藏编号：ST7i= CBS 134.66

中文名称：疣状毛癣菌

外文名称：*Trichophyton verrucosum*

分类学地位：*Arthrodermataceae; Trichophyton*

生物危害程度：第三类

来源历史：←中国医学科学院病原微生物菌（毒）种保藏中心医学真菌分中心←CBS-KNAW

分离时间：2017-10

分离地址：荷兰

分离基物：患者

致病名称：头癣、股癣、须癣

致病对象：人、动物

三十三、猴类毛癣菌

276 猴类毛癣菌

平台资源号：NPRC 3.8.275

保藏编号：ST8a

中文名称：猴类毛癣菌

外文名称：*Trichophyton simii*

分类学地位：*Arthrodermataceae; Trichophyton*

生物危害程度：第三类

来源历史：←中国医学科学院病原微生物菌（毒）

种保藏中心医学真菌分中心←WHO

分离时间：2017-10

分离地址：未知

分离基物：患者

致病名称：体癣

致病对象：人、动物

277 猴类毛癣菌

平台资源号：NPRC 3.8.276

保藏编号：ST8c

中文名称：猴类毛癣菌

外文名称：*Trichophyton simii*

分类学地位：*Arthrodermataceae; Trichophyton*

生物危害程度：第三类

来源历史：←中国医学科学院病原微生物菌（毒）种保藏中心医学真菌分中心←上海华山医院

分离时间：1978-08-22

分离地址：中国上海市

分离基物：患者

致病名称：体癣

致病对象：人、动物

278 猴类毛癣菌

平台资源号：NPRC 3.8.277

保藏编号：ST8d

中文名称：猴类毛癣菌

外文名称：*Trichophyton simii*

分类学地位：*Arthrodermataceae; Trichophyton*

生物危害程度：第三类

来源历史：←中国医学科学院病原微生物菌（毒）种保藏中心医学真菌分中心←WHO

分离时间：1978-08-16

分离地址：未知

分离基物：患者

致病名称：体癣

致病对象：人、动物

三十四、阿耶洛毛癣菌

279 阿耶洛毛癣菌

平台资源号：NPRC 3.8.278

保藏编号：ST10a= CBS 119779

中文名称：阿耶洛毛癣菌

外文名称：*Arthroderma uncinatum (Trichophyton ajelloi var.)*

分类学地位：*Arthrodermataceae; Arthroderma*

生物危害程度：第三类

来源历史：←中国医学科学院病原微生物菌（毒）种保藏中心医学真菌分中心←CBS-KNAW

分离时间：2009-05-01

分离地址：意大利

分离基物：患者

致病名称：皮肤癣菌病

致病对象：人、动物

三十五、趾间毛癣菌

280 趾间毛癣菌

平台资源号：NPRC 3.8.279

保藏编号：ST11a= CBS 565.94

中文名称：趾间毛癣菌

外文名称：*Trichophyton interdigitale*

分类学地位：*Arthrodermataceae; Trichophyton*

生物危害程度：第三类

来源历史：←中国医学科学院病原微生物菌（毒）种保藏中心医学真菌分中心←CBS-KNAW

分离时间：2011-10-01

分离地址：未知

分离基物：患者

细菌

真菌

病毒

致病名称：足癣、甲癣

致病对象：人、动物

三十六、马毛癣菌

281 马毛癣菌

平台资源号：NPRC 3.8.280

保藏编号：ST13= CBS 112198

中文名称：马毛癣菌

外文名称：*Trichophyton equinum*

分类学地位：*Arthrodermataceae; Trichophyton*

生物危害程度：第三类

来源历史：←中国医学科学院病原微生物菌（毒）种保藏中心医学真菌分中心←CBS-KNAW

分离时间：2017-10

分离地址：英国伦敦

分离基物：患者

致病名称：脓癣

致病对象：人、动物

三十七、铁锈色小孢子菌

282 铁锈色小孢子菌

平台资源号：NPRC 3.8.281

保藏编号：S.M.1a

中文名称：铁锈色小孢子菌

外文名称：*Microsporum ferrugineum*

分类学地位：*Arthrodermataceae; Microsporum*

生物危害程度：第三类

来源历史：←中国医学科学院病原微生物菌（毒）种保藏中心医学真菌分中心

分离时间：1973-10-01

分离地址：中国江苏省南京市

分离基物：患者

致病名称：白癣、甲癣、体癣、肉芽肿

致病对象：人

283 铁锈色小孢子菌

平台资源号：NPRC 3.8.282

保藏编号：S.M.1b= CBS 457.80

中文名称：铁锈色小孢子菌

外文名称：*Microsporum ferrugineum*

分类学地位：*Arthrodermataceae; Microsporum*

生物危害程度：第三类

来源历史：←中国医学科学院病原微生物菌（毒）种保藏中心医学真菌分中心←CBS-KNAW

分离时间：2009-05-01

分离地址：肯尼亚

分离基物：患者

致病名称：白癣、甲癣、体癣、肉芽肿

致病对象：人

284 铁锈色小孢子菌

平台资源号：NPRC 3.8.283

保藏编号：S.M.1c

中文名称：铁锈色小孢子菌

外文名称：*Microsporum ferrugineum*

分类学地位：*Arthrodermataceae; Microsporum*

生物危害程度：第三类

来源历史：←中国医学科学院病原微生物菌（毒）种保藏中心医学真菌分中心←新疆医科大学

分离时间：2011-11-01

分离地址：中国新疆维吾尔自治区乌鲁木齐市

分离基物：患者

致病名称：白癣、甲癣、体癣、肉芽肿

致病对象：人

285 铁锈色小孢子菌

平台资源号：NPRC 3.8.284

保藏编号：S.M.1d

中文名称：铁锈色小孢子菌

外文名称：*Microsporum ferrugineum*

分类学地位：*Arthrodermataceae; Microsporum*

生物危害程度：第三类

来源历史：←中国医学科学院病原微生物菌（毒）种保藏中心医学真菌分中心←新疆医科大学

分离时间：2011-11-01

分离地址：中国新疆维吾尔自治区乌鲁木齐市

分离基物：患者

致病名称：白癣、甲癣、体癣、肉芽肿

致病对象：人

286　铁锈色小孢子菌

平台资源号：NPRC 3.8.285

保藏编号：S.M.1e

中文名称：铁锈色小孢子菌

外文名称：*Microsporum ferrugineum*

分类学地位：*Arthrodermataceae; Microsporum*

生物危害程度：第三类

来源历史：←中国医学科学院病原微生物菌（毒）种保藏中心医学真菌分中心←新疆医科大学

分离时间：2011-11-01

分离地址：中国新疆维吾尔自治区乌鲁木齐市

分离基物：患者

致病名称：白癣、甲癣、体癣、肉芽肿

致病对象：人

287　铁锈色小孢子菌

平台资源号：NPRC 3.8.286

保藏编号：S.M.1f

中文名称：铁锈色小孢子菌

外文名称：*Microsporum ferrugineum*

分类学地位：*Arthrodermataceae; Microsporum*

生物危害程度：第三类

来源历史：←中国医学科学院病原微生物菌（毒）

种保藏中心医学真菌分中心←新疆医科大学

分离时间：2011-11-23

分离地址：中国新疆维吾尔自治区乌鲁木齐市

分离基物：患者

致病名称：白癣、甲癣、体癣、肉芽肿

致病对象：人

三十八、申克氏孢子丝菌

288　申克氏孢子丝菌

平台资源号：NPRC 3.8.95

保藏编号：D1m1= CBS 498.86

中文名称：申克氏孢子丝菌

外文名称：*Sporothrix schenckii*

分类学地位：*Ophiostomataceae; Sporothrix*

生物危害程度：第三类

来源历史：←中国医学科学院病原微生物菌（毒）种保藏中心医学真菌分中心← CBS-KNAW

分离时间：2017-10

分离地址：法国

分离基物：未知

致病名称：亚急性或慢性肉芽肿

致病对象：人、动物

289　申克氏孢子丝菌

平台资源号：NPRC 3.8.96

保藏编号：D1m2= 野生株 M-64 ATCC-MYA4822

中文名称：申克氏孢子丝菌

外文名称：*Sporothrix schenckii*

分类学地位：*Ophiostomataceae; Sporothrix*

生物危害程度：第三类

来源历史：←中国医学科学院病原微生物菌（毒）种保藏中心医学真菌分中心← ATCC

分离时间：2017-12

细菌

真菌

病毒

分离地址：未知

分离基物：未知

致病名称：亚急性或慢性肉芽肿

致病对象：人、动物

三十九、球形孢子丝菌

290 球形孢子丝菌

平台资源号：NPRC 3.8.97

保藏编号：D1a

中文名称：球形孢子丝菌

外文名称：*Sporothrix globosa*

分类学地位：*Ophiostomataceae*; *Sporothrix*

生物危害程度：第三类

来源历史：←中国医学科学院病原微生物菌（毒）
种保藏中心医学真菌分中心

分离时间：1973-07-01

分离地址：中国江苏省南京市

分离基物：患者

致病名称：亚急性或慢性肉芽肿

致病对象：人、动物

291 球形孢子丝菌

平台资源号：NPRC 3.8.98

保藏编号：D1b

中文名称：球形孢子丝菌

外文名称：*Sporothrix globosa*

分类学地位：*Ophiostomataceae*; *Sporothrix*

生物危害程度：第三类

来源历史：←中国医学科学院病原微生物菌（毒）
种保藏中心医学真菌分中心

分离时间：1988-02-27

分离地址：中国江苏省南京市

分离基物：患者

致病名称：亚急性或慢性肉芽肿

致病对象：人、动物

292 球形孢子丝菌

平台资源号：NPRC 3.8.99

保藏编号：D1c

中文名称：球形孢子丝菌

外文名称：*Sporothrix globosa*

分类学地位：*Ophiostomataceae*; *Sporothrix*

生物危害程度：第三类

来源历史：←中国医学科学院病原微生物菌（毒）
种保藏中心医学真菌分中心

分离时间：2008-05-19

分离地址：中国江苏省南京市

分离基物：患者

致病名称：亚急性或慢性肉芽肿

致病对象：人、动物

293 球形孢子丝菌

平台资源号：NPRC 3.8.100

保藏编号：D1d

中文名称：球形孢子丝菌

外文名称：*Sporothrix globosa*

分类学地位：*Ophiostomataceae*; *Sporothrix*

生物危害程度：第三类

来源历史：←中国医学科学院病原微生物菌（毒）
种保藏中心医学真菌分中心

分离时间：2008-07-02

分离地址：中国江苏省南京市

分离基物：患者

致病名称：亚急性或慢性肉芽肿

致病对象：人、动物

294 球形孢子丝菌

平台资源号：NPRC 3.8.101

保藏编号：D1e

中文名称：球形孢子丝菌

外文名称：*Sporothrix globosa*

分类学地位：*Ophiostomataceae*; *Sporothrix*

生物危害程度：第三类

来源历史：←中国医学科学院病原微生物菌（毒）
　　　　　种保藏中心医学真菌分中心

分离时间：2008-09-23

分离地址：中国江苏省南京市

分离基物：患者

致病名称：亚急性或慢性肉芽肿

致病对象：人、动物

295　球形孢子丝菌

平台资源号：NPRC 3.8.102

保藏编号：D1f

中文名称：球形孢子丝菌

外文名称：*Sporothrix globosa*

分类学地位：*Ophiostomataceae; Sporothrix*

生物危害程度：第三类

来源历史：←中国医学科学院病原微生物菌（毒）
　　　　　种保藏中心医学真菌分中心

分离时间：2012-01-01

分离地址：中国江苏省南京市

分离基物：患者

致病名称：亚急性或慢性肉芽肿

致病对象：人、动物

296　球形孢子丝菌

平台资源号：NPRC 3.8.103

保藏编号：D1g

中文名称：球形孢子丝菌

外文名称：*Sporothrix globosa*

分类学地位：*Ophiostomataceae; Sporothrix*

生物危害程度：第三类

来源历史：←中国医学科学院病原微生物菌（毒）
　　　　　种保藏中心医学真菌分中心←苏州大
　　　　　学一附院

分离时间：2012-12-01

分离地址：中国江苏省苏州市

分离基物：患者

致病名称：亚急性或慢性肉芽肿

致病对象：人、动物

297　球形孢子丝菌

平台资源号：NPRC 3.8.104

保藏编号：D1h

中文名称：球形孢子丝菌

外文名称：*Sporothrix globosa*

分类学地位：*Ophiostomataceae; Sporothrix*

生物危害程度：第三类

来源历史：←中国医学科学院病原微生物菌（毒）
　　　　　种保藏中心医学真菌分中心←浙江大
　　　　　学医学院附属第二医院

分离时间：2013-01-01

分离地址：中国浙江省杭州市

分离基物：患者

致病名称：亚急性或慢性肉芽肿

致病对象：人、动物

298　球形孢子丝菌

平台资源号：NPRC 3.8.105

保藏编号：D1i

中文名称：球形孢子丝菌

外文名称：*Sporothrix globosa*

分类学地位：*Ophiostomataceae; Sporothrix*

生物危害程度：第三类

来源历史：←中国医学科学院病原微生物菌（毒）
　　　　　种保藏中心医学真菌分中心←上海华
　　　　　山医院

分离时间：2014-02

分离地址：中国上海市

分离基物：患者

致病名称：亚急性或慢性肉芽肿

致病对象：人、动物

299　球形孢子丝菌

平台资源号：NPRC 3.8.106

保藏编号：D1j

中文名称：球形孢子丝菌

细菌

真菌

病毒

外文名称：*Sporothrix globosa*

分类学地位：*Ophiostomataceae; Sporothrix*

生物危害程度：第三类

来源历史：←中国医学科学院病原微生物菌（毒）种保藏中心医学真菌分中心←上海华山医院

分离时间：2014-02

分离地址：中国上海市

分离基物：患者

致病名称：亚急性或慢性肉芽肿

致病对象：人、动物

300 球形孢子丝菌

平台资源号：NPRC 3.8.107

保藏编号：D1k

中文名称：球形孢子丝菌

外文名称：*Sporothrix globosa*

分类学地位：*Ophiostomataceae; Sporothrix*

生物危害程度：第三类

来源历史：←中国医学科学院病原微生物菌（毒）种保藏中心医学真菌分中心←上海华山医院

分离时间：2014-02

分离地址：中国上海市

分离基物：患者

致病名称：亚急性或慢性肉芽肿

致病对象：人、动物

301 球形孢子丝菌

平台资源号：NPRC 3.8.108

保藏编号：D1p= CBS 292.55

中文名称：球形孢子丝菌

外文名称：*Sporothrix globosa*

分类学地位：*Ophiostomataceae; Sporothrix*

生物危害程度：第三类

来源历史：←中国医学科学院病原微生物菌（毒）种保藏中心医学真菌分中心← CBS-

KNAW

分离时间：2017-10

分离地址：英国

分离基物：患者

致病名称：亚急性或慢性肉芽肿

致病对象：人、动物

四十、墨西哥孢子丝菌

302 墨西哥孢子丝菌

平台资源号：NPRC 3.8.287

保藏编号：D1l

中文名称：墨西哥孢子丝菌

外文名称：*Sporothrix mexicana*

分类学地位：*Ophiostomataceae; Sporothrix*

生物危害程度：第三类

来源历史：←中国医学科学院病原微生物菌（毒）种保藏中心医学真菌分中心← CBS-

KNAW

分离时间：2017-10

分离地址：荷兰

分离基物：未知

致病名称：孢子丝菌病

致病对象：人、动物

四十一、巴西孢子丝菌

303 巴西孢子丝菌

平台资源号：NPRC 3.8.288

保藏编号：D1n

中文名称：巴西孢子丝菌

外文名称：*Sporothrix brasiliensis*

分类学地位：*Ophiostomataceae; Sporothrix*

生物危害程度：第三类

来源历史：←中国医学科学院病原微生物菌（毒）

种保藏中心医学真菌分中心←CBS-
KNAW

分离时间：2017-10

分离地址：荷兰

分离基物：未知

致病名称：孢子丝菌病

致病对象：人、动物

四十二、白色孢子丝菌

304 白色孢子丝菌

平台资源号：NPRC 3.8.289

保藏编号：D1o= CBS 131.56

中文名称：白色孢子丝菌

外文名称：*Sporothrix pallida*

分类学地位：*Ophiostomataceae; Sporothrix*

生物危害程度：第三类

来源历史：←中国医学科学院病原微生物菌（毒）
　　　　　种保藏中心医学真菌分中心← CBS-
　　　　　KNAW

分离时间：2017-10

分离地址：日本

分离基物：未知

致病名称：孢子丝菌病

致病对象：人、动物

细菌　真菌　病毒

第三部分
病　毒

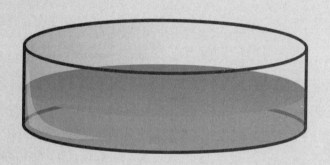

一、腺病毒

1 腺病毒

平台资源号：NPRC 2.5.1

保藏编号：CAMS-CCPM-C-Ⅲ-009 001

中文名称：腺病毒 3 型

外文名称：*Adenovirus* 3

分类学地位：*Adenoviridae; Mastadenovirus*

生物危害程度：第三类

自然宿主：人

致病名称：呼吸道感染

致病对象：人

2 腺病毒

平台资源号：NPRC 2.5.2

保藏编号：CAMS-CCPM-C-Ⅲ-009 002

中文名称：腺病毒 5 型

外文名称：*Adenovirus* 5

分类学地位：*Adenoviridae; Mastadenovirus*

生物危害程度：第三类

自然宿主：人

致病名称：呼吸道感染

致病对象：人

3 腺病毒

平台资源号：NPRC 2.12.1

保藏编号：02-0207

中文名称：腺病毒

外文名称：*Adenovirus*

分类学地位：*Adenoviridae; Mastadenovirus*

生物危害程度：第三类

自然宿主：人

致病名称：呼吸道感染

致病对象：人

4 腺病毒

平台资源号：NPRC 2.12.2

保藏编号：02-0209

中文名称：腺病毒 3 型

外文名称：*Adenovirus* 3

分类学地位：*Adenoviridae; Mastadenovirus*

生物危害程度：第三类

自然宿主：人

致病名称：呼吸道感染

致病对象：人

5 腺病毒

平台资源号：NPRC 2.12.3

保藏编号：02-0211

中文名称：腺病毒 2 型

外文名称：*Adenovirus* 2

分类学地位：*Adenoviridae; Mastadenovirus*

生物危害程度：第三类

自然宿主：人

致病名称：呼吸道感染

致病对象：人

6 腺病毒

平台资源号：NPRC 2.12.4

保藏编号：02-0237

中文名称：腺病毒 3 型

外文名称：*Adenovirus* 3

分类学地位：*Adenoviridae; Mastadenovirus*

生物危害程度：第三类

自然宿主：人

致病名称：呼吸道感染

致病对象：人

7 腺病毒

平台资源号：NPRC 2.12.5

保藏编号：02-0254

中文名称：腺病毒 2 型

外文名称：*Adenovirus* 2

分类学地位：*Adenoviridae*; *Mastadenovirus*

生物危害程度：第三类

自然宿主：人

致病名称：呼吸道感染

致病对象：人

8　腺病毒

平台资源号：NPRC 2.12.6

保藏编号：02-0284

中文名称：腺病毒 3 型

外文名称：*Adenovirus* 3

分类学地位：*Adenoviridae*; *Mastadenovirus*

生物危害程度：第三类

自然宿主：人

致病名称：呼吸道感染

致病对象：人

9　腺病毒

平台资源号：NPRC 2.12.7

保藏编号：02-0286

中文名称：腺病毒 1 型

外文名称：*Adenovirus* 1

分类学地位：*Adenoviridae*; *Mastadenovirus*

生物危害程度：第三类

自然宿主：人

致病名称：呼吸道感染

致病对象：人

10　腺病毒

平台资源号：NPRC 2.12.8

保藏编号：02-0294

中文名称：腺病毒

外文名称：*Adenovirus*

分类学地位：*Adenoviridae*; *Mastadenovirus*

生物危害程度：第三类

自然宿主：人

致病名称：呼吸道感染

致病对象：人

11　腺病毒

平台资源号：NPRC 2.12.9

保藏编号：02-0297

中文名称：腺病毒

外文名称：*Adenovirus*

分类学地位：*Adenoviridae*; *Mastadenovirus*

生物危害程度：第三类

自然宿主：人

致病名称：呼吸道感染

致病对象：人

12　腺病毒

平台资源号：NPRC 2.12.10

保藏编号：02-0345

中文名称：腺病毒

外文名称：*Adenovirus*

分类学地位：*Adenoviridae*; *Mastadenovirus*

生物危害程度：第三类

自然宿主：人

致病名称：呼吸道感染

致病对象：人

13　腺病毒

平台资源号：NPRC 2.12.11

保藏编号：02-0432

中文名称：腺病毒 3 型

外文名称：*Adenovirus* 3

分类学地位：*Adenoviridae*; *Mastadenovirus*

生物危害程度：第三类

自然宿主：人

致病名称：呼吸道感染

致病对象：人

14　腺病毒

平台资源号：NPRC 2.12.12

保藏编号：02-0435

细菌

真菌

病毒

中文名称：腺病毒 2 型

外文名称：*Adenovirus 2*

分类学地位：*Adenoviridae; Mastadenovirus*

生物危害程度：第三类

自然宿主：人

致病名称：呼吸道感染

致病对象：人

15 腺病毒

平台资源号：NPRC 2.12.13

保藏编号：02-0440

中文名称：腺病毒

外文名称：*Adenovirus*

分类学地位：*Adenoviridae; Mastadenovirus*

生物危害程度：第三类

自然宿主：人

致病名称：呼吸道感染

致病对象：人

16 腺病毒

平台资源号：NPRC 2.12.14

保藏编号：02-0460

中文名称：腺病毒

外文名称：*Adenovirus*

分类学地位：*Adenoviridae; Mastadenovirus*

生物危害程度：第三类

自然宿主：人

致病名称：呼吸道感染

致病对象：人

17 腺病毒

平台资源号：NPRC 2.12.15

保藏编号：02-0461

中文名称：腺病毒 2 型

外文名称：*Adenovirus 2*

分类学地位：*Adenoviridae; Mastadenovirus*

生物危害程度：第三类

自然宿主：人

致病名称：呼吸道感染

致病对象：人

18 腺病毒

平台资源号：NPRC 2.12.16

保藏编号：02-0466

中文名称：腺病毒 3 型

外文名称：*Adenovirus 3*

分类学地位：*Adenoviridae; Mastadenovirus*

生物危害程度：第三类

自然宿主：人

致病名称：呼吸道感染

致病对象：人

19 腺病毒

平台资源号：NPRC 2.12.17

保藏编号：02-0540

中文名称：腺病毒 3 型

外文名称：*Adenovirus 3*

分类学地位：*Adenoviridae; Mastadenovirus*

生物危害程度：第三类

自然宿主：人

致病名称：呼吸道感染

致病对象：人

20 腺病毒

平台资源号：NPRC 2.12.18

保藏编号：02-0541

中文名称：腺病毒 1 型

外文名称：*Adenovirus 1*

分类学地位：*Adenoviridae; Mastadenovirus*

自然宿主：人

生物危害程度：第三类

致病名称：呼吸道感染

致病对象：人

21 腺病毒

平台资源号：NPRC 2.12.19

保藏编号：02-0547

中文名称：腺病毒 1 型

外文名称：*Adenovirus 1*

分类学地位：*Adenoviridae; Mastadenovirus*

生物危害程度：第三类

自然宿主：人

致病名称：呼吸道感染

致病对象：人

22 腺病毒

平台资源号：NPRC 2.12.20

保藏编号：02-0569

中文名称：腺病毒 2 型

外文名称：*Adenovirus 2*

分类学地位：*Adenoviridae; Mastadenovirus*

生物危害程度：第三类

自然宿主：人

致病名称：呼吸道感染

致病对象：人

23 腺病毒

平台资源号：NPRC 2.12.21

保藏编号：02-0580

中文名称：腺病毒 3 型

外文名称：*Adenovirus 3*

分类学地位：*Adenoviridae; Mastadenovirus*

生物危害程度：第三类

自然宿主：人

致病名称：呼吸道感染

致病对象：人

24 腺病毒

平台资源号：NPRC 2.12.22

保藏编号：02-0618

中文名称：腺病毒 3 型

外文名称：*Adenovirus 3*

分类学地位：*Adenoviridae; Mastadenovirus*

生物危害程度：第三类

自然宿主：人

致病名称：呼吸道感染

致病对象：人

25 腺病毒

平台资源号：NPRC 2.12.23

保藏编号：02-0644

中文名称：腺病毒 3 型

外文名称：*Adenovirus 3*

分类学地位：*Adenoviridae; Mastadenovirus*

生物危害程度：第三类

自然宿主：人

致病名称：呼吸道感染

致病对象：人

26 腺病毒

平台资源号：NPRC 2.12.24

保藏编号：02-0646

中文名称：腺病毒 3 型

外文名称：*Adenovirus 3*

分类学地位：*Adenoviridae; Mastadenovirus*

生物危害程度：第三类

自然宿主：人

致病名称：呼吸道感染

致病对象：人

27 腺病毒

平台资源号：NPRC 2.12.25

保藏编号：02-0710

中文名称：腺病毒 3 型

外文名称：*Adenovirus 3*

分类学地位：*Adenoviridae; Mastadenovirus*

生物危害程度：第三类

自然宿主：人

致病名称：呼吸道感染

致病对象：人

细菌

真菌

病毒

28 腺病毒

平台资源号：NPRC 2.12.26

保藏编号：02-0716

中文名称：腺病毒 3 型

外文名称：*Adenovirus 3*

分类学地位：*Adenoviridae; Mastadenovirus*

生物危害程度：第三类

自然宿主：人

致病名称：呼吸道感染

致病对象：人

29 腺病毒

平台资源号：NPRC 2.12.27

保藏编号：02-0744

中文名称：腺病毒 3 型

外文名称：*Adenovirus 3*

分类学地位：*Adenoviridae; Mastadenovirus*

生物危害程度：第三类

自然宿主：人

致病名称：呼吸道感染

致病对象：人

30 腺病毒

平台资源号：NPRC 2.12.28

保藏编号：02-0746

中文名称：腺病毒

外文名称：*Adenovirus*

分类学地位：*Adenoviridae; Mastadenovirus*

生物危害程度：第三类

自然宿主：人

致病名称：呼吸道感染

致病对象：人

31 腺病毒

平台资源号：NPRC 2.12.29

保藏编号：02-0755

中文名称：腺病毒

外文名称：*Adenovirus*

分类学地位：*Adenoviridae; Mastadenovirus*

生物危害程度：第三类

自然宿主：人

致病名称：呼吸道感染

致病对象：人

32 腺病毒

平台资源号：NPRC 2.12.30

保藏编号：02-0768

中文名称：腺病毒 1 型

外文名称：*Adenovirus 1*

分类学地位：*Adenoviridae; Mastadenovirus*

生物危害程度：第三类

自然宿主：人

致病名称：呼吸道感染

致病对象：人

33 腺病毒

平台资源号：NPRC 2.12.31

保藏编号：02-0787

中文名称：腺病毒 3 型

外文名称：*Adenovirus 3*

分类学地位：*Adenoviridae; Mastadenovirus*

生物危害程度：第三类

自然宿主：人

致病名称：呼吸道感染

致病对象：人

34 腺病毒

平台资源号：NPRC 2.12.32

保藏编号：02-0840

中文名称：腺病毒

外文名称：*Adenovirus*

分类学地位：*Adenoviridae; Mastadenovirus*

生物危害程度：第三类

自然宿主：人

致病名称：呼吸道感染

致病对象：人

35 腺病毒

平台资源号：NPRC 2.12.33

保藏编号：02-0842

中文名称：腺病毒 3 型

外文名称：*Adenovirus* 3

分类学地位：*Adenoviridae; Mastadenovirus*

生物危害程度：第三类

自然宿主：人

致病名称：呼吸道感染

致病对象：人

36 腺病毒

平台资源号：NPRC 2.12.34

保藏编号：02-0865

中文名称：腺病毒 3 型

外文名称：*Adenovirus* 3

分类学地位：*Adenoviridae; Mastadenovirus*

生物危害程度：第三类

自然宿主：人

致病名称：呼吸道感染

致病对象：人

37 腺病毒

平台资源号：NPRC 2.12.35

保藏编号：02-0934

中文名称：腺病毒 3 型

外文名称：*Adenovirus* 3

分类学地位：*Adenoviridae; Mastadenovirus*

生物危害程度：第三类

自然宿主：人

致病名称：呼吸道感染

致病对象：人

38 腺病毒

平台资源号：NPRC 2.12.36

保藏编号：02-0940

中文名称：腺病毒 3 型

外文名称：*Adenovirus* 3

分类学地位：*Adenoviridae; Mastadenovirus*

生物危害程度：第三类

自然宿主：人

致病名称：呼吸道感染

致病对象：人

39 腺病毒

平台资源号：NPRC 2.12.37

保藏编号：02-0950

中文名称：腺病毒 1 型

外文名称：*Adenovirus* 1

分类学地位：*Adenoviridae; Mastadenovirus*

生物危害程度：第三类

自然宿主：人

致病名称：呼吸道感染

致病对象：人

40 腺病毒

平台资源号：NPRC 2.12.38

保藏编号：02-0980

中文名称：腺病毒

外文名称：*Adenovirus*

分类学地位：*Adenoviridae; Mastadenovirus*

生物危害程度：第三类

自然宿主：人

致病名称：呼吸道感染

致病对象：人

41 腺病毒

平台资源号：NPRC 2.12.39

保藏编号：02-0997

中文名称：腺病毒 55 型

外文名称：*Adenovirus* 55

分类学地位：*Adenoviridae; Mastadenovirus*

生物危害程度：第三类

自然宿主：人

致病名称：呼吸道感染

致病对象：人

42 腺病毒

平台资源号：NPRC 2.12.40

保藏编号：02-1030

中文名称：腺病毒

外文名称：*Adenovirus*

分类学地位：*Adenoviridae; Mastadenovirus*

生物危害程度：第三类

自然宿主：人

致病名称：呼吸道感染

致病对象：人

43 腺病毒

平台资源号：NPRC 2.12.41

保藏编号：02-1037

中文名称：腺病毒 55 型

外文名称：*Adenovirus* 55

分类学地位：*Adenoviridae; Mastadenovirus*

生物危害程度：第三类

自然宿主：人

致病名称：呼吸道感染

致病对象：人

44 腺病毒

平台资源号：NPRC 2.12.42

保藏编号：02-1088

中文名称：腺病毒

外文名称：*Adenovirus*

分类学地位：*Adenoviridae; Mastadenovirus*

生物危害程度：第三类

自然宿主：人

致病名称：呼吸道感染

致病对象：人

45 腺病毒

平台资源号：NPRC 2.12.43

保藏编号：02-1126

中文名称：腺病毒 3 型

外文名称：*Adenovirus* 3

分类学地位：*Adenoviridae; Mastadenovirus*

生物危害程度：第三类

自然宿主：人

致病名称：呼吸道感染

致病对象：人

46 腺病毒

平台资源号：NPRC 2.12.44

保藏编号：02-1159

中文名称：腺病毒 7 型

外文名称：*Adenovirus* 7

分类学地位：*Adenoviridae; Mastadenovirus*

生物危害程度：第三类

自然宿主：人

致病名称：呼吸道感染

致病对象：人

47 腺病毒

平台资源号：NPRC 2.12.45

保藏编号：02-1172

中文名称：腺病毒 2 型

外文名称：*Adenovirus* 2

分类学地位：*Adenoviridae; Mastadenovirus*

生物危害程度：第三类

自然宿主：人

致病名称：呼吸道感染

致病对象：人

48 腺病毒

平台资源号：NPRC 2.12.46

保藏编号：02-1175

中文名称：腺病毒 1 型

外文名称：*Adenovirus* 1

分类学地位：*Adenoviridae; Mastadenovirus*

生物危害程度：第三类

自然宿主：人

致病名称：呼吸道感染

致病对象：人

49 腺病毒

平台资源号：NPRC 2.12.47

保藏编号：02-1177

中文名称：腺病毒 3 型

外文名称：*Adenovirus* 3

分类学地位：*Adenoviridae*; *Mastadenovirus*

生物危害程度：第三类

自然宿主：人

致病名称：呼吸道感染

致病对象：人

50 腺病毒

平台资源号：NPRC 2.12.48

保藏编号：02-1179

中文名称：腺病毒

外文名称：*Adenovirus*

分类学地位：*Adenoviridae*; *Mastadenovirus*

生物危害程度：第三类

自然宿主：人

致病名称：呼吸道感染

致病对象：人

51 腺病毒

平台资源号：NPRC 2.12.49

保藏编号：02-1183

中文名称：腺病毒

外文名称：*Adenovirus*

分类学地位：*Adenoviridae*; *Mastadenovirus*

生物危害程度：第三类

自然宿主：人

致病名称：呼吸道感染

致病对象：人

52 腺病毒

平台资源号：NPRC 2.12.50

保藏编号：02-1212

中文名称：腺病毒 3 型

外文名称：*Adenovirus* 3

分类学地位：*Adenoviridae*; *Mastadenovirus*

生物危害程度：第三类

自然宿主：人

致病名称：呼吸道感染

致病对象：人

53 腺病毒

平台资源号：NPRC 2.12.51

保藏编号：02-1225

中文名称：腺病毒

外文名称：*Adenovirus*

分类学地位：*Adenoviridae*; *Mastadenovirus*

生物危害程度：第三类

自然宿主：人

致病名称：呼吸道感染

致病对象：人

54 腺病毒

平台资源号：NPRC 2.12.52

保藏编号：02-1236

中文名称：腺病毒

外文名称：*Adenovirus*

分类学地位：*Adenoviridae*; *Mastadenovirus*

生物危害程度：第三类

自然宿主：人

致病名称：呼吸道感染

致病对象：人

55 腺病毒

平台资源号：NPRC 2.12.53

保藏编号：02-1239

中文名称：腺病毒

细菌

真菌

病毒

外文名称：*Adenovirus*

分类学地位：*Adenoviridae; Mastadenovirus*

生物危害程度：第三类

自然宿主：人

致病名称：呼吸道感染

致病对象：人

56 腺病毒

平台资源号：NPRC 2.12.54

保藏编号：02-1241

中文名称：腺病毒

外文名称：*Adenovirus*

分类学地位：*Adenoviridae; Mastadenovirus*

生物危害程度：第三类

自然宿主：人

致病名称：呼吸道感染

致病对象：人

57 腺病毒

平台资源号：NPRC 2.12.55

保藏编号：02-1242

中文名称：腺病毒

外文名称：*Adenovirus*

分类学地位：*Adenoviridae; Mastadenovirus*

生物危害程度：第三类

自然宿主：人

致病名称：呼吸道感染

致病对象：人

58 腺病毒

平台资源号：NPRC 2.12.56

保藏编号：02-1243

中文名称：腺病毒

外文名称：*Adenovirus*

分类学地位：*Adenoviridae; Mastadenovirus*

生物危害程度：第三类

自然宿主：人

致病名称：呼吸道感染

致病对象：人

59 腺病毒

平台资源号：NPRC 2.12.57

保藏编号：02-1271

中文名称：腺病毒

外文名称：*Adenovirus*

分类学地位：*Adenoviridae; Mastadenovirus*

生物危害程度：第三类

自然宿主：人

致病名称：呼吸道感染

致病对象：人

60 腺病毒

平台资源号：NPRC 2.12.58

保藏编号：02-1272

中文名称：腺病毒

外文名称：*Adenovirus*

分类学地位：*Adenoviridae; Mastadenovirus*

生物危害程度：第三类

自然宿主：人

致病名称：呼吸道感染

致病对象：人

61 腺病毒

平台资源号：NPRC 2.12.59

保藏编号：02-1303

中文名称：腺病毒

外文名称：*Adenovirus*

分类学地位：*Adenoviridae; Mastadenovirus*

生物危害程度：第三类

自然宿主：人

致病名称：呼吸道感染

致病对象：人

62 腺病毒

平台资源号：NPRC 2.12.60

保藏编号：02-1353

中文名称：腺病毒

外文名称：*Adenovirus*

分类学地位：*Adenoviridae; Mastadenovirus*

生物危害程度：第三类

自然宿主：人

致病名称：呼吸道感染

致病对象：人

63　腺病毒

平台资源号：NPRC 2.12.61

保藏编号：02-1361

中文名称：腺病毒

外文名称：*Adenovirus*

分类学地位：*Adenoviridae; Mastadenovirus*

生物危害程度：第三类

自然宿主：人

致病名称：呼吸道感染

致病对象：人

64　腺病毒

平台资源号：NPRC 2.12.62

保藏编号：02-1393

中文名称：腺病毒

外文名称：*Adenovirus*

分类学地位：*Adenoviridae; Mastadenovirus*

生物危害程度：第三类

自然宿主：人

致病名称：呼吸道感染

致病对象：人

65　腺病毒

平台资源号：NPRC 2.12.63

保藏编号：02-1390

中文名称：腺病毒

外文名称：*Adenovirus*

分类学地位：*Adenoviridae; Mastadenovirus*

生物危害程度：第三类

自然宿主：人

致病名称：呼吸道感染

致病对象：人

66　腺病毒

平台资源号：NPRC 2.12.64

保藏编号：02-1425

中文名称：腺病毒

外文名称：*Adenovirus*

分类学地位：*Adenoviridae; Mastadenovirus*

生物危害程度：第三类

自然宿主：人

致病名称：呼吸道感染

致病对象：人

67　腺病毒

平台资源号：NPRC 2.12.65

保藏编号：02-1428

中文名称：腺病毒

外文名称：*Adenovirus*

分类学地位：*Adenoviridae; Mastadenovirus*

生物危害程度：第三类

自然宿主：人

致病名称：呼吸道感染

致病对象：人

68　腺病毒

平台资源号：NPRC 2.12.66

保藏编号：02-1431

中文名称：腺病毒

外文名称：*Adenovirus*

分类学地位：*Adenoviridae; Mastadenovirus*

生物危害程度：第三类

自然宿主：人

致病名称：呼吸道感染

致病对象：人

69　腺病毒

平台资源号：NPRC 2.12.67

细菌

真菌

病毒

保藏编号：02-1438

中文名称：腺病毒

外文名称：*Adenovirus*

分类学地位：*Adenoviridae*; *Mastadenovirus*

生物危害程度：第三类

自然宿主：人

致病名称：呼吸道感染

致病对象：人

70　腺病毒

平台资源号：NPRC 2.12.68

保藏编号：02-1463

中文名称：腺病毒

外文名称：*Adenovirus*

分类学地位：*Adenoviridae*; *Mastadenovirus*

生物危害程度：第三类

自然宿主：人

致病名称：呼吸道感染

致病对象：人

71　腺病毒

平台资源号：NPRC 2.12.69

保藏编号：02-1468

中文名称：腺病毒

外文名称：*Adenovirus*

分类学地位：*Adenoviridae*; *Mastadenovirus*

生物危害程度：第三类

自然宿主：人

致病名称：呼吸道感染

致病对象：人

72　腺病毒

平台资源号：NPRC 2.12.70

保藏编号：02-1485

中文名称：腺病毒

外文名称：*Adenovirus*

分类学地位：*Adenoviridae*; *Mastadenovirus*

生物危害程度：第三类

自然宿主：人

致病名称：呼吸道感染

致病对象：人

73　腺病毒

平台资源号：NPRC 2.12.71

保藏编号：02-1497

中文名称：腺病毒

外文名称：*Adenovirus*

分类学地位：*Adenoviridae*; *Mastadenovirus*

生物危害程度：第三类

自然宿主：人

致病名称：呼吸道感染

致病对象：人

74　腺病毒

平台资源号：NPRC 2.12.72

保藏编号：02-1516

中文名称：腺病毒

外文名称：*Adenovirus*

分类学地位：*Adenoviridae*; *Mastadenovirus*

生物危害程度：第三类

自然宿主：人

致病名称：呼吸道感染

致病对象：人

75　腺病毒

平台资源号：NPRC 2.12.73

保藏编号：02-1524

中文名称：腺病毒

外文名称：*Adenovirus*

分类学地位：*Adenoviridae*; *Mastadenovirus*

生物危害程度：第三类

自然宿主：人

致病名称：呼吸道感染

致病对象：人

76 腺病毒

平台资源号：NPRC 2.12.74

保藏编号：02-1541

中文名称：腺病毒

外文名称：*Adenovirus*

分类学地位：*Adenoviridae; Mastadenovirus*

生物危害程度：第三类

自然宿主：人

致病名称：呼吸道感染

致病对象：人

77 腺病毒

平台资源号：NPRC 2.12.75

保藏编号：02-1554

中文名称：腺病毒

外文名称：*Adenovirus*

分类学地位：*Adenoviridae; Mastadenovirus*

生物危害程度：第三类

自然宿主：人

致病名称：呼吸道感染

致病对象：人

78 腺病毒

平台资源号：NPRC 2.12.76

保藏编号：02-1584

中文名称：腺病毒

外文名称：*Adenovirus*

分类学地位：*Adenoviridae; Mastadenovirus*

生物危害程度：第三类

自然宿主：人

致病名称：呼吸道感染

致病对象：人

79 腺病毒

平台资源号：NPRC 2.3.1

保藏编号：CHPC 2.15.301-400

中文名称：鼠腺病毒 1 型

外文名称：*Mouse adenovirus 1*

分类学地位：*Adenoviridae; Mastadenovirus*

生物危害程度：第三类

自然宿主：鼠

致病名称：呼吸道感染

致病对象：人

80 腺病毒

平台资源号：NPRC 2.3.2

保藏编号：CHPC 2.15.001-100

中文名称：腺病毒 5 型

外文名称：*Adenovirus 5*

分类学地位：*Adenoviridae; Mastadenovirus*

生物危害程度：第三类

自然宿主：人

致病名称：呼吸道感染

致病对象：人

81 腺病毒

平台资源号：NPRC 2.3.3

保藏编号：CHPC 2.15.101-200

中文名称：腺病毒 35 型

外文名称：*Adenovirus 35*

分类学地位：*Adenoviridae; Mastadenovirus*

生物危害程度：第三类

自然宿主：人

致病名称：呼吸道感染

致病对象：人

82 腺病毒

平台资源号：NPRC 2.3.4

保藏编号：CHPC 2.15.201-300

中文名称：腺病毒 41 型

外文名称：*Adenovirus 41*

分类学地位：*Adenoviridae; Mastadenovirus*

生物危害程度：第三类

自然宿主：人

细菌

真菌

病毒

致病名称：呼吸道感染

致病对象：人

二、腺相关病毒

83 腺相关病毒

平台资源号：NPRC 2.3.5

保藏编号：CHPC 2.06

中文名称：腺相关病毒 2 型

外文名称：*Adeno-associated virus 2*

生物危害程度：第三类

分类学地位：*Parvoviridae; Dependovirus*

自然宿主：人

致病名称：/ *

致病对象：人

三、冠状病毒

84 冠状病毒

平台资源号：NPRC 2.3.6

保藏编号：CHPC 2.91

中文名称：人冠状病毒 OC43

外文名称：*Human coronavirus* OC43

分类学地位：*Coronaviridae; Coronavirus*

生物危害程度：第三类

自然宿主：人

致病名称：呼吸道感染

致病对象：人

85 冠状病毒

平台资源号：NPRC 2.3.7

保藏编号：CHPC 2.92

中文名称：人冠状病毒 NL63

外文名称：*Human coronavirus* NL63

分类学地位：*Coronaviridae; Coronavirus*

生物危害程度：第三类

自然宿主：人

致病名称：呼吸道感染

致病对象：人

86 冠状病毒

平台资源号：NPRC 2.3.8

保藏编号：CHPC 2.93

中文名称：人冠状病毒 229E

外文名称：*Human coronavirus* 229E

分类学地位：*Coronaviridae; Coronavirus*

生物危害程度：第三类

自然宿主：人

致病名称：呼吸道感染

致病对象：人

87 冠状病毒

平台资源号：NPRC 2.3.9

保藏编号：CHPC 2.94

中文名称：人冠状病毒 OC43

外文名称：*Human coronavirus* OC43

分类学地位：*Coronaviridae; Coronavirus*

生物危害程度：第三类

自然宿主：人

致病名称：呼吸道感染

致病对象：人

88 冠状病毒

平台资源号：NPRC 2.5.3

保藏编号：CAMS-CCPM-C- Ⅲ -005

中文名称：人冠状病毒 229E

外文名称：*Human coronavirus* 229E

分类学地位：*Coronaviridae; Coronavirus*

生物危害程度：第三类

自然宿主：人

致病名称：呼吸道感染

---

* 注：腺相关病毒单独存在时不致病

致病对象：人

四、柯萨奇病毒

89 柯萨奇病毒

平台资源号：NPRC 2.3.10

保藏编号：CHPC 2.03216

中文名称：柯萨奇病毒 A 组 16 型

外文名称：*Coxsackie virus* A16

分类学地位：*Picornaviridae; Enterovirus*

生物危害程度：第三类

自然宿主：人

致病名称：手足口病

致病对象：人

90 柯萨奇病毒

平台资源号：NPRC 2.3.11

保藏编号：CHPC 2.03303

中文名称：柯萨奇病毒 B 组 3 型

外文名称：*Coxsackie virus* B3

分类学地位：*Picornaviridae; Enterovirus*

生物危害程度：第三类

自然宿主：人

致病名称：心肌炎

致病对象：人

91 柯萨奇病毒

平台资源号：NPRC 2.3.12

保藏编号：CHPC 2.03304

中文名称：柯萨奇病毒 B 组 4 型

外文名称：*Coxsackie virus* B4

分类学地位：*Picornaviridae; Enterovirus*

生物危害程度：第三类

自然宿主：人

致病名称：上呼吸道感染、心肌炎等

致病对象：人

92 柯萨奇病毒

平台资源号：NPRC 2.3.13

保藏编号：CHPC 2.03305

中文名称：柯萨奇病毒 B 组 5 型

外文名称：*Coxsackie virus* B5

分类学地位：*Picornaviridae; Enterovirus*

生物危害程度：第三类

自然宿主：人

致病名称：上呼吸道感染、心肌炎等

致病对象：人

93 柯萨奇病毒

平台资源号：NPRC 2.5.4

保藏编号：CAMS-CCPM-C-Ⅲ-002 002

中文名称：柯萨奇病毒 B3

外文名称：*Coxsackie virus* B3

分类学地位：*Picornaviridae; Enterovirus*

生物危害程度：第三类

自然宿主：人

致病名称：心肌炎

致病对象：人

94 柯萨奇病毒

平台资源号：NPRC 2.7.1

保藏编号：CCPM(A)-V-050101

中文名称：柯萨奇病毒 B（Ohio-1 株）

外文名称：*Coxsackie virus* B Ohio-1

分类学地位：*Picornaviridae; Enterovirus*

生物危害程度：第三类

自然宿主：人

致病名称：心肌炎

致病对象：人

95 柯萨奇病毒

平台资源号：NPRC 2.7.2

保藏编号：CCPM(A)-V-050201

中文名称：柯萨奇病毒 B4（J.V.B 株）

外文名称：*Coxsackie virus B4 J.V.B*

分类学地位：*Picornaviridae; Enterovirus*

生物危害程度：第三类

自然宿主：人

致病名称：上呼吸道感染、心肌炎等

致病对象：人

五、登革病毒

96 登革病毒

平台资源号：NPRC 2.3.14

保藏编号：CHPC 2.312

中文名称：登革病毒

外文名称：*Dengue virus*

分类学地位：*Flaviridae; Flavivirus*

生物危害程度：第三类

自然宿主：人、非人灵长类动物

致病名称：登革热

致病对象：人

97 登革病毒

平台资源号：NPRC 2.3.15

保藏编号：13/C DENV2-C3rd-C6/36-dpi7-p3

中文名称：登革病毒

外文名称：*Dengue virus*

分类学地位：*Flaviridae; Flavivirus*

生物危害程度：第三类

自然宿主：人、非人灵长类动物

致病名称：登革热

致病对象：人

98 登革病毒

平台资源号：NPRC 2.3.16

保藏编号：12/C DENV3-C3rd-C6/36-dpi7-p3

中文名称：登革病毒

外文名称：*Dengue virus*

分类学地位：*Flaviridae; Flavivirus*

生物危害程度：第三类

自然宿主：人、非人灵长类动物

致病名称：登革热

致病对象：人

99 登革病毒

平台资源号：NPRC 2.3.17

保藏编号：11/C DENV1-C3rd-C6/36-dpi7-p3

中文名称：登革病毒

外文名称：*Dengue virus*

分类学地位：*Flaviridae; Flavivirus*

生物危害程度：第三类

自然宿主：人、非人灵长类动物

致病名称：登革热

致病对象：人

100 登革病毒

平台资源号：NPRC 2.3.18

保藏编号：CHPC 2.313

中文名称：登革病毒

外文名称：*Dengue virus*

分类学地位：*Flaviridae; Flavivirus*

生物危害程度：第三类

自然宿主：人、非人灵长类动物

致病名称：登革热

致病对象：人

101 登革病毒

平台资源号：NPRC 2.3.19

保藏编号：CHPC 2.314

中文名称：登革病毒

外文名称：*Dengue virus*

分类学地位：*Flaviridae; Flavivirus*

生物危害程度：第三类

自然宿主：人、非人灵长类动物

致病名称：登革热

致病对象：人

102 登革病毒

平台资源号：NPRC 2.3.20

保藏编号：CHPC 2.315

中文名称：登革病毒

外文名称：*Dengue virus*

分类学地位：*Flaviridae*; *Flavivirus*

生物危害程度：第三类

自然宿主：人、非人灵长类动物

致病名称：登革热

致病对象：人

103 登革病毒

平台资源号：NPRC 2.3.21

保藏编号：CHPC 2.312

中文名称：登革病毒

外文名称：*Dengue virus*

分类学地位：*Flaviridae*; *Flavivirus*

生物危害程度：第三类

自然宿主：人、非人灵长类动物

致病名称：登革热

致病对象：人

104 登革病毒

平台资源号：NPRC 2.3.22

保藏编号：CHPC 2.313

中文名称：登革病毒

外文名称：*Dengue virus*

分类学地位：*Flaviridae*; *Flavivirus*

生物危害程度：第三类

自然宿主：人、非人灵长类动物

致病名称：登革热

致病对象：人

105 登革病毒

平台资源号：NPRC 2.3.23

保藏编号：CHPC 2.314

中文名称：登革病毒

外文名称：*Dengue virus*

分类学地位：*Flaviridae*; *Flavivirus*

生物危害程度：第三类

自然宿主：人、非人灵长类动物

致病名称：登革热

致病对象：人

106 登革病毒

平台资源号：NPRC 2.3.24

保藏编号：CHPC 2.315

中文名称：登革病毒

外文名称：*Dengue virus*

分类学地位：*Flaviridae*; *Flavivirus*

生物危害程度：第三类

自然宿主：人、非人灵长类动物

致病名称：登革热

致病对象：人

六、埃可病毒

107 埃可病毒

平台资源号：NPRC 2.3.25

保藏编号：CHPC 2.0403

中文名称：人埃可病毒 3 型

外文名称：*Human echovirus 3*

分类学地位：*Picornaviridae*; *Enterovirus*

生物危害程度：第三类

自然宿主：人

致病名称：上呼吸道感染、皮疹

致病对象：人

108 埃可病毒

平台资源号：NPRC 2.3.26

保藏编号：CHPC 2.0404

中文名称：人埃可病毒 4 型

外文名称：*Human echovirus* 4

生物危害程度：第三类

分类学地位：*Picornaviridae; Enterovirus*

自然宿主：人

致病名称：上呼吸道感染、皮疹

致病对象：人

109 埃可病毒

平台资源号：NPRC 2.3.27

保藏编号：CHPC 2.0409

中文名称：人埃可病毒 9 型

外文名称：*Human echovirus* 9

生物危害程度：第三类

分类学地位：*Picornaviridae; Enterovirus*

自然宿主：人

致病名称：上呼吸道感染、皮疹

致病对象：人

110 埃可病毒

平台资源号：NPRC 2.3.28

保藏编号：CHPC 2.0415

中文名称：人埃可病毒 15 型

外文名称：*Human echovirus* 15

生物危害程度：第三类

分类学地位：*Picornaviridae; Enterovirus*

自然宿主：人

致病名称：上呼吸道感染、皮疹

致病对象：人

111 埃可病毒

平台资源号：NPRC 2.3.29

保藏编号：CHPC 2.0419

中文名称：人埃可病毒 19 型

外文名称：*Human echovirus* 19

生物危害程度：第三类

分类学地位：*Picornaviridae; Enterovirus*

自然宿主：人

致病名称：上呼吸道感染、皮疹

致病对象：人

112 埃可病毒

平台资源号：NPRC 2.3.30

保藏编号：CHPC 2.0425

中文名称：人埃可病毒 25 型

外文名称：*Human echovirus* 25

生物危害程度：第三类

分类学地位：*Picornaviridae; Enterovirus*

自然宿主：人

致病名称：上呼吸道感染、皮疹

致病对象：人

113 埃可病毒

平台资源号：NPRC 2.3.31

保藏编号：CHPC 2.0429

中文名称：人埃可病毒 29 型

外文名称：*Human echovirus* 29

分类学地位：*Picornaviridae; Enterovirus*

生物危害程度：第三类

自然宿主：人

致病名称：上呼吸道感染、皮疹

致病对象：人

七、肠道病毒

114 肠道病毒

平台资源号：NPRC 2.5.5

保藏编号：CAMS-CCPM-C- Ⅲ -002 003

中文名称：人类肠道病毒 EV68

外文名称：*Human Enterovirus* EV68

分类学地位：*Picornaviridae; Enterovirus*

生物危害程度：第三类

自然宿主：人

致病名称：呼吸道感染等

致病对象：人

115 肠道病毒

平台资源号：NPRC 2.5.6

保藏编号：CAMS-CCPM-C-Ⅲ-02 001

中文名称：人类肠道病毒 71 型

外文名称：*Human enterovirus EV71*

分类学地位：*Picornaviridae; Enterovirus*

生物危害程度：第三类

自然宿主：人

致病名称：手足口病

致病对象：人

116 肠道病毒

平台资源号：NPRC 2.3.32

保藏编号：CHPC 1.06

中文名称：人类肠道病毒 B 组 4 型

外文名称：*Human enterovirus B4*

分类学地位：*Picornaviridae; Enterovirus*

生物危害程度：第三类

自然宿主：人

致病名称：心肌炎、无菌性脑膜炎、脑炎等

致病对象：人

117 肠道病毒

平台资源号：NPRC 2.3.33

保藏编号：CHPC 2.03171

中文名称：人类肠道病毒 71 型

外文名称：*Human enterovirus 71*

分类学地位：*Picornaviridae; Enterovirus*

生物危害程度：第三类

自然宿主：人

致病名称：手足口病

致病对象：人

118 肠道病毒

平台资源号：NPRC 2.7.3

保藏编号：CCPM(A)-V-040101

中文名称：人类肠道病毒 71 型 H 株

外文名称：*Human enterovirus 71 H*

分类学地位：*Picornaviridae; Enterovirus*

生物危害程度：第三类

自然宿主：人

致病名称：手足口病

致病对象：人

119 肠道病毒

平台资源号：NPRC 2.7.4

保藏编号：CCPM(A)-V-040201

中文名称：人类肠道病毒 71 型 BrCr 株

外文名称：*Human enterovirus 71 BrCr*

分类学地位：*Picornaviridae; Enterovirus*

生物危害程度：第三类

自然宿主：人

致病名称：手足口病

致病对象：人

八、EB 病毒

120 EB 病毒

平台资源号：NPRC 2.3.34

保藏编号：CHPC 2.161

中文名称：EB 病毒

外文名称：*Epstein-Barr virus*

分类学地位：*Herpesviridae; Gammaherpesvirinae; Lymphocryptovirus*

生物危害程度：第三类

自然宿主：人

致病名称：传染性单核细胞增多症、鼻咽癌

致病对象：人

九、肝炎病毒

121 肝炎病毒

平台资源号：NPRC 2.3.35

细菌

真菌

病毒

保藏编号：CHPC 2.01101

中文名称：甲型肝炎病毒

外文名称：*Hepatitis* A *virus*

分类学地位：*Picornaviridae*; *Hepatovirus*

生物危害程度：第三类

自然宿主：人

致病名称：甲型肝炎

致病对象：人

122 肝炎病毒

平台资源号：NPRC 2.3.36

保藏编号：CHPC 2.01201

中文名称：乙型肝炎病毒 -B 基因型

外文名称：*Hepatitis virus-Genotype* B

分类学地位：*Hepadnaviridae*; *Orthohepadnavirus*

生物危害程度：第三类

自然宿主：人

致病名称：乙型肝炎

致病对象：人

123 肝炎病毒

平台资源号：NPRC 2.3.37

保藏编号：CHPC 2.01202

中文名称：乙型肝炎病毒 -C 基因型

外文名称：*Hepatitis* B *virus*-Genotype C

分类学地位：*Hepadnaviridae*; *Orthohepadnavirus*

生物危害程度：第三类

自然宿主：人

致病名称：乙型肝炎

致病对象：人

124 肝炎病毒

平台资源号：NPRC 2.3.38

保藏编号：CHPC 2.01201

中文名称：乙型肝炎病毒 -B 基因型

外文名称：*Hepatitis* B *virus*-Genotype B

分类学地位：*Hepadnaviridae*; *Orthohepadnavirus*

生物危害程度：第三类

自然宿主：人

致病名称：肝炎

致病对象：人

125 肝炎病毒

平台资源号：NPRC 2.3.39

保藏编号：CHPC 2.01202

中文名称：乙型肝炎病毒 -C 基因型

外文名称：*Hepatitis* B *virus*-Genotype C

分类学地位：*Hepadnaviridae*; *Orthohepadnavirus*

生物危害程度：第三类

自然宿主：人

致病名称：乙型肝炎

致病对象：人

126 肝炎病毒

平台资源号：NPRC 2.7.5

保藏编号：CCPM（A）-V-010101

中文名称：乙型肝炎病毒 -D 基因型（血清型 ayw）

外文名称：*hepatitis* B *virus*-Genotype D ayw

分类学地位：*Hepadnaviridae*; *Orthohepadnavirus*

生物危害程度：第三类

自然宿主：人

致病名称：乙型肝炎

致病对象：人

127 肝炎病毒

平台资源号：NPRC 2.7.6

保藏编号：CCPM(A)-V-060101

中文名称：丙型肝炎病毒（亚型：2a、J6/JFH-1 重组病毒株）

外文名称：*Hepatitis* C *Virus*/ 2a/ J6/JFH-1

分类学地位：*Flaviridae*; *Hepatitis* C *virus*

生物危害程度：第三类

自然宿主：人

致病名称：丙型肝炎 /2a/J6/JFH-1

致病对象：人

十、疱疹病毒

128 疱疹病毒

平台资源号：NPRC 2.3.40

保藏编号：CHPC 2.0801

中文名称：人疱疹病毒 1 型

外文名称：*Human herpes virus* 1

分类学地位：*Herpesviridae; Herpesvirinae; Simplexvirus*

生物危害程度：第三类

自然宿主：人

致病名称：口周疱疹

致病对象：人

129 疱疹病毒

平台资源号：NPRC 2.3.41

保藏编号：CHPC 2.0802

中文名称：人疱疹病毒 2 型

外文名称：*Human herpes virus* 2

分类学地位：*Herpesviridae; Herpesvirinae; Simplexvirus*

生物危害程度：第三类

自然宿主：人

致病名称：生殖器疱疹

致病对象：人

130 疱疹病毒

平台资源号：NPRC 2.7.7

保藏编号：CCPM(A)-V-030101

中文名称：单纯疱疹病毒 1 型 F 株

外文名称：*Herpes simplex virus* 1F

分类学地位：*Herpesviridae; Herpesvirinae; Simplexvirus*

生物危害程度：第三类

自然宿主：人

致病名称：口周疱疹

致病对象：人

131 疱疹病毒

平台资源号：NPRC 2.7.8

保藏编号：CCPM(A)-V-030201

中文名称：单纯疱疹病毒 1 型 HF 株

外文名称：*Herpes simplex virus* 1 HF

分类学地位：*Herpesviridae; Herpesvirinae; Simplexvirus*

生物危害程度：第三类

自然宿主：人

致病名称：口周疱疹

致病对象：人

132 疱疹病毒

平台资源号：NPRC 2.7.9

保藏编号：CCPM(A)-V-030301

中文名称：单纯疱疹病毒 1 型 KOS 株

外文名称：*Herpes simplex virus* 1 KOS

分类学地位：*Herpesviridae; Herpesvirinae; Simplexvirus*

生物危害程度：第三类

自然宿主：人

致病名称：口周疱疹

致病对象：人

133 疱疹病毒

平台资源号：NPRC 2.7.10

保藏编号：CCPM(A)-V-030401

中文名称：单纯疱疹病毒 2 型 G 株

外文名称：*Herpes simplex virus* 2G

分类学地位：*Herpesviridae; Herpesvirinae; Simplexvirus*

生物危害程度：第三类

自然宿主：人

致病名称：口周疱疹

致病对象：人

细菌

真菌

病毒

十一、流感病毒

134 流感病毒

平台资源号：NPRC 2.3.42

保藏编号：CHPC2.05.01

中文名称：流感病毒 A/ 密歇根 /45/2015

外文名称：*Influence virus A/Michigan/45/2015*

分类学地位：*Orthomyxoviridae; Influenzavirus*

生物危害程度：第三类

自然宿主：人

致病名称：流行性感冒

致病对象：人

135 流感病毒

平台资源号：NPRC 2.3.43

保藏编号：CHPC2.05.02

中文名称：流感病毒 A/ 新加坡 /INFIMH-16-0019/2016

外文名称：*Influence virus A/Singapore/*INFIMH-16-0019/2016

分类学地位：*Orthomyxoviridae; Influenzavirus*

生物危害程度：第三类

自然宿主：人

致病名称：流行性感冒

致病对象：人

136 流感病毒

平台资源号：NPRC 2.3.44

保藏编号：CHPC2.05.03

中文名称：流感病毒 B/ 科罗拉多 /06/2017

外文名称：*Influence virus B/Colorado/06/2017*

分类学地位：*Orthomyxoviridae; Influenzavirus*

生物危害程度：第三类

自然宿主：人

致病名称：流行性感冒

致病对象：人

137 流感病毒

平台资源号：NPRC 2.3.45

保藏编号：CHPC2.05.04

中文名称：流感病毒 B/ 普吉岛 /3073/2013

外文名称：*Influence virus B/PHUKET/3073/2013*

分类学地位：*Orthomyxoviridae; Influenzavirus*

生物危害程度：第三类

自然宿主：人

致病名称：流行性感冒

致病对象：人

138 流感病毒

平台资源号：NPRC 2.3.46

保藏编号：CHPC2.05.05

中文名称：流感病毒 A/ 安徽庐江 /45/2018

外文名称：*Influence virus A/Anhui-Lujiang/45/2018*

分类学地位：*Orthomyxoviridae; Influenzavirus*

生物危害程度：第三类

自然宿主：禽类

致病名称：流行性感冒

致病对象：人

139 流感病毒

平台资源号：NPRC 2.3.47

保藏编号：CHPC 2.05.12

中文名称：流感病毒 A/ 环境 / 广西 /13678/2017

外文名称：*Influence virus* A/Environment/Guangxi/13678/2017

分类学地位：*Orthomyxoviridae; Influenzavirus*

生物危害程度：第三类

自然宿主：禽类

致病名称：流行性感冒

致病对象：人

140　流感病毒

平台资源号：NPRC 2.3.48

保藏编号：CHPC 2.05.13

中文名称：流感病毒 A/ 环境 / 福建 /04980/2017

外文名称：*Influence virus* A/Environment/Fujian/
　　　　　04980/2017

分类学地位：*Orthomyxoviridae; Influenzavirus*

生物危害程度：第三类

自然宿主：禽类

致病名称：流行性感冒

致病对象：人

141　流感病毒

平台资源号：NPRC 2.3.49

保藏编号：CHPC 2.05.14

中文名称：流感病毒 A/ 环境 / 重庆 /00235/2017

外文名称：*Influence virus* A/Environment/Chong-
　　　　　qing/00235/2017

分类学地位：*Orthomyxoviridae; Influenzavirus*

生物危害程度：第三类

自然宿主：禽类

致病名称：流行性感冒

致病对象：人

142　流感病毒

平台资源号：NPRC 2.3.50

保藏编号：CHPC 2.05.15

中文名称：流感病毒 A/ 环境 / 湖南 /04778/2017

外文名称：*Influence virus* A/Environment/Hunan/
　　　　　04778/2017

分类学地位：*Orthomyxoviridae; Influenzavirus*

生物危害程度：第三类

自然宿主：禽类

致病名称：流行性感冒

致病对象：人

143　流感病毒

平台资源号：NPRC 2.3.51

保藏编号：CHPC 2.05.16

中文名称：流感病毒 A/ 环境 / 湖南 /04773/2017

外文名称：*Influence virus* A/Environment/Hunan/
　　　　　04773/2017

分类学地位：*Orthomyxoviridae; Influenzavirus*

生物危害程度：第三类

自然宿主：禽类

致病名称：流行性感冒

致病对象：人

144　流感病毒

平台资源号：NPRC 2.3.52

保藏编号：CHPC 2.05.17

中文名称：流感病毒 A/ 环境 / 甘肃 /41305/2017

外文名称：*Influence virus* A/Environment/Gansu/
　　　　　41305/2017

分类学地位：*Orthomyxoviridae; Influenzavirus*

生物危害程度：第三类

自然宿主：禽类

致病名称：流行性感冒

致病对象：人

145　流感病毒

平台资源号：NPRC 2.3.53

保藏编号：CHPC 2.05.18

中文名称：流感病毒 A/ 环境 / 江西 /41231/2017

外文名称：*Influence virus* A/Environment/Jiangxi/
　　　　　41231/2017

分类学地位：*Orthomyxoviridae; Influenzavirus*

生物危害程度：第三类

自然宿主：禽类

致病名称：流行性感冒

致病对象：人

146　流感病毒

平台资源号：NPRC 2.3.54

保藏编号：CHPC 2.05.19

中文名称：流感病毒 A/ 环境 / 江西 /41230/2017

细菌

真菌

病毒

外文名称：*Influence virus* A/Environment/Jiangxi/
41230/2017

分类学地位：*Orthomyxoviridae; Influenzavirus*

生物危害程度：第三类

自然宿主：禽类

致病名称：流行性感冒

致病对象：人

147 流感病毒

平台资源号：NPRC 2.3.55

保藏编号：CHPC 2.05.20

中文名称：流感病毒 A/ 环境 / 福建 /43663/2017

外文名称：*Influence virus* A/Environment/Fujian/
43663/2017

分类学地位：*Orthomyxoviridae; Influenzavirus*

生物危害程度：第三类

自然宿主：禽类

致病名称：流行性感冒

致病对象：人

148 流感病毒

平台资源号：NPRC 2.3.56

保藏编号：CHPC 2.05.21

中文名称：流感病毒 A/ 环境 / 福建 /43654/2017

外文名称：*Influence virus* A/Environment/Fujian/
43654/2017

分类学地位：*Orthomyxoviridae; Influenzavirus*

生物危害程度：第三类

自然宿主：禽类

致病名称：流行性感冒

致病对象：人

149 流感病毒

平台资源号：NPRC 2.3.57

保藏编号：CHPC 2.05.22

中文名称：流感病毒 A/ 环境 / 福建 /43626/2017

外文名称：*Influence virus* A/Environment/Fujian/
43626/2017

分类学地位：*Orthomyxoviridae; Influenzavirus*

生物危害程度：第三类

自然宿主：禽类

致病名称：流行性感冒

致病对象：人

150 流感病毒

平台资源号：NPRC 2.3.58

保藏编号：CHPC 2.05.23

中文名称：流感病毒 A/ 环境 / 广西 /13603/2018

外文名称：*Influence virus* A/Environment/Guangxi/
13603/2018

分类学地位：*Orthomyxoviridae; Influenzavirus*

生物危害程度：第三类

自然宿主：禽类

致病名称：流行性感冒

致病对象：人

151 流感病毒

平台资源号：NPRC 2.3.59

保藏编号：CHPC 2.05.24

中文名称：流感病毒 A/ 环境 / 广东 /13580/2017

外文名称：*Influence virus* A/Environment/Guang-
dong/13580/2017

分类学地位：*Orthomyxoviridae; Influenzavirus*

生物危害程度：第三类

自然宿主：禽类

致病名称：流行性感冒

致病对象：人

152 流感病毒

平台资源号：NPRC 2.3.60

保藏编号：CHPC 2.05.25

中文名称：流感病毒 A/ 环境 / 广东 /13579/2017

外文名称：*Influence virus* A/Environment/Guang-
dong/13579/2017

分类学地位：*Orthomyxoviridae; Influenzavirus*

生物危害程度：第三类

自然宿主：禽类

致病名称：流行性感冒

致病对象：人

153　流感病毒

平台资源号：NPRC 2.3.61

保藏编号：CHPC 2.05.26

中文名称：流感病毒 A/ 环境 / 广东 /13578/2017

外文名称：*Influence virus* A/Environment/Guang-
dong/13578/2017

分类学地位：*Orthomyxoviridae; Influenzavirus*

生物危害程度：第三类

自然宿主：禽类

致病名称：流行性感冒

致病对象：人

154　流感病毒

平台资源号：NPRC 2.3.62

保藏编号：CHPC 2.05.27

中文名称：流感病毒 A/ 环境 / 广东 /13562/2018

外文名称：*Influence virus* A/Environment/Guang-
dong/13562/2018

分类学地位：*Orthomyxoviridae; Influenzavirus*

生物危害程度：第三类

自然宿主：禽类

致病名称：流行性感冒

致病对象：人

155　流感病毒

平台资源号：NPRC 2.3.63

保藏编号：CHPC 2.05.28

中文名称：流感病毒 A/ 环境 / 广东 /13561/2018

外文名称：*Influence virus* A/Environment/Guang-
dong/13561/2018

分类学地位：*Orthomyxoviridae; Influenzavirus*

生物危害程度：第三类

自然宿主：禽类

致病名称：流行性感冒

致病对象：人

156　流感病毒

平台资源号：NPRC 2.3.64

保藏编号：CHPC 2.05.29

中文名称：流感病毒 A/ 环境 / 甘肃 /09428/2017

外文名称：*Influence virus* A/Environment/Gansu/
09428/2017

分类学地位：*Orthomyxoviridae; Influenzavirus*

生物危害程度：第三类

自然宿主：禽类

致病名称：流行性感冒

致病对象：人

157　流感病毒

平台资源号：NPRC 2.3.65

保藏编号：CHPC 2.05.30

中文名称：流感病毒 A/ 环境 / 甘肃 /09420/2017

外文名称：*Influence virus* A/Environment/Gansu/
09420/2017

分类学地位：*Orthomyxoviridae; Influenzavirus*

生物危害程度：第三类

自然宿主：禽类

致病名称：流行性感冒

致病对象：人

158　流感病毒

平台资源号：NPRC 2.3.66

保藏编号：CHPC 2.05.31

中文名称：流感病毒 A/ 环境 / 甘肃 /43896/2017

外文名称：*Influence virus* A/Environment/Gansu/
43896/2017

分类学地位：*Orthomyxoviridae; Influenzavirus*

生物危害程度：第三类

自然宿主：禽类

致病名称：流行性感冒

致病对象：人

细菌

真菌

病毒

159 流感病毒

平台资源号：NPRC 2.3.67

保藏编号：CHPC 2.05.32

中文名称：流感病毒 A/ 环境 / 湖南 /43865/2017

外文名称：*Influence virus* A/Environment/Hunan/
43865/2017

分类学地位：*Orthomyxoviridae*; *Influenzavirus*

生物危害程度：第三类

自然宿主：禽类

致病名称：流行性感冒

致病对象：人

160 流感病毒

平台资源号：NPRC 2.3.68

保藏编号：CHPC 2.05.33

中文名称：流感病毒 A/ 环境 / 湖南 /43812/2017

外文名称：*Influence virus* A/Environment/Hunan/
43812/2017

分类学地位：*Orthomyxoviridae*; *Influenzavirus*

生物危害程度：第三类

自然宿主：禽类

致病名称：流行性感冒

致病对象：人

161 流感病毒

平台资源号：NPRC 2.3.69

保藏编号：CHPC 2.05.34

中文名称：流感病毒 A/ 环境 / 甘肃 /41062/2017

外文名称：*Influence virus* A/Environment/Gansu/
41062/2017

分类学地位：*Orthomyxoviridae*; *Influenzavirus*

生物危害程度：第三类

自然宿主：禽类

致病名称：流行性感冒

致病对象：人

162 流感病毒

平台资源号：NPRC 2.3.70

保藏编号：CHPC 2.05.35

中文名称：流感病毒 A/ 环境 / 广西 /40982/2017

外文名称：*Influence virus* A/Environment/Guangxi/
40982/2017

分类学地位：*Orthomyxoviridae*; *Influenzavirus*

生物危害程度：第三类

自然宿主：禽类

致病名称：流行性感冒

致病对象：人

163 流感病毒

平台资源号：NPRC 2.3.71

保藏编号：CHPC 2.05.36

中文名称：流感病毒 A/ 环境 / 广西 /40960/2017

外文名称：*Influence virus* A/Environment/Guangxi/
40960/2017

分类学地位：*Orthomyxoviridae*; *Influenzavirus*

生物危害程度：第三类

自然宿主：禽类

致病名称：流行性感冒

致病对象：人

164 流感病毒

平台资源号：NPRC 2.3.72

保藏编号：CHPC 2.05.37

中文名称：流感病毒 A/ 环境 / 广东 /40712/2017

外文名称：*Influence virus* A/Environment/Guang-
dong/40712/2017

分类学地位：*Orthomyxoviridae*; *Influenzavirus*

生物危害程度：第三类

自然宿主：禽类

致病名称：流行性感冒

致病对象：人

165 流感病毒

平台资源号：NPRC 2.3.73

保藏编号：CHPC 2.05.38

中文名称：流感病毒 A/ 环境 / 福建 /36988/2017

外文名称：*Influence virus* A/Environment/Fujian/
36988/2017

分类学地位：*Orthomyxoviridae; Influenzavirus*

生物危害程度：第三类

自然宿主：禽类

致病名称：流行性感冒

致病对象：人

166 流感病毒

平台资源号：NPRC 2.3.74

保藏编号：CHPC 2.05.39

中文名称：流感病毒 A/ 环境 / 山东 /40560/2017

外文名称：*Influence virus* A/Environment/Shandong/
40560/2017

分类学地位：*Orthomyxoviridae; Influenzavirus*

生物危害程度：第三类

自然宿主：禽类

致病名称：流行性感冒

致病对象：人

167 流感病毒

平台资源号：NPRC 2.3.75

保藏编号：CHPC 2.05.40

中文名称：流感病毒 A/ 环境 / 甘肃 /38905/2017

外文名称：*Influence virus* A/Environment/Gansu/
38905/2017

分类学地位：*Orthomyxoviridae; Influenzavirus*

生物危害程度：第三类

自然宿主：禽类

致病名称：流行性感冒

致病对象：人

168 流感病毒

平台资源号：NPRC 2.3.76

保藏编号：CHPC 2.05.41

中文名称：流感病毒 A/ 环境 / 广西 /38091/2017

外文名称：*Influence virus* A/Environment/Guangxi/
38091/2017

分类学地位：*Orthomyxoviridae; Influenzavirus*

生物危害程度：第三类

自然宿主：禽类

致病名称：流行性感冒

致病对象：人

169 流感病毒

平台资源号：NPRC 2.3.77

保藏编号：CHPC 2.05.42

中文名称：流感病毒 A/ 环境 / 广西 /38071/2017

外文名称：*Influence virus* A/Environment/Guangxi/
38071/2017

分类学地位：*Orthomyxoviridae; Influenzavirus*

生物危害程度：第三类

自然宿主：禽类

致病名称：流行性感冒

致病对象：人

170 流感病毒

平台资源号：NPRC 2.3.78

保藏编号：CHPC 2.05.43

中文名称：流感病毒 A/ 环境 / 广西 /38068/2017

外文名称：*Influence virus* A/Environment/Guangxi/
38068/2017

分类学地位：*Orthomyxoviridae; Influenzavirus*

生物危害程度：第三类

自然宿主：禽类

致病名称：流行性感冒

致病对象：人

171 流感病毒

平台资源号：NPRC 2.3.79

保藏编号：CHPC 2.05.44

中文名称：流感病毒 A/ 环境 / 广西 /35600/2017

外文名称：*Influence virus* A/Environment/Guangxi/
35600/2017

分类学地位：*Orthomyxoviridae; Influenzavirus*

生物危害程度：第三类

细菌

真菌

病毒

自然宿主：禽类

致病名称：流行性感冒

致病对象：人

172 流感病毒

平台资源号：NPRC 2.3.80

保藏编号：CHPC 2.05.45

中文名称：流感病毒 A/ 环境 / 广西 /35590/2017

外文名称：*Influence virus* A/Environment/Guangxi/ 35590/2017

分类学地位：*Orthomyxoviridae; Influenzavirus*

生物危害程度：第三类

自然宿主：禽类

致病名称：流行性感冒

致病对象：人

173 流感病毒

平台资源号：NPRC 2.3.81

保藏编号：CHPC 2.05.46

中文名称：流感病毒 A/ 环境 / 广西 /35589/2017

外文名称：*Influence virus* A/Environment/Guangxi/ 35589/201

分类学地位：*Orthomyxoviridae; Influenzavirus*

生物危害程度：第三类

自然宿主：禽类

致病名称：流行性感冒

致病对象：人

174 流感病毒

平台资源号：NPRC 2.3.82

保藏编号：CHPC 2.05.47

中文名称：流感病毒 A/ 环境 / 广东 /35459/2017

外文名称：*Influence virus* A/Environment/Guang-dong/35459/2017

分类学地位：*Orthomyxoviridae; Influenzavirus*

生物危害程度：第三类

自然宿主：禽类

致病名称：流行性感冒

致病对象：人

175 流感病毒

平台资源号：NPRC 2.3.83

保藏编号：CHPC 2.05.48

中文名称：流感病毒 A/ 环境 / 广东 /35457/2017

外文名称：*Influence virus* A/Environment/Guang-dong/35457/2017

分类学地位：*Orthomyxoviridae; Influenzavirus*

生物危害程度：第三类

自然宿主：禽类

致病名称：流行性感冒

致病对象：人

176 流感病毒

平台资源号：NPRC 2.3.84

保藏编号：CHPC 2.05.49

中文名称：流感病毒 A/ 环境 / 陕西 /32328/2017

外文名称：*Influence virus* A/Environment/Shaanxi/ 32328/2017

分类学地位：*Orthomyxoviridae; Influenzavirus*

生物危害程度：第三类

自然宿主：禽类

致病名称：流行性感冒

致病对象：人

177 流感病毒

平台资源号：NPRC 2.3.85

保藏编号：CHPC 2.05.50

中文名称：流感病毒 A/ 环境 / 陕西 /32327/2017

外文名称：*Influence virus* A/Environment/Shaanxi/ 32327/2017

分类学地位：*Orthomyxoviridae; Influenzavirus*

生物危害程度：第三类

自然宿主：禽类

致病名称：流行性感冒

致病对象：人

178 流感病毒

平台资源号：NPRC 2.3.86

保藏编号：CHPC 2.05.51

中文名称：流感病毒 A/ 环境 / 陕西 /32391/2016

外文名称：*Influence virus* A/Environment/Shaanxi/ 32391/2016

分类学地位：*Orthomyxoviridae*; *Influenzavirus*

生物危害程度：第三类

自然宿主：禽类

致病名称：流行性感冒

致病对象：人

179 流感病毒

平台资源号：NPRC 2.3.87

保藏编号：CHPC 2.05.52

中文名称：流感病毒 A/ 环境 / 陕西 /32376/2017

外文名称：*Influence virus* A/Environment/Shaanxi/ 32376/2017

分类学地位：*Orthomyxoviridae*; *Influenzavirus*

生物危害程度：第三类

自然宿主：禽类

致病名称：流行性感冒

致病对象：人

180 流感病毒

平台资源号：NPRC 2.3.88

保藏编号：CHPC 2.05.53

中文名称：流感病毒 A/ 环境 / 广西 /35561/2017

外文名称：*Influence virus* A/Environment/Guangxi/ 35561/2017

分类学地位：*Orthomyxoviridae*; *Influenzavirus*

生物危害程度：第三类

自然宿主：禽类

致病名称：流行性感冒

致病对象：人

181 流感病毒

平台资源号：NPRC 2.3.89

保藏编号：CHPC 2.05.54

中文名称：流感病毒 A/ 环境 / 广西 /35551/2017

外文名称：*Influence virus* A/Environment/Guangxi/ 35551/2017

分类学地位：*Orthomyxoviridae*; *Influenzavirus*

生物危害程度：第三类

自然宿主：禽类

致病名称：流行性感冒

致病对象：人

182 流感病毒

平台资源号：NPRC 2.3.90

保藏编号：CHPC 2.05.55

中文名称：流感病毒 A/ 环境 / 内蒙古 /25688/2017

外文名称：*Influence virus* A/Environment/Neimeng- gu/25688/2017

分类学地位：*Orthomyxoviridae*; *Influenzavirus*

生物危害程度：第三类

自然宿主：禽类

致病名称：流行性感冒

致病对象：人

183 流感病毒

平台资源号：NPRC 2.3.91

保藏编号：CHPC 2.05.56

中文名称：流感病毒 A/ 环境 / 广西 /31968/2017

外文名称：*Influence virus* A/Environment/Guangxi/ 31968/2017

分类学地位：*Orthomyxoviridae*; *Influenzavirus*

生物危害程度：第三类

自然宿主：禽类

致病名称：流行性感冒

致病对象：人

184 流感病毒

平台资源号：NPRC 2.3.92

保藏编号：CHPC 2.05.57

中文名称：流感病毒 A/ 环境 / 陕西 /32373/2017

细菌

真菌

病毒

外文名称：*Influence virus* A/Environment/Shaanxi/
32373/2017

分类学地位：*Orthomyxoviridae; Influenzavirus*

生物危害程度：第三类

自然宿主：禽类

致病名称：流行性感冒

致病对象：人

185 流感病毒

平台资源号：NPRC 2.3.93

保藏编号：CHPC 2.05.58

中文名称：流感病毒 A/ 环境 / 江西 /33309/2017

外文名称：*Influence virus* A/Environment/Jiangxi/
33309/2017

分类学地位：*Orthomyxoviridae; Influenzavirus*

生物危害程度：第三类

自然宿主：禽类

致病名称：流行性感冒

致病对象：人

186 流感病毒

平台资源号：NPRC 2.3.94

保藏编号：CHPC 2.05.59

中文名称：流感病毒 A/ 环境 / 湖北 /33656/2017

外文名称：*Influence virus* A/Environment/Hubei/
33656/2017

分类学地位：*Orthomyxoviridae; Influenzavirus*

生物危害程度：第三类

自然宿主：禽类

致病名称：流行性感冒

致病对象：人

187 流感病毒

平台资源号：NPRC 2.3.95

保藏编号：CHPC 2.05.60

中文名称：流感病毒 A/ 环境 / 湖北 /33665/2017

外文名称：*Influence virus* A/Environment/Hubei/
33665/2017

分类学地位：*Orthomyxoviridae; Influenzavirus*

生物危害程度：第三类

自然宿主：禽类

致病名称：流行性感冒

致病对象：人

188 流感病毒

平台资源号：NPRC 2.3.96

保藏编号：CHPC 2.05.61

中文名称：流感病毒 A/ 环境 / 湖南 /33728/2017

外文名称：*Influence virus* A/Environment/Hunan/
33728/2017

分类学地位：*Orthomyxoviridae; Influenzavirus*

生物危害程度：第三类

自然宿主：禽类

致病名称：流行性感冒

致病对象：人

189 流感病毒

平台资源号：NPRC 2.3.97

保藏编号：CHPC 2.05.62

中文名称：流感病毒 B/ 四川高新 /1970/2018

外文名称：*Influence virus* B/Sichuan-Gaoxin/1970/
2018

分类学地位：*Orthomyxoviridae; Influenzavirus*

生物危害程度：第三类

自然宿主：人

致病名称：流行性感冒

致病对象：人

190 流感病毒

平台资源号：NPRC 2.3.98

保藏编号：CHPC 2.05.63

中文名称：流感病毒 B/ 江西青山湖 /38/2018

外文名称：*Influence virus* B/Jiangxi-Qingshanhu/
38/2018

分类学地位：*Orthomyxoviridae; Influenzavirus*

生物危害程度：第三类

自然宿主：人

致病名称：流行性感冒

致病对象：人

191　流感病毒

平台资源号：NPRC 2.3.99

保藏编号：CHPC 2.05.64

中文名称：流感病毒 B/ 福建鲤城 /1352/2018

外文名称：*Influence virus* B/Fujian-Licheng/1352/2018

分类学地位：*Orthomyxoviridae; Influenzavirus*

生物危害程度：第三类

自然宿主：人

致病名称：流行性感冒

致病对象：人

192　流感病毒

平台资源号：NPRC 2.3.100

保藏编号：CHPC 2.05.65

中文名称：流感病毒 B/ 青海刚察 /1209/2018

外文名称：*Influence virus* B/Qinghai-Gangcha/1209/2018

分类学地位：*Orthomyxoviridae; Influenzavirus*

生物危害程度：第三类

自然宿主：人

致病名称：流行性感冒

致病对象：人

193　流感病毒

平台资源号：NPRC 2.3.101

保藏编号：CHPC 2.05.66

中文名称：流感病毒 B/ 湖南赫山 /1194/2018

外文名称：*Influence virus* B/Hunan-Heshan/1194/2018

分类学地位：*Orthomyxoviridae; Influenzavirus*

生物危害程度：第三类

自然宿主：人

致病名称：流行性感冒

致病对象：人

194　流感病毒

平台资源号：NPRC 2.3.102

保藏编号：CHPC 2.05.67

中文名称：流感病毒 B/ 黑龙江桃山 /1227/2018

外文名称：*influence virus* B/Heilongjiang-Taoshan/1227/2018

分类学地位：*Orthomyxoviridae; Influenzavirus*

生物危害程度：第三类

自然宿主：人

致病名称：流行性感冒

致病对象：人

195　流感病毒

平台资源号：NPRC 2.3.103

保藏编号：CHPC 2.05.68

中文名称：流感病毒 B/ 广西隆安 /1201/2018

外文名称：*Influence virus* B/Guangxi-Longan/1201/2018

分类学地位：*Orthomyxoviridae; Influenzavirus*

生物危害程度：第三类

自然宿主：人

致病名称：流行性感冒

致病对象：人

196　流感病毒

平台资源号：NPRC 2.3.104

保藏编号：CHPC 2.05.69

中文名称：流感病毒 B/ 贵州红花岗 /1214/2018

外文名称：*Influence virus* B/Guizhou-Honghuagang/1214/2018

分类学地位：*Orthomyxoviridae; Influenzavirus*

生物危害程度：第三类

自然宿主：人

致病名称：流行性感冒

致病对象：人

细菌

真菌

病毒

197 流感病毒

平台资源号：NPRC 2.3.105

保藏编号：CHPC 2.05.70

中文名称：流感病毒 B/ 辽宁明山 /154/2018

外文名称：*Influence virus* B/Liaoning-Mingshan/ 154/2018

分类学地位：*Orthomyxoviridae; Influenzavirus*

生物危害程度：第三类

自然宿主：人

致病名称：流行性感冒

致病对象：人

198 流感病毒

平台资源号：NPRC 2.3.106

保藏编号：CHPC 2.05.71

中文名称：流感病毒 B/ 浙江下城 /167/2018

外文名称：*Influence virus* B/Zhejiang-Xiacheng/ 167/2018

分类学地位：*Orthomyxoviridae; Influenzavirus*

生物危害程度：第三类

自然宿主：人

致病名称：流行性感冒

致病对象：人

199 流感病毒

平台资源号：NPRC 2.3.107

保藏编号：CHPC 2.05.72

中文名称：流感病毒 B/ 甘肃城关 /555/2018

外文名称：*Influence virus* B/Gansu-Chengguan/ 555/2018

分类学地位：*Orthomyxoviridae; Influenzavirus*

生物危害程度：第三类

自然宿主：人

致病名称：流行性感冒

致病对象：人

200 流感病毒

平台资源号：NPRC 2.3.108

保藏编号：CHPC 2.05.73

中文名称：流感病毒 B/ 重庆渝中 /1182/2018

外文名称：*Influence virus* B/Chongqing-Yuzhong/ 1182/2018

分类学地位：*Orthomyxoviridae; Influenzavirus*

生物危害程度：第三类

自然宿主：人

致病名称：流行性感冒

致病对象：人

201 流感病毒

平台资源号：NPRC 2.3.109

保藏编号：CHPC 2.05.74

中文名称：流感病毒 B/ 浙江永康 /110/2018

外文名称：*Influence virus* B/Zhejiang-Yongkang/110/ 2018

分类学地位：*Orthomyxoviridae; Influenzavirus*

生物危害程度：第三类

自然宿主：人

致病名称：流行性感冒

致病对象：人

202 流感病毒

平台资源号：NPRC 2.3.110

保藏编号：CHPC 2.05.75

中文名称：流感病毒 B/ 湖南天元 /11058/2018

外文名称：*Influence virus* B/Hunan-Tianyuan/ 11058/2018

分类学地位：*Orthomyxoviridae; Influenzavirus*

生物危害程度：第三类

自然宿主：人

致病名称：流行性感冒

致病对象：人

203 流感病毒

平台资源号：NPRC 2.3.111

保藏编号：CHPC 2.05.76

中文名称：流感病毒 B/ 云南文山 /11/2018

外文名称：*Influence virus* B/Yunnan-Wenshan/11/2018

分类学地位：*Orthomyxoviridae*; *Influenzavirus*

生物危害程度：第三类

自然宿主：人

致病名称：流行性感冒

致病对象：人

204　流感病毒

平台资源号：NPRC 2.3.112

保藏编号：CHPC 2.05.77

中文名称：流感病毒 B/ 云南古城 /1872/2018

外文名称：*Influence virus* B/Yunnan-Gucheng/1872/2018

分类学地位：*Orthomyxoviridae*; *Influenzavirus*

生物危害程度：第三类

自然宿主：人

致病名称：流行性感冒

致病对象：人

205　流感病毒

平台资源号：NPRC 2.3.113

保藏编号：CHPC 2.05.78

中文名称：流感病毒 B/ 广东惠城 /39/2018

外文名称：*Influence virus* B/Guangdong-Huicheng/39/2018

分类学地位：*Orthomyxoviridae*; *Influenzavirus*

生物危害程度：第三类

自然宿主：人

致病名称：流行性感冒

致病对象：人

206　流感病毒

平台资源号：NPRC 2.3.114

保藏编号：CHPC 2.05.79

中文名称：流感病毒 B/ 广西港北 /1187/2018

外文名称：*Influence virus* B/Guangxi-Gangbei/1187/2018

分类学地位：*Orthomyxoviridae*; *Influenzavirus*

生物危害程度：第三类

自然宿主：人

致病名称：流行性感冒

致病对象：人

207　流感病毒

平台资源号：NPRC 2.3.115

保藏编号：CHPC 2.05.80

中文名称：流感病毒 B/ 内蒙古满洲里 /1179/2018

外文名称：*Influence virus* B/Neimenggu-Manzhouli/1179/2018

分类学地位：*Orthomyxoviridae*; *Influenzavirus*

生物危害程度：第三类

自然宿主：人

致病名称：流行性感冒

致病对象：人

208　流感病毒

平台资源号：NPRC 2.3.116

保藏编号：CHPC 2.05.81

中文名称：流感病毒 B/ 山西城区 /11/2018

外文名称：*Influence virus* B/Shanxi-Chengqu/11/2018

分类学地位：*Orthomyxoviridae*; *Influenzavirus*

生物危害程度：第三类

自然宿主：人

致病名称：流行性感冒

致病对象：人

209　流感病毒

平台资源号：NPRC 2.3.117

保藏编号：CHPC 2.05.82

中文名称：流感病毒 B/ 上海浦东新 /114/2018

外文名称：*Influence virus* B/Shanghai-Pudongxin/114/2018

分类学地位：*Orthomyxoviridae*; *Influenzavirus*

生物危害程度：第三类

自然宿主：人

致病名称：流行性感冒

致病对象：人

210 流感病毒

平台资源号：NPRC 2.3.118

保藏编号：CHPC 2.05.83

中文名称：流感病毒 B/ 北京怀柔 /1451/2018

外文名称：*Influence virus* B/Beijing-Huairou/1451/2018

分类学地位：*Orthomyxoviridae; Influenzavirus*

生物危害程度：第三类

自然宿主：人

致病名称：流行性感冒

致病对象：人

211 流感病毒

平台资源号：NPRC 2.3.119

保藏编号：CHPC 2.05.84

中文名称：流感病毒 B/ 吉林东昌 /16/2018

外文名称：*Influence virus* B/Jilin-Dongchang/16/2018

分类学地位：*Orthomyxoviridae; Influenzavirus*

生物危害程度：第三类

自然宿主：人

致病名称：流行性感冒

致病对象：人

212 流感病毒

平台资源号：NPRC 2.3.120

保藏编号：CHPC 2.05.85

中文名称：流感病毒 B/ 新疆哈密 /1608/2017

外文名称：*Influence virus* B/Xinjiang-Hami/1608/2017

分类学地位：*Orthomyxoviridae; Influenzavirus*

生物危害程度：第三类

自然宿主：人

致病名称：流行性感冒

致病对象：人

213 流感病毒

平台资源号：NPRC 2.3.121

保藏编号：CHPC 2.05.86

中文名称：流感病毒 B/ 天津和平 /377/2017

外文名称：*Influence virus* B/Tianjin-Heping/377/2017

分类学地位：*Orthomyxoviridae; Influenzavirus*

生物危害程度：第三类

自然宿主：人

致病名称：流行性感冒

致病对象：人

214 流感病毒

平台资源号：NPRC 2.3.122

保藏编号：CHPC 2.05.87

中文名称：流感病毒 B/ 上海长宁 /1979/2017

外文名称：*Influence virus* B/Shanghai-Changning/1979/2017

分类学地位：*Orthomyxoviridae; Influenzavirus*

生物危害程度：第三类

自然宿主：人

致病名称：流行性感冒

致病对象：人

215 流感病毒

平台资源号：NPRC 2.3.123

保藏编号：CHPC 2.05.88

中文名称：流感病毒 A/ 天津津南 /SWL1638/2018

外文名称：*Influence virus* A/Tianjin-Jinnan/SWL1638/2018

分类学地位：*Orthomyxoviridae; Influenzavirus*

生物危害程度：第三类

自然宿主：人

致病名称：流行性感冒

致病对象：人

216 流感病毒

平台资源号：NPRC 2.3.124

保藏编号：CHPC 2.05.89

中文名称：流感病毒 A/ 陕西碑林 /SWL1543/2018

外文名称：*Influence virus* A/Shaanxi-Beilin/ SWL1543/2018

分类学地位：*Orthomyxoviridae; Influenzavirus*

生物危害程度：第三类

自然宿主：人

致病名称：流行性感冒

致病对象：人

217 流感病毒

平台资源号：NPRC 2.3.125

保藏编号：CHPC 2.05.90

中文名称：流感病毒 A/ 安徽义安 /SWL1863/2018

外文名称：*Influence virus* A/Anhui-Yian/SWL1863/ 2018

分类学地位：*Orthomyxoviridae; Influenzavirus*

生物危害程度：第三类

自然宿主：人

致病名称：流行性感冒

致病对象：人

218 流感病毒

平台资源号：NPRC 2.3.126

保藏编号：CHPC 2.05.91

中文名称：流感病毒 A/ 北京朝阳 /SWL12942/2018

外文名称：*Influence virus* A/Beijing-Chaoyang/ SWL12942/2018

分类学地位：*Orthomyxoviridae; Influenzavirus*

生物危害程度：第三类

自然宿主：人

致病名称：流行性感冒

致病对象：人

219 流感病毒

平台资源号：NPRC 2.3.127

保藏编号：CHPC 2.05.92

中文名称：流感病毒 A/ 广东花都 /SWL3163/2018

外文名称：*Influence virus* A/Guangdong-Huadou/ SWL3163/2018

分类学地位：*Orthomyxoviridae; Influenzavirus*

生物危害程度：第三类

自然宿主：人

致病名称：流行性感冒

致病对象：人

220 流感病毒

平台资源号：NPRC 2.3.128

保藏编号：CHPC 2.05.93

中文名称：流感病毒 A/ 广西扶绥 /SWL526/2018

外文名称：*Influence virus* A/Guangxi-Fusui/ SWL526/2018

分类学地位：*Orthomyxoviridae; Influenzavirus*

生物危害程度：第三类

自然宿主：人

致病名称：流行性感冒

致病对象：人

221 流感病毒

平台资源号：NPRC 2.3.129

保藏编号：CHPC 2.05.94

中文名称：流感病毒 A/ 新疆呼图壁 /SWL1565/ 2018

外文名称：*Influence virus* A/Xinjiang-Hutubi/ SWL1565/2018

分类学地位：*Orthomyxoviridae; Influenzavirus*

生物危害程度：第三类

自然宿主：人

致病名称：流行性感冒

致病对象：人

222 流感病毒

平台资源号：NPRC 2.3.130

保藏编号：CHPC 2.05.95

细菌

真菌

病毒

中文名称：流感病毒 A/ 四川高新 /SWL1980/2018

外文名称：*Influence virus* A/Sichuan-Gaoxin/ SWL1980/2018

分类学地位：*Orthomyxoviridae*; *Influenzavirus*

生物危害程度：第三类

自然宿主：人

致病名称：流行性感冒

致病对象：人

223 流感病毒

平台资源号：NPRC 2.3.131

保藏编号：CHPC 2.05.96

中文名称：流感病毒 A/ 江西珠山 /SWL1955/2018

外文名称：*Influence virus* A/Jiangxi-Zhushan/ SWL1955/2018

分类学地位：*Orthomyxoviridae*; *Influenzavirus*

生物危害程度：第三类

自然宿主：人

致病名称：流行性感冒

致病对象：人

224 流感病毒

平台资源号：NPRC 2.3.132

保藏编号：CHPC 2.05.97

中文名称：流感病毒 A/ 福建平和 /SWL34/2018

外文名称：*Influence virus* A/Fujian-Pinghe/ SWL34/2018

分类学地位：*Orthomyxoviridae*; *Influenzavirus*

生物危害程度：第三类

自然宿主：人

致病名称：流行性感冒

致病对象：人

225 流感病毒

平台资源号：NPRC 2.3.133

保藏编号：CHPC 2.05.98

中文名称：流感病毒 A/ 重庆渝中 /SWL11929/2018

外文名称：*Influence virus* A/Chongqing-Yuzhong/

SWL11929/2018

分类学地位：*Orthomyxoviridae*; *Influenzavirus*

生物危害程度：第三类

自然宿主：人

致病名称：流行性感冒

致病对象：人

226 流感病毒

平台资源号：NPRC 2.3.134

保藏编号：CHPC 2.05.99

中文名称：流感病毒 A/ 内蒙古东河 /SWL1502/ 2018

外文名称：*Influence virus* A/Neimenggu-Donghe/ SWL1502/2018

分类学地位：*Orthomyxoviridae*; *Influenzavirus*

生物危害程度：第三类

自然宿主：人

致病名称：流行性感冒

致病对象：人

227 流感病毒

平台资源号：NPRC 2.3.135

保藏编号：CHPC 2.05.100

中文名称：流感病毒 A/ 海南琼海 /SWL2226/2018

外文名称：*Influence virus* A/Hainan-Qionghai/ SWL2226/2018

分类学地位：*Orthomyxoviridae*; *Influenzavirus*

生物危害程度：第三类

自然宿主：人

致病名称：流行性感冒

致病对象：人

228 流感病毒

平台资源号：NPRC 2.3.136

保藏编号：CHPC 2.05.101

中文名称：流感病毒 A/ 河南项城 /SWL1532/2018

外文名称：*Influence virus* A/Henan-Xiangcheng/ SWL1532/2018

分类学地位：*Orthomyxoviridae*; *Influenzavirus*

生物危害程度：第三类

自然宿主：人

致病名称：流行性感冒

致病对象：人

229 流感病毒

平台资源号：NPRC 2.3.137

保藏编号：CHPC 2.05.102

中文名称：流感病毒 A/ 北京怀柔 /11736/2018

外文名称：*Influence virus* A/Beijing-Huairou/11736/2018

分类学地位：*Orthomyxoviridae*; *Influenzavirus*

生物危害程度：第三类

自然宿主：人

致病名称：流行性感冒

致病对象：人

230 流感病毒

平台资源号：NPRC 2.3.138

保藏编号：CHPC 2.05.103

中文名称：流感病毒 A/ 内蒙古海勃湾 /1529/2018

外文名称：*Influence virus* A/Neimenggu-Haibowan/1529/2018

分类学地位：*Orthomyxoviridae*; *Influenzavirus*

生物危害程度：第三类

自然宿主：人

致病名称：流行性感冒

致病对象：人

231 流感病毒

平台资源号：NPRC 2.3.139

保藏编号：CHPC 2.05.104

中文名称：流感病毒 A/ 广西八步 /1913/2018

外文名称：*Influence virus* A/Guangxi-Babu/1913/2018

分类学地位：*Orthomyxoviridae*; *Influenzavirus*

生物危害程度：第三类

自然宿主：人

致病名称：流行性感冒

致病对象：人

232 流感病毒

平台资源号：NPRC 2.3.140

保藏编号：CHPC 2.05.105

中文名称：流感病毒 A/ 云南古城 /1887/2018

外文名称：*Influence virus* A/Yunnan-Gucheng/1887/2018

分类学地位：*Orthomyxoviridae*; *Influenzavirus*

生物危害程度：第三类

自然宿主：人

致病名称：流行性感冒

致病对象：人

233 流感病毒

平台资源号：NPRC 2.3.141

保藏编号：CHPC 2.05.106

中文名称：流感病毒 A/ 江苏吴中 /5213/2018

外文名称：*Influence virus* A/Jiangsu-Wuzhong/5213/2018

分类学地位：*Orthomyxoviridae*; *Influenzavirus*

生物危害程度：第三类

自然宿主：人

致病名称：流行性感冒

致病对象：人

234 流感病毒

平台资源号：NPRC 2.3.142

保藏编号：CHPC 2.05.107

中文名称：流感病毒 A/ 上海浦东新 /11178/2018

外文名称：*Influence virus* A/Shanghai-Pudongxin/11178/2018

分类学地位：*Orthomyxoviridae*; *Influenzavirus*

生物危害程度：第三类

自然宿主：人

细菌

真菌

病毒

致病名称：流行性感冒

致病对象：人

235 流感病毒

平台资源号：NPRC 2.3.143

保藏编号：CHPC 2.05.108

中文名称：流感病毒 A/ 江西珠山 /1657/2018

外文名称：*Influence virus* A/Jiangxi-Zhushan/1657/2018

分类学地位：*Orthomyxoviridae*; *Influenzavirus*

生物危害程度：第三类

自然宿主：人

致病名称：流行性感冒

致病对象：人

236 流感病毒

平台资源号：NPRC 2.3.144

保藏编号：CHPC 2.05.109

中文名称：流感病毒 A/ 吉林延吉 /1229/2018

外文名称：*influence virus* A/Jilin-Yanji/1229/2018

分类学地位：*Orthomyxoviridae*; *Influenzavirus*

生物危害程度：第三类

自然宿主：人

致病名称：流行性感冒

致病对象：人

237 流感病毒

平台资源号：NPRC 2.3.145

保藏编号：CHPC 2.05.110

中文名称：流感病毒 A/ 浙江永康 /1137/2018

外文名称：*Influence virus* A/Zhejiang-Yongkang/1137/2018

分类学地位：*Orthomyxoviridae*; *Influenzavirus*

生物危害程度：第三类

自然宿主：人

致病名称：流行性感冒

致病对象：人

238 流感病毒

平台资源号：NPRC 2.3.146

保藏编号：CHPC 2.05.111

中文名称：流感病毒 A/ 新疆天山 /813/2018

外文名称：*Influence virus* A/Xinjiang-Tianshan/813/2018

分类学地位：*Orthomyxoviridae*; *Influenzavirus*

生物危害程度：第三类

自然宿主：人

致病名称：流行性感冒

致病对象：人

239 流感病毒

平台资源号：NPRC 2.5.7

保藏编号：CAMS-CCPM-C-Ⅲ-007

中文名称：流感病毒 PR8

外文名称：*Influence virus* PR8

分类学地位：*Orthomyxoviridae*; *Influenzavirus*

生物危害程度：第三类

自然宿主：人

致病名称：流行性感冒

致病对象：人

240 流感病毒

平台资源号：NPRC 2.5.8

保藏编号：CAMS-CCPM-C-Ⅲ-007

中文名称：流感病毒 PR8

外文名称：*Influence virus* PR8

分类学地位：*Orthomyxoviridae*; *Influenzavirus*

生物危害程度：第三类

自然宿主：人

致病名称：流行性感冒

致病对象：人

241 流感病毒

平台资源号：NPRC 2.7.11

保藏编号：CCPM(A)-V-020101

中文名称：流感病毒 A/H1N1 型、A/FM/1/47 株

外文名称：*Influenza virus AH1N1 A/FM/1/47*

分类学地位：*Orthomyxoviridae; Influenzavirus*

生物危害程度：第三类

自然宿主：人

致病名称：流行性感冒

致病对象：人

242 流感病毒

平台资源号：NPRC 2.12.77

保藏编号：粤防 /92/2018

中文名称：流感病毒 A(H1) pdm2009

外文名称：*Influenza virus A (H1) pdm2009*

分类学地位：*Orthomyxoviridae; Influenzavirus*

生物危害程度：第三类

自然宿主：人

致病名称：流行性感冒

致病对象：人

243 流感病毒

平台资源号：NPRC 2.12.78

保藏编号：粤防 /109/2018

中文名称：流感病毒 A（H1）pdm2009

外文名称：*Influenza virus A(H1) pdm2009*

分类学地位：*Orthomyxoviridae; Influenzavirus*

生物危害程度：第三类

自然宿主：人

致病名称：流行性感冒

致病对象：人

244 流感病毒

平台资源号：NPRC 2.12.79

保藏编号：粤防 /190/2018

中文名称：流感病毒 A(H1) pdm2009

外文名称：*Influenza virus A(H1) pdm2009*

分类学地位：*Orthomyxoviridae; Influenzavirus*

生物危害程度：第三类

自然宿主：人

致病名称：流行性感冒

致病对象：人

245 流感病毒

平台资源号：NPRC 2.12.80

保藏编号：粤防 /505/2018

中文名称：流感病毒 A(H1) pdm2009

外文名称：*Influenza virus A(H1) pdm2009*

分类学地位：*Orthomyxoviridae; Influenzavirus*

生物危害程度：第三类

自然宿主：人

致病名称：流行性感冒

致病对象：人

246 流感病毒

平台资源号：NPRC 2.12.81

保藏编号：粤防 /833/2018

中文名称：流感病毒 A(H1) pdm2009

外文名称：*Influenza virus A(H1) pdm2009*

分类学地位：*Orthomyxoviridae; Influenzavirus*

生物危害程度：第三类

自然宿主：人

致病名称：流行性感冒

致病对象：人

247 流感病毒

平台资源号：NPRC 2.12.82

保藏编号：粤防 /912/2018

中文名称：流感病毒 A(H1) pdm2009

外文名称：*Influenza virus A(H1) pdm2009*

分类学地位：*Orthomyxoviridae; Influenzavirus*

生物危害程度：第三类

自然宿主：人

致病名称：流行性感冒

致病对象：人

248 流感病毒

平台资源号：NPRC 2.12.83

细菌

真菌

病毒

保藏编号：粤防 /1016/2018

中文名称：流感病毒 A(H1) pdm2009

外文名称：*Influenza virus* A(H1) pdm2009

分类学地位：*Orthomyxoviridae; Influenzavirus*

生物危害程度：第三类

自然宿主：人

致病名称：流行性感冒

致病对象：人

249 流感病毒

平台资源号：NPRC 2.12.84

保藏编号：粤防 /1180/2018

中文名称：流感病毒 A(H1) pdm2009

外文名称：*Influenza virus* A(H1) pdm2009

分类学地位：*Orthomyxoviridae; Influenzavirus*

生物危害程度：第三类

自然宿主：人

致病名称：流行性感冒

致病对象：人

250 流感病毒

平台资源号：NPRC 2.12.85

保藏编号：粤防 /1209/2018

中文名称：流感病毒 A(H1) pdm2009

外文名称：*Influenza virus* A(H1) pdm2009

分类学地位：*Orthomyxoviridae; Influenzavirus*

生物危害程度：第三类

自然宿主：人

致病名称：流行性感冒

致病对象：人

251 流感病毒

平台资源号：NPRC 2.12.86

保藏编号：粤防 /1232/2018

中文名称：流感病毒 A(H1) pdm2009

外文名称：*Influenza virus* A(H1) pdm2009

分类学地位：*Orthomyxoviridae; Influenzavirus*

生物危害程度：第三类

致病名称：流行性感冒

致病对象：人

252 流感病毒

平台资源号：NPRC 2.12.87

保藏编号：粤防 /1289/2018

中文名称：流感病毒 A(H1) pdm2009

外文名称：*Influenza virus* A(H1) pdm2009

分类学地位：*Orthomyxoviridae; Influenzavirus*

生物危害程度：第三类

自然宿主：人

致病名称：流行性感冒

致病对象：人

253 流感病毒

平台资源号：NPRC 2.12.88

保藏编号：粤防 /1300/2018

中文名称：流感病毒 A(H1) pdm2009

外文名称：*Influenza virus* A(H1) pdm2009

分类学地位：*Orthomyxoviridae; Influenzavirus*

生物危害程度：第三类

自然宿主：人

致病名称：流行性感冒

致病对象：人

254 流感病毒

平台资源号：NPRC 2.12.89

保藏编号：粤防 /687/2018

中文名称：流感病毒 A(H1) pdm2009

外文名称：*Influenza virus* A(H1) pdm2009

分类学地位：*Orthomyxoviridae; Influenzavirus*

生物危害程度：第三类

自然宿主：人

致病名称：流行性感冒

致病对象：人

255 流感病毒

平台资源号：NPRC 2.12.90

保藏编号：粤防 /659/2018

中文名称：流感病毒 A(H1) pdm2009

外文名称：*Influenza virus* A(H1) pdm2009

分类学地位：*Orthomyxoviridae; Influenzavirus*

生物危害程度：第三类

自然宿主：人

致病名称：流行性感冒

致病对象：人

256 流感病毒

平台资源号：NPRC 2.12.91

保藏编号：粤防 /1347/2018

中文名称：流感病毒 A(H1) pdm2009

外文名称：*Influenza virus* A(H1) pdm2009

分类学地位：*Orthomyxoviridae; Influenzavirus*

生物危害程度：第三类

自然宿主：人

致病名称：流行性感冒

致病对象：人

257 流感病毒

平台资源号：NPRC 2.12.92

保藏编号：粤防 /1375/2018

中文名称：流感病毒 A(H1) pdm2009

外文名称：*Influenza virus* A(H1) pdm2009

分类学地位：*Orthomyxoviridae; Influenzavirus*

生物危害程度：第三类

自然宿主：人

致病名称：流行性感冒

致病对象：人

258 流感病毒

平台资源号：NPRC 2.12.93

保藏编号：粤防 /1432/2018

中文名称：流感病毒 A(H1) pdm2009

外文名称：*Influenza virus* A(H1) pdm2009

分类学地位：*Orthomyxoviridae; Influenzavirus*

生物危害程度：第三类

自然宿主：人

致病名称：流行性感冒

致病对象：人

259 流感病毒

平台资源号：NPRC 2.12.94

保藏编号：粤防 /1472/2018

中文名称：流感病毒 A(H1) pdm2009

外文名称：*Influenza virus* A(H1) pdm2009

生物危害程度：第三类

分类学地位：*Orthomyxoviridae; Influenzavirus*

自然宿主：人

致病名称：流行性感冒

致病对象：人

260 流感病毒

平台资源号：NPRC 2.12.95

保藏编号：粤防 /1549/2018

中文名称：流感病毒 A(H1) pdm2009

外文名称：*Influenza virus* A(H1) pdm2009

生物危害程度：第三类

分类学地位：*Orthomyxoviridae; Influenzavirus*

自然宿主：人

致病名称：流行性感冒

致病对象：人

261 流感病毒

平台资源号：NPRC 2.12.96

保藏编号：粤防 /1642/2018

中文名称：流感病毒 A(H1) pdm2009

外文名称：*Influenza virus* A(H1) pdm2009

分类学地位：*Orthomyxoviridae; Influenzavirus*

生物危害程度：第三类

自然宿主：人

致病名称：流行性感冒

致病对象：人

细菌

真菌

病毒

262 流感病毒

平台资源号：NPRC 2.12.97

保藏编号：粤防 /1675/2018

中文名称：流感病毒 A(H1) pdm2009

外文名称：*Influenza virus* A(H1) pdm2009

分类学地位：*Orthomyxoviridae*; *Influenzavirus*

生物危害程度：第三类

自然宿主：人

致病名称：流行性感冒

致病对象：人

263 流感病毒

平台资源号：NPRC 2.12.98

中文名称：流感病毒 A(H1) pdm2009

外文名称：*Influenza virus* A(H1) pdm2009

生物危害程度：第三类

保藏编号：粤防 /1482/2018

分类学地位：*Orthomyxoviridae*; *Influenzavirus*

自然宿主：人

致病名称：流行性感冒

致病对象：人

264 流感病毒

平台资源号：NPRC 2.12.99

保藏编号：粤防 /1559/2018

中文名称：流感病毒 A(H1) pdm2009

外文名称：*Influenza virus* A(H1) pdm2009

分类学地位：*Orthomyxoviridae*; *Influenzavirus*

生物危害程度：第三类

自然宿主：人

致病名称：流行性感冒

致病对象：人

265 流感病毒

平台资源号：NPRC 2.12.100

保藏编号：粤防 /1749/2018

中文名称：流感病毒 A(H1) pdm2009

外文名称：*Influenza virus* A(H1) pdm2009

分类学地位：*Orthomyxoviridae*; *Influenzavirus*

生物危害程度：第三类

自然宿主：人

致病名称：流行性感冒

致病对象：人

266 流感病毒

平台资源号：NPRC 2.12.101

保藏编号：粤防 /1791/2018

中文名称：流感病毒 A(H1) pdm2009

外文名称：*Influenza virus* A(H1) pdm2009

分类学地位：*Orthomyxoviridae*; *Influenzavirus*

生物危害程度：第三类

自然宿主：人

致病名称：流行性感冒

致病对象：人

267 流感病毒

平台资源号：NPRC 2.12.102

保藏编号：粤防 /589/2018

中文名称：流感病毒 A(H1) pdm2009

外文名称：*Influenza virus* A(H1) pdm2009

分类学地位：*Orthomyxoviridae*; *Influenzavirus*

生物危害程度：第三类

自然宿主：人

致病名称：流行性感冒

致病对象：人

268 流感病毒

平台资源号：NPRC 2.12.103

保藏编号：粤防 /659/2018

中文名称：流感病毒 A(H1) pdm2009

外文名称：*Influenza virus* A(H1) pdm2009

分类学地位：*Orthomyxoviridae*; *Influenzavirus*

生物危害程度：第三类

自然宿主：人

致病名称：流行性感冒

致病对象：人

269 流感病毒

平台资源号：NPRC 2.12.104

保藏编号：粤防 /663/2018

中文名称：流感病毒 A(H1) pdm2009

外文名称：*Influenza virus* A(H1) pdm2009

分类学地位：*Orthomyxoviridae*; *Influenzavirus*

生物危害程度：第三类

自然宿主：人

致病名称：流行性感冒

致病对象：人

270 流感病毒

平台资源号：NPRC 2.12.105

保藏编号：粤防 /667/2018

中文名称：流感病毒 A(H1) pdm2009

外文名称：*Influenza virus* A(H1) pdm2009

分类学地位：*Orthomyxoviridae*; *Influenzavirus*

生物危害程度：第三类

自然宿主：人

致病名称：流行性感冒

致病对象：人

271 流感病毒

平台资源号：NPRC 2.12.106

保藏编号：粤防 /682/2018

中文名称：流感病毒 A(H1) pdm2009

外文名称：*Influenza virus* A(H1) pdm2009

分类学地位：*Orthomyxoviridae*; *Influenzavirus*

生物危害程度：第三类

自然宿主：人

致病名称：流行性感冒

致病对象：人

272 流感病毒

平台资源号：NPRC 2.12.107

保藏编号：粤防 /687/2018

中文名称：流感病毒 A(H1) pdm2009

外文名称：*Influenza virus* A(H1) pdm2009

分类学地位：*Orthomyxoviridae*; *Influenzavirus*

生物危害程度：第三类

自然宿主：人

致病名称：流行性感冒

致病对象：人

273 流感病毒

平台资源号：NPRC 2.12.108

保藏编号：粤防 /688/2018

中文名称：流感病毒 A(H1) pdm2009

外文名称：*Influenza virus* A(H1) pdm2009

分类学地位：*Orthomyxoviridae*; *Influenzavirus*

生物危害程度：第三类

自然宿主：人

致病名称：流行性感冒

致病对象：人

274 流感病毒

平台资源号：NPRC 2.12.109

保藏编号：粤防 / 15/2019

中文名称：流感病毒 A(H3)

外文名称：*Influenza virus* A(H3)

分类学地位：*Orthomyxoviridae*; *Influenzavirus*

生物危害程度：第三类

自然宿主：人

致病名称：流行性感冒

致病对象：人

275 流感病毒

平台资源号：NPRC 2.12.110

保藏编号：粤防 /305/2019

中文名称：流感病毒 A(H3)

外文名称：*Influenza virus* A(H3)

分类学地位：*Orthomyxoviridae*; *Influenzavirus*

生物危害程度：第三类

自然宿主：人

细菌

真菌

病毒

致病名称：流行性感冒

致病对象：人

276 流感病毒

平台资源号：NPRC 2.12.111

保藏编号：粤防 /377/2019

中文名称：流感病毒 A(H3)

外文名称：*Influenza virus* A(H3)

分类学地位：*Orthomyxoviridae; Influenzavirus*

生物危害程度：第三类

自然宿主：人

致病名称：流行性感冒

致病对象：人

277 流感病毒

平台资源号：NPRC 2.12.112

保藏编号：粤防 /470/2019

中文名称：流感病毒 A(H3)

外文名称：*Influenza virus* A(H3)

分类学地位：*Orthomyxoviridae; Influenzavirus*

生物危害程度：第三类

自然宿主：人

致病名称：流行性感冒

致病对象：人

278 流感病毒

平台资源号：NPRC 2.12.113

保藏编号：粤防 /518/2019

中文名称：流感病毒 A(H3)

外文名称：*Influenza virus* A(H3)

分类学地位：*Orthomyxoviridae; Influenzavirus*

生物危害程度：第三类

自然宿主：人

致病名称：流行性感冒

致病对象：人

279 流感病毒

平台资源号：NPRC 2.12.114

保藏编号：粤防 /527/2019

中文名称：流感病毒 A(H3)

外文名称：*Influenza virus* A(H3)

分类学地位：*Orthomyxoviridae; Influenzavirus*

生物危害程度：第三类

自然宿主：人

致病名称：流行性感冒

致病对象：人

280 流感病毒

平台资源号：NPRC 2.12.115

保藏编号：粤防 /640/2019

中文名称：流感病毒 A(H3)

外文名称：*Influenza virus* A(H3)

分类学地位：*Orthomyxoviridae; Influenzavirus*

生物危害程度：第三类

自然宿主：人

致病名称：流行性感冒

致病对象：人

281 流感病毒

平台资源号：NPRC 2.12.116

保藏编号：粤防 /3/2018

中文名称：流感病毒 B(Bv)

外文名称：*Influenza virus* B(Bv)

分类学地位：*Orthomyxoviridae; Influenzavirus*

生物危害程度：第三类

自然宿主：人

致病名称：流行性感冒

致病对象：人

282 流感病毒

平台资源号：NPRC 2.12.117

保藏编号：粤防 /212/2018

中文名称：流感病毒 B(Bv)

外文名称：*Influenza virus* B(Bv)

分类学地位：*Orthomyxoviridae; Influenzavirus*

生物危害程度：第三类

自然宿主：人

致病名称：流行性感冒

致病对象：人

283　流感病毒

平台资源号：NPRC 2.12.118

保藏编号：粤防 /1123/2018

中文名称：流感病毒 B(Bv)

外文名称：*Influenza virus* B(Bv)

分类学地位：*Orthomyxoviridae*; *Influenzavirus*

生物危害程度：第三类

自然宿主：人

致病名称：流行性感冒

致病对象：人

284　流感病毒

平台资源号：NPRC 2.12.119

保藏编号：粤防 /1/2018

中文名称：流感病毒 B(Bv)

外文名称：*Influenza virus* B(Bv)

分类学地位：*Orthomyxoviridae*; *Influenzavirus*

生物危害程度：第三类

自然宿主：人

致病名称：流行性感冒

致病对象：人

285　流感病毒

平台资源号：NPRC 2.12.120

保藏编号：粤防 /174/2018

中文名称：流感病毒 B(Bv)

外文名称：*Influenza virus* B(Bv)

分类学地位：*Orthomyxoviridae*; *Influenzavirus*

生物危害程度：第三类

自然宿主：人

致病名称：流行性感冒

致病对象：人

286　流感病毒

平台资源号：NPRC 2.12.121

保藏编号：粤防 /562/2018

中文名称：流感病毒 B(Bv)

外文名称：*Influenza virus* B(Bv)

分类学地位：*Orthomyxoviridae*; *Influenzavirus*

生物危害程度：第三类

自然宿主：人

致病名称：流行性感冒

致病对象：人

287　流感病毒

平台资源号：NPRC 2.12.122

保藏编号：粤防 /648/2018

中文名称：流感病毒 B(Bv)

外文名称：*Influenza virus* B(Bv)

分类学地位：*Orthomyxoviridae*; *Influenzavirus*

生物危害程度：第三类

自然宿主：人

致病名称：流行性感冒

致病对象：人

288　流感病毒

平台资源号：NPRC 2.12.123

保藏编号：粤防 /795/2018

中文名称：流感病毒 B(Bv)

外文名称：*Influenza virus* B(Bv)

分类学地位：*Orthomyxoviridae*; *Influenzavirus*

生物危害程度：第三类

自然宿主：人

致病名称：流行性感冒

致病对象：人

289　流感病毒

平台资源号：NPRC 2.12.124

保藏编号：粤防 /971/2018

中文名称：流感病毒 B(Bv)

外文名称：*Influenza virus* B(Bv)

细菌

真菌

病毒

分类学地位：*Orthomyxoviridae; Influenzavirus*

生物危害程度：第三类

自然宿主：人

致病名称：流行性感冒

致病对象：人

290 流感病毒

平台资源号：NPRC 2.12.125

保藏编号：粤防 /1037/2018

中文名称：流感病毒 B(Bv)

外文名称：*Influenza virus* B(Bv)

分类学地位：*Orthomyxoviridae; Influenzavirus*

生物危害程度：第三类

自然宿主：人

致病名称：流行性感冒

致病对象：人

291 流感病毒

平台资源号：NPRC 2.12.126

保藏编号：粤防 /1130/2018

中文名称：流感病毒 B(Bv)

外文名称：*Influenza virus* B(Bv)

分类学地位：*Orthomyxoviridae; Influenzavirus*

生物危害程度：第三类

自然宿主：人

致病名称：流行性感冒

致病对象：人

292 流感病毒

平台资源号：NPRC 2.12.127

保藏编号：粤防 /782/2018

中文名称：流感病毒 B(Bv)

外文名称：*Influenza virus* B(Bv)

分类学地位：*Orthomyxoviridae; Influenzavirus*

生物危害程度：第三类

自然宿主：人

致病名称：流行性感冒

致病对象：人

293 流感病毒

平台资源号：NPRC 2.12.128

保藏编号：粤防 /783/2018

中文名称：流感病毒 B(Bv)

外文名称：*Influenza virus* B(Bv)

生物危害程度：第三类

分类学地位：*Orthomyxoviridae; Influenzavirus*

自然宿主：人

致病名称：流行性感冒

致病对象：人

十二、麻疹病毒

294 麻疹病毒

平台资源号：NPRC 2.3.147

保藏编号：CHPC 2.131

中文名称：麻疹病毒 H/ 安徽 . CHN/48.16/1

外文名称：*Measles virus* H/Anhui.CHN/48.16/1

分类学地位：*Paramyxoviridae; Paramyxovirinae; Morbillivirus*

生物危害程度：第三类

自然宿主：人

致病名称：麻疹

致病对象：人

295 麻疹病毒

平台资源号：NPRC 2.3.148

保藏编号：CHPC 2.022

中文名称：麻疹病毒 / 四川 . CHN/2.20/1[D8]

外文名称：*Measles virus* /Sichuan.CHN/2.20/1[D8]

分类学地位：*Paramyxoviridae; Paramyxovirinae; Morbillivirus*

生物危害程度：第三类

自然宿主：人

致病名称：麻疹

致病对象：人

十三、流行性腮腺炎病毒

296 流行性腮腺炎病毒

平台资源号：NPRC 2.3.149

保藏编号：CHPC 2.023

中文名称：流行性腮腺炎病毒

外文名称：*Mumps virus*

生物危害程度：第三类

分类学地位：*Paramyxoviridae; Paramyxovirinae; Rubulavirus*

自然宿主：人

致病名称：呼吸道感染

致病对象：人

十四、人类副流感病毒

297 人类副流感病毒

平台资源号：NPRC 2.3.150

保藏编号：CHPC 2.0211

中文名称：人副流感病毒 1 型

外文名称：*Human parainfluenza virus* 1

生物危害程度：第三类

分类学地位：*Paramyxoviridae, Paramyxovirus*

自然宿主：人

致病名称：呼吸道感染

致病对象：人

298 人类副流感病毒

平台资源号：NPRC 2.3.151

保藏编号：CHPC 2.0212

中文名称：人副流感病毒 2 型

外文名称：*Human parainfluenza virus* 2

分类学地位：*Paramyxoviridae; Paramyxovirus*

生物危害程度：第三类

自然宿主：人

致病名称：呼吸道感染

致病对象：人

299 人类副流感病毒

平台资源号：NPRC 2.3.152

保藏编号：CHPC 2.02113

中文名称：人副流感病毒 3 型

外文名称：*Human parainfluenza virus* 3

分类学地位：*Paramyxoviridae; Paramyxovirus*

生物危害程度：第三类

自然宿主：人

致病名称：呼吸道感染

致病对象：人

十五、JC 多瘤病毒

300 JC 多瘤病毒

平台资源号：NPRC 2.3.153

保藏编号：CHPC 2.0901

中文名称：JC 多瘤病毒

外文名称：JC *polymavirus*

分类学地位：*Papovaviridae; Polyomavirus*

生物危害程度：第三类

自然宿主：人

致病名称：多瘤病

致病对象：人

十六、BK 多瘤病毒

301 BK 多瘤病毒

平台资源号：NPRC 2.3.154

保藏编号：CHPC 2.0902

中文名称：BK 多瘤病毒

外文名称：BK *polyomavirus*

分类学地位：*Papovaviridae; Polyomavirus*

生物危害程度：第三类

细菌

真菌

病毒

自然宿主：人

致病名称：出血性膀胱炎等

致病对象：人

十七、呼吸道合胞病毒

302 呼吸道合胞病毒

平台资源号：NPRC 2.3.155

保藏编号：CHPC 2.024

中文名称：人类呼吸道合胞病毒

外文名称：*Human Respiratory syncytial virus*

分类学地位：*Paramyxoviridae*; *Pneumovirinae*; *Pneumovirus*

生物危害程度：第三类

自然宿主：人

致病名称：呼吸道感染

致病对象：人

303 呼吸道合胞病毒

平台资源号：NPRC 2.5.9

保藏编号：CAMS-CCPM-C- Ⅲ -001

中文名称：人类呼吸道合胞病毒 A2

外文名称：*Human Respiratory syncytial virus* A2

分类学地位：*Paramyxoviridae*; *Pneumovirinae*; *Pneumovirus*

生物危害程度：第三类

自然宿主：人

致病名称：呼吸道感染

致病对象：人

十八、鼻病毒

304 鼻病毒

平台资源号：NPRC 2.3.156

保藏编号：CHPC 2.0104

中文名称：人鼻病毒 4 型

外文名称：*Human rhinovirus 4*

分类学地位：*Picornaviridae*; *Rhinovirus*

生物危害程度：第三类

自然宿主：人

致病名称：呼吸道感染

致病对象：人

305 鼻病毒

平台资源号：NPRC 2.3.157

保藏编号：CHPC 2.0116

中文名称：人鼻病毒 16 型

外文名称：*Human rhinovirus 16*

分类学地位：*Picornaviridae*; *Rhinovirus*

生物危害程度：第三类

自然宿主：人

致病名称：呼吸道感染

致病对象：人

306 鼻病毒

平台资源号：NPRC 2.3.158

保藏编号：CHPC 2.0128

中文名称：人鼻病毒 28 型

外文名称：*Human rhinovirus 28*

分类学地位：*Picornaviridae*; *Rhinovirus*

生物危害程度：第三类

自然宿主：人

致病名称：呼吸道感染

致病对象：人

307 鼻病毒

平台资源号：NPRC 2.3.159

保藏编号：CHPC 2.0135

中文名称：人鼻病毒 35 型

外文名称：*Human rhinovirus 35*

分类学地位：*Picornaviridae*; *Rhinovirus*

生物危害程度：第三类

自然宿主：人

致病名称：呼吸道感染

致病对象：人

308 鼻病毒

平台资源号：NPRC 2.3.160

保藏编号：CHPC 2.0139

中文名称：人鼻病毒 39 型

外文名称：*Human rhinovirus* 39

分类学地位：*Picornaviridae; Rhinovirus*

生物危害程度：第三类

自然宿主：人

致病名称：呼吸道感染

致病对象：人

309 鼻病毒

平台资源号：NPRC 2.3.161

保藏编号：CHPC 2.0141

中文名称：人鼻病毒 41 型

外文名称：*Human rhinovirus* 41

分类学地位：*Picornaviridae; Rhinovirus*

生物危害程度：第三类

自然宿主：人

致病名称：呼吸道感染

致病对象：人

310 鼻病毒

平台资源号：NPRC 2.3.162

保藏编号：CHPC 2.0145

中文名称：人鼻病毒 45 型

外文名称：*Human rhinovirus* 45

分类学地位：*Picornaviridae; Rhinovirus*

生物危害程度：第三类

自然宿主：人

致病名称：呼吸道感染

致病对象：人

311 鼻病毒

平台资源号：NPRC 2.3.163

保藏编号：CHPC 2.0148

中文名称：人鼻病毒 48 型

外文名称：*Human rhinovirus* 48

分类学地位：*Picornaviridae; Rhinovirus*

生物危害程度：第三类

自然宿主：人

致病名称：呼吸道感染

致病对象：人

312 鼻病毒

平台资源号：NPRC 2.3.164

保藏编号：CHPC 2.0156

中文名称：人鼻病毒 56 型

外文名称：*Human rhinovirus* 56

分类学地位：*Picornaviridae; Rhinovirus*

生物危害程度：第三类

自然宿主：人

致病名称：呼吸道感染

致病对象：人

313 鼻病毒

平台资源号：NPRC 2.3.165

保藏编号：CHPC 2.0180

中文名称：人鼻病毒 80 型

外文名称：*Human rhinovirus* 80

分类学地位：*Picornaviridae; Rhinovirus*

生物危害程度：第三类

自然宿主：人

致病名称：呼吸道感染

致病对象：人

314 鼻病毒

平台资源号：NPRC 2.3.166

保藏编号：CHPC 2.0187

中文名称：人鼻病毒 87 型

外文名称：*Human rhinovirus* 87

分类学地位：*Picornaviridae; Rhinovirus*

生物危害程度：第三类

细菌

真菌

病毒

自然宿主：人

致病名称：呼吸道感染

致病对象：人

315 鼻病毒

平台资源号：NPRC 2.5.10

保藏编号：CAMS-CCPM-C- Ⅲ -003

中文名称：人鼻病毒 16 型

外文名称：*Human rhinovirus* 16

分类学地位：*Picornaviridae*; *Rhinovirus*

生物危害程度：第三类

自然宿主：人

致病名称：呼吸道感染

致病对象：人

316 鼻病毒

平台资源号：NPRC 2.3.167

保藏编号：CHPC 2.0118

中文名称：人鼻病毒 18 型

外文名称：*Human rhinovirus* 18

分类学地位：*Picornaviridae*; *Rhinovirus*

生物危害程度：第三类

自然宿主：人

致病名称：呼吸道感染

致病对象：人

十九、轮状病毒

317 轮状病毒

平台资源号：NPRC 2.3.168

保藏编号：CHPC 2.15.401-500

中文名称：A 组轮状病毒（Wa 株）

外文名称：*Rotavirus* A (Wa strain)

生物危害程度：第三类

分类学地位：*Reoviridae*; *Rotavirus*

自然宿主：人

致病名称：腹泻

致病对象：人

318 轮状病毒

平台资源号：NPRC 2.3.169

保藏编号：CHPC 2.101

中文名称：轮状病毒

外文名称：*Rotavirus*

分类学地位：*Reoviridae*; *Rotavirus*

生物危害程度：第三类

自然宿主：人

致病名称：腹泻

致病对象：人

319 轮状病毒

平台资源号：NPRC 2.3.170

保藏编号：CHPC 2.07 Rota-Wa

中文名称：轮状病毒

外文名称：*Rotavirus*

分类学地位：*Reoviridae*; *Rotavirus*

生物危害程度：第三类

自然宿主：人

致病名称：腹泻

致病对象：人

320 轮状病毒

平台资源号：NPRC 2.3.171

保藏编号：CHPC 2.07 ROTA-DS-1

中文名称：轮状病毒

外文名称：*Rotavirus*

分类学地位：*Reoviridae*; *Rotavirus*

生物危害程度：第三类

自然宿主：人

致病名称：腹泻

致病对象：人

321 轮状病毒

平台资源号：NPRC 2.3.172

保藏编号：CHPC 2.07 ROTA-SA11

中文名称：轮状病毒

外文名称：*Rotavirus*

分类学地位：*Reoviridae*; *Rotavirus*

生物危害程度：第三类

自然宿主：猴

致病名称：腹泻

致病对象：人

322 轮状病毒

平台资源号：NPRC 2.3.173

保藏编号：CHPC 2.07 ROTA-ST-3

中文名称：轮状病毒

外文名称：*Rotavirus*

分类学地位：*Reoviridae*; *Rotavirus*

生物危害程度：第三类

自然宿主：人

致病名称：腹泻

致病对象：人

323 轮状病毒

平台资源号：NPRC 2.3.174

保藏编号：CHPC 2.07 Rota-US1205

中文名称：轮状病毒

外文名称：*Rotavirus*

分类学地位：*Reoviridae*; *Rotavirus*

生物危害程度：第三类

自然宿主：人

致病名称：腹泻

致病对象：人

二十、仙台病毒

324 仙台病毒

平台资源号：NPRC 2.3.175

保藏编号：CHPC 2.025

中文名称：仙台病毒

外文名称：*Sendai virus*

分类学地位：*Paramyxoviridae*; *Paramyxovirinae*; *Paramyxovirus*

生物危害程度：第三类

自然宿主：鸡、啮齿动物

致病名称：呼吸道疾病

致病对象：动物

325 仙台病毒

平台资源号：NPRC 2.5.11

保藏编号：CAMS-CCPM-C-Ⅲ-015

中文名称：仙台病毒

外文名称：*Sendai virus*

分类学地位：*Paramyxoviridae*; *Paramyxovirinae*; *Paramyxovirus*

生物危害程度：第三类

自然宿主：人

致病名称：呼吸道疾病

致病对象：动物

二十一、西藏环状病毒

326 西藏环状病毒

平台资源号：NPRC 2.3.176

保藏编号：CHPC2.11.9

中文名称：西藏环状病毒

外文名称：Tibet *Orbivirus*

分类学地位：*Reoviridae*; *Orbivirus*

生物危害程度：第三类

自然宿主：蚊虫

致病名称：不明

致病对象：人、动物

二十二、库蚊黄病毒

327 库蚊黄病毒

平台资源号：NPRC 2.3.177

保藏编号：CHPC2.11.10

中文名称：库蚊黄病毒

外文名称：*Culex flavivirus*

分类学地位：*Flaviridae; Flavivirus*

生物危害程度：第三类

自然宿主：库蚊（淡色库蚊、三带喙库蚊、致倦库蚊、凶小库蚊等）

致病名称：脑炎脑脊髓炎以及全身性感染等

致病对象：脊椎动物或人

二十三、朊病毒

328 朊病毒

平台资源号：NPRC 2.3.178

保藏编号：CHPC 2.100

中文名称：朊病毒263K

外文名称：*Prion strain* 263

分类学地位：*Prion*

生物危害程度：第三类

自然宿主：无（实验动物）

致病名称：仓鼠朊病毒病

致病对象：仓鼠（实验动物）

329 朊病毒

平台资源号：NPRC 2.3.179

保藏编号：CHPC 2.200

中文名称：朊病毒139A

外文名称：*Prion strain* 139A

分类学地位：*Prion*

生物危害程度：第三类

自然宿主：无（实验动物）

致病名称：小鼠朊病毒病

致病对象：小鼠（实验动物）

二十四、脑心肌炎病毒

330 脑心肌炎病毒

平台资源号：NPRC 2.3.180

保藏编号：CHPC 2.05

中文名称：脑心肌炎病毒

外文名称：*Encephalomyocarditis virus*

分类学地位：*Picornaviridae; Cardiovirus*

生物危害程度：第三类

自然宿主：哺乳动物

致病名称：脑炎、心肌炎或心肌周围炎

致病对象：哺乳动物

二十五、欧亚病毒

331 欧亚病毒

平台资源号：NPRC 2.3.181

保藏编号：CHPC2.11.8

中文名称：欧亚病毒

外文名称：*OYA virus*

分类学地位：*Bunyaviridae; Orthobunyavirus*

生物危害程度：第三类

自然宿主：蚊虫、蠓、鸟类

致病名称：未发现致病

二十六、寨卡病毒

332 寨卡病毒

平台资源号：NPRC 2.3.182

保藏编号：CHPC 2.316

中文名称：寨卡病毒 MR766 株

外文名称：*Zika virus* MR766

分类学地位：*Flaviridae*; *Flavivirus*

生物危害程度：第三类

自然宿主：人、非人灵长类动物

致病名称：寨卡病毒病

致病对象：人

致病名称：寨卡病毒病

致病对象：人

333 寨卡病毒

平台资源号：NPRC 2.3.183

保藏编号：CHPC 2.317

中文名称：寨卡病毒 SZ01

外文名称：*Zika virus* SZ01

分类学地位：*Flaviridae*; *Flavivirus*

生物危害程度：第三类

自然宿主：人、非人灵长类动物

致病名称：寨卡病毒病

致病对象：人

334 寨卡病毒

平台资源号：NPRC 2.5.12

保藏编号：CAMS-CCPM-C-Ⅲ-011

中文名称：寨卡病毒

外文名称：*Zika Virus*

分类学地位：*Flaviridae*; *Flavivirus*

生物危害程度：第三类

自然宿主：人、非人灵长类动物

致病名称：寨卡病毒病

致病对象：人

335 寨卡病毒

平台资源号：NPRC 2.11.1

保藏编号：Zikv-SMGC1-MB2-C18-Vcc1-dpi3

中文名称：寨卡病毒 SZ_SMGC-1 亚洲型

外文名称：*Zika virus* SZ_SMGC-1 Asian Type

分类学地位：*Flaviridae*; *Flavivirus*

生物危害程度：第三类

自然宿主：人、非人灵长类动物

细菌

真菌

病毒

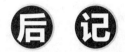

后 记

《国家病原微生物资源库目录——第三类病原微生物目录（2019 年版）》作为我国病原微生物资源保藏领域第一部国家目录，在国家卫生健康委科教司、科技部基础司、国家科技基础条件平台中心、中国疾病预防控制中心等单位领导支持下，在国家病原微生物资源库及各参建单位专家指导下，由清华大学出版社出版面世了。

目录出版之时，恰逢《中华人民共和国生物安全法》即将实施之际和《中华人民共和国国民经济和社会发展第十四个五年规划和 2035 年远景目标纲要》发布之时。《中华人民共和国生物安全法》是我国生物安全领域基础性、综合性、系统性、统领性法律，明确提出了加快建设病原微生物菌（毒）种国家战略资源平台，加强生物资源安全管理，提高我国生物安全基础能力建设等根本要求。同时，《中华人民共和国国民经济和社会发展第十四个五年规划和 2035 年远景目标纲要》在第五十四章，全面提高公共安全保障能力中也提出了强化生物安全资源监管，制定完善生物资源目录等生物安全风险防控要求。

习近平总书记指出，科学技术是人类同疾病斗争的锐利武器，人类战胜大灾大难离不开科学发展和技术创新。共建共享、优化资源配置是推动科技创新发展的重要条件。为适应国家生物安全发展形势和战略需求，清华大学出版社联合中国疾病预防控制中心发起"生物资源能力体系建设"丛书编写出版工程。《国家病原微生物资源库目录——第三类病原微生物目录（2019 年版）》就是该丛书的首本专著。《国家病原微生物资源库目录》将以此为基础，每年更新一版，并逐步形成我国病原微生物保藏目录集。下一步，根据"生物资源能力体系建设"丛书编写出版工程规划，将会陆续出版生物资源相关标准解读、资源鉴定与分析、资源保藏与利用等图书。

我们相信，"生物资源能力体系建设"丛书编写出版工程将为深入推进我国生物资源保藏体系建设，支撑我国生物资源，特别是病原微生物资源的发现、鉴定、编目、储存、共享、使用等全过程、全流程规范化工作管理，促进我国生物技术健康发展，为国家生物安全建设提供有力保障。